国家卫生健康委员会"十四五"规划教材
全国中医药高职高专教育教材

供中医学、针灸推拿、中医骨伤、护理等专业用

中医妇科学

第5版

U0292249

主　编　周小琳

副 主 编　向罗珺　姜　涛　张重州

编　　委　（按姓氏笔画排序）

王　秀（山东中医药高等专科学校）

王立娜（保山中医药高等专科学校）

向罗珺（湖南中医药高等专科学校）

李杏英（重庆三峡医药高等专科学校）

杨红星（江西中医药高等专科学校）

张重州（渭南职业技术学院）

张晓慧（黑龙江护理高等专科学校）

张海航（南阳医学高等专科学校）

周小琳（南阳医学高等专科学校）

胡　盼（湖北中医药高等专科学校）

姜　涛（四川中医药高等专科学校）

韩　莹（黑龙江中医药大学佳木斯学院）

学术秘书　张海航（兼）

人民卫生出版社
·北　京·

图书在版编目（CIP）数据

中医妇科学 / 周小琳主编 . —5 版 . —北京：人民卫生出版社，2023.8（2024.2 重印）

ISBN 978-7-117-34949-9

Ⅰ.①中… Ⅱ.①周… Ⅲ.①中医妇科学 – 高等职业教育 – 教材 Ⅳ.①R271.1

中国国家版本馆 CIP 数据核字（2023）第 153539 号

人卫智网	www.ipmph.com	医学教育、学术、考试、健康，购书智慧智能综合服务平台
人卫官网	www.pmph.com	人卫官方资讯发布平台

中医妇科学
Zhongyi Fukexue
第 5 版

主　　编：周小琳
出版发行：人民卫生出版社（中继线 010-59780011）
地　　址：北京市朝阳区潘家园南里 19 号
邮　　编：100021
E - mail：pmph @ pmph.com
购书热线：010-59787592　010-59787584　010-65264830
印　　刷：河北新华第一印刷有限责任公司
经　　销：新华书店
开　　本：850×1168　1/16　印张：17
字　　数：480 千字
版　　次：2005 年 6 月第 1 版　　2023 年 8 月第 5 版
印　　次：2024 年 2 月第 2 次印刷
标准书号：ISBN 978-7-117-34949-9
定　　价：62.00 元

打击盗版举报电话：010-59787491　E-mail：WQ @ pmph.com
质量问题联系电话：010-59787234　E-mail：zhiliang @ pmph.com
数字融合服务电话：4001118166　E-mail：zengzhi @ pmph.com

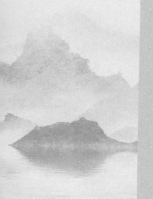

《中医妇科学》
数字增值服务编委会

主　　编　周小琳

副 主 编　向罗珺　姜　涛　张重州

编　　委（按姓氏笔画排序）

王　秀（山东中医药高等专科学校）

王立娜（保山中医药高等专科学校）

向罗珺（湖南中医药高等专科学校）

李杏英（重庆三峡医药高等专科学校）

杨红星（江西中医药高等专科学校）

张重州（渭南职业技术学院）

张晓慧（黑龙江护理高等专科学校）

张海航（南阳医学高等专科学校）

周小琳（南阳医学高等专科学校）

胡　盼（湖北中医药高等专科学校）

姜　涛（四川中医药高等专科学校）

韩　莹（黑龙江中医药大学佳木斯学院）

学术秘书　张海航（兼）

修订说明

为了做好新一轮中医药职业教育教材建设工作，贯彻落实党的二十大精神和《中医药发展战略规划纲要（2016—2030年）》《教育部 国家卫生健康委 国家中医药管理局关于深化医教协同进一步推动中医药教育改革与高质量发展的实施意见》《教育部等八部门关于加快构建高校思想政治工作体系的意见》《职业教育提质培优行动计划（2020—2023年）》《职业院校教材管理办法》的要求，适应当前我国中医药职业教育教学改革发展的形势与中医药健康服务技术技能人才培养的需要，人民卫生出版社在教育部、国家卫生健康委员会、国家中医药管理局的领导下，组织和规划了第五轮全国中医药高职高专教育教材、国家卫生健康委员会"十四五"规划教材的编写和修订工作。

为做好第五轮教材的出版工作，我们成立了第五届全国中医药高职高专教育教材建设指导委员会和各专业教材评审委员会，以指导和组织教材的编写与评审工作；按照公开、公平、公正的原则，在全国1 800余位专家和学者申报的基础上，经中医药高职高专教育教材建设指导委员会审定批准，聘任了教材主编、副主编和编委；确立了本轮教材的指导思想和编写要求，全面修订全国中医药高职高专教育第四轮规划教材，即中医学、中药学、针灸推拿、护理、医疗美容技术、康复治疗技术6个专业共89种教材。

党的二十大报告指出，统筹职业教育、高等教育、继续教育协同创新，推进职普融通、产教融合、科教融汇，优化职业教育类型定位，再次明确了职业教育的发展方向。在二十大精神指引下，我们明确了教材修订编写的指导思想和基本原则，并及时推出了本轮教材。

第五轮全国中医药高职高专教育教材具有以下特色：

1. 立德树人，课程思政 教材以习近平新时代中国特色社会主义思想为引领，坚守"为党育人、为国育才"的初心和使命，培根铸魂、启智增慧，深化"三全育人"综合改革，落实"五育并举"的要求，充分发挥思想政治理论课立德树人的关键作用。根据不同专业人才培养特点和专业能力素质要求，科学合理地设计思政教育内容。教材中有机融入中医药文化元素和思想政治教育元素，形成专业课教学与思政理论教育、课程思政与专业思政紧密结合的教材建设格局。

2. 传承创新，突出特色 教材建设遵循中医药发展规律，传承精华，守正创新。本套教材是在中西医结合、中西药并用抗击新型冠状病毒感染疫情取得决定性胜利的时候，党的二十大报告指出促进中医药传承创新发展要求的背景下启动编写的，所以本套教材充分体现了中医药特色，将中医药领域成熟的新理论、新知识、新技术、新成果根据需要吸收到教材中来，在传承的基础上发展，在守正的基础上创新。

3. 目标明确，注重三基 教材的深度和广度符合各专业培养目标的要求和特定学制、特定对象、特定层次的培养目标，力求体现"专科特色、技能特点、时代特征"，强调各教材编写大纲一定要符合高职高专相关专业的培养目标与要求,注重基本理论、基本知识和基本技能的培养和全面素质的提高。

4.能力为先,需求为本　教材编写以学生为中心,一方面提高学生的岗位适应能力,培养发展型、复合型、创新型技术技能人才;另一方面,培养支撑学生发展、适应时代需求的认知能力、合作能力、创新能力和职业能力,使学生得到全面、可持续发展。同时,以职业技能的培养为根本,满足岗位需要、学教需要、社会需要。

5.规划科学,详略得当　全套教材严格界定职业教育教材与本科教育教材、毕业后教育教材的知识范畴,严格把握教材内容的深度、广度和侧重点,既体现职业性,又体现其高等教育性,突出应用型、技能型教育内容。基础课教材内容服务于专业课教材,以"必需、够用"为原则,强调基本技能的培养;专业课教材紧密围绕专业培养目标的需要进行选材。

6.强调实用,避免脱节　教材贯彻现代职业教育理念,体现"以就业为导向,以能力为本位,以职业素养为核心"的职业教育理念。突出技能培养,提倡"做中学、学中做"的"理实一体化"思想,突出应用型、技能型教育内容。避免理论与实际脱节、教育与实践脱节、人才培养与社会需求脱节的倾向。

7.针对岗位,学考结合　本套教材编写按照职业教育培养目标,将国家职业技能的相关标准和要求融入教材中,充分考虑学生考取相关职业资格证书、岗位证书的需要。与职业岗位证书相关的教材,其内容和实训项目的选取涵盖相关的考试内容,做到学考结合、教考融合,体现了职业教育的特点。

8.纸数融合,坚持创新　新版教材进一步丰富了纸质教材和数字增值服务融合的教材服务体系。书中设有自主学习二维码,通过扫码,学生可对本套教材的数字增值服务内容进行自主学习,实现与教学要求匹配、与岗位需求对接、与执业考试接轨,打造优质、生动、立体的学习内容。教材编写充分体现与时代融合、与现代科技融合、与西医学融合的特色和理念,适度增加新进展、新技术、新方法,充分培养学生的探索精神、创新精神、人文素养;同时,将移动互联、网络增值、慕课、翻转课堂等新的教学理念、教学技术和学习方式融入教材建设之中,开发多媒体教材、数字教材等新媒体形式教材。

人民卫生出版社成立 70 年来,构建了中国特色的教材建设机制和模式,其规范的出版流程,成熟的出版经验和优良传统在本轮修订中得到了很好的传承。我们在中医药高职高专教育教材建设指导委员会和各专业教材评审委员会指导下,通过召开调研会议、论证会议、主编人会议、编写会议、审定稿会议等,确保了教材的科学性、先进性和适用性。参编本套教材的 1 000 余位专家来自全国 50 余所院校,希望在大家的共同努力下,本套教材能够担当全面推进中医药高职高专教育教材建设,切实服务于提升中医药教育质量、服务于中医药卫生人才培养的使命。谨此,向有关单位和个人表示衷心的感谢!为了保持教材内容的先进性,在本版教材使用过程中,我们力争做到教材纸质版内容不断勘误,数字内容与时俱进,实时更新。希望各院校在教材使用中及时提出宝贵意见或建议,以便不断修订和完善,为下一轮教材的修订工作奠定坚实的基础。

人民卫生出版社有限公司

2023 年 4 月

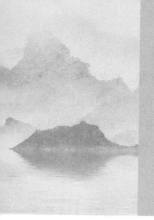

前　言

为深入贯彻教育部《职业院校教材管理办法》，做好国家卫生健康委员会"十四五"规划教材、第五轮全国中医药高职高专教育教材的修订编写工作，适应中医药高职高专教育的发展需要，培养中医药类高级技能型人才，在全国中医药高职高专教育教材建设指导委员会的组织规划下，按照中医药高职高专院校中医学各专业的培养目标，确立本课程第5版教材的编写修订工作。

全国中医药高职高专教育教材《中医妇科学》第5版，是以第4版教材为基础，落实立德树人的教育任务，坚持"三基、五性、三特定"的基本原则，紧密结合中医妇科近年的临床发展、妇科教材使用的反馈意见及执业助理中医师考试大纲等，对教材进行优化精练，补充新知识，力求与时俱进，突出以下特点：

在教材修订过程中，落实"立德树人"教育的根本任务，面向党和国家需要，坚守为国育才、为党育人的使命。在基础篇、临床篇、附篇篇首分别插入三个代表性思政元素案例，既有助于课程思政的建设，也有助于培养"精于术、仁于心、诚于道"的中医妇科应用型人才。

突出中医妇科学的基础理论。以基础理论"必须、够用、适度"为原则，适度精练本课程与中医内科、中医诊断等课程相关联的基础知识；突出妇科研究范畴，重点阐述肾、肝、脾三脏对女性生理功能、病理变化的影响，以及"肾 - 天癸 - 冲任 - 胞宫生殖轴"在生理、病机、治疗上对月经周期调节理论的认识，优化中医妇科学理论的先进性与科学性。

重视中医妇科学的临床实用性。与住院医师规范化培训、执业助理中医师资格考试接轨，突出妇科常见病、多发病的临床诊治。如在基础篇对妇科的历史沿革进行重新梳理，更准确地展示了中医妇科的发展概况；临床篇中增加"经水早断""鬼胎""妊娠咳嗽""阴吹"等节的内容，使中医妇科内容更加丰富，增强了对临床的指导性，并在临床篇下对每个疾病治法方药进行思维导图展示，使其更具有条理性、直观性、参考性；更新产后抑郁症的定义，扩展了中医情志理论在妇科情志病的应用范围；附篇中增加优生优育章节，使附篇更具备系统性和前瞻性。同时全书进一步加强中西医结合，取长补短，发扬中医妇科学侧重内科系统，辨证诊治灵活、整体调整等优势，同时汲取西医妇产科侧重于外科系统，急病急救的优势。

丰富教材形式与内容，注重创新能力培养。优化增值服务，实现教材数字化。增值项目有PPT课件、知识导览、复习思考题答案要点、扫一扫测一测、模拟试卷、教学大纲；同时部分章节配有图表等富媒体资源，更加直观快捷地展现本课程，开拓学生的创新思维。

本教材是专业主干课程之一，主要供3年制专科的中医学、针灸推拿、中医骨伤、护理等专业使用，同时可帮助学生通过各类考试等。教材分基础篇、临床篇和附篇三部分。由全国医药高职高专学校联合编写。基础篇由张重州、李杏英编写；临床篇月经病主要由杨红星、王立娜编写；带下病由胡盼编写；妊娠病由向罗珺、张晓慧编写；产后病由周小琳、张海航编写；妇科杂病由姜涛、王秀编写；附篇由韩莹编写。在编写过程中得到南阳医学高等专科学校、湖南中医药高等专科学校等单位领导与专家的大力支持，在此致以真诚感谢！对教材中可能存在的不足，敬请广大师生在教与学的过程中提出宝贵意见，以帮助我们今后不断修订提高。

《中医妇科学》编委会
2023 年 4 月

目 录

基 础 篇

临 床 篇

附　篇

基础篇

思政元素

生命至上，大医精诚

1921 年夏天，北京协和医学院正在进行一场紧张的考试，考场上一位女生突然晕倒，这时考场内的另一名女生放下自己未完成的答卷，毅然投入到抢救病人的紧张行动中，最后女生转危为安，而救人女生的答卷却没有做完。幸运的是，她考场救人的仁心被医学院认为具备了医生应有的美好品质，最终被破格录取。她就是中国妇产科学的主要开拓者和奠基人之一——林巧稚女士。她一生亲自接生了 5 万多个婴孩，被称为万婴之母。

当考场内有人出现生命危险时，林巧稚女士不顾自己尚未完成的答卷，毅然投入到抢救病人的行动中，可见其内心深处崇高的医德，在其成为医生之后更是为中国妇产科学的发展做出了巨大贡献。由此可见，作为一名医者我们必须具备救死扶伤的精神，牢固树立"生命至上""人民至上"的理念，怀着对医学的热忱，对生命的敬畏，以及对患者的仁心投入到神圣的医学工作中去。

ER-1-1
PPT 课件

第一章 绪 论

ER-1-2
知识导览

学 习 目 标

掌握中医妇科学的定义和范围，掌握中医妇科学发展史中著名医家的重要思想；熟悉中医妇科学发展史各阶段的著名著作；了解中医妇科学的历史阶段划分。

第一节 中医妇科学的定义和范围

中医妇科学是运用中医学理论研究女性的解剖、生理、病因病机特点，诊断与辨证规律，以防治女性特有疾病的一门临床学科。

女性在脏器方面有阴户、玉门、阴道、子门、胞宫、胞脉、胞络等，在生理上有月经、带下、胎孕、产育及哺乳等特殊性，在病理上必然会产生相应的经、带、胎、产及妇科杂病等特有病证。

中医妇科学的研究范围主要包括中医妇科基本理论，经、带、胎、产、杂等疾病的辨证论治及常规的预防保健。本书在基础篇中系统阐述中医妇科学基础理论，介绍女性的生殖脏器、生理特点，妇科疾病的病因病机、诊断辨证、治法概要、预防与保健；临床篇中研究女性的特有病证，包括月经病、带下病、妊娠病、产后病及妇科杂病等。为了拓展学习者的思路，提高临床诊断的准确性和治疗的有效性，附篇部分编入了西医妇产科学内容，包括女性生殖系统解剖与生理、正常妊娠、正常分娩、妇科检查与常用的辅助检查、优生优育知识等，以供参考。

第二节 中医妇科学的发展简史

中医妇科学是中医学的重要组成部分，是随中医学的形成和发展而逐渐建立和充实起来的，其历史悠久，数千年来对中华民族的繁衍昌盛，保障女性的身心健康做出了重大贡献。中医妇科学发展简史，大致分为以下八个时期。

一、夏商周时期

此时期是中医妇科学的萌芽阶段。

远古时代，我们的祖先在劳动和生活中就逐渐积累了初步的医疗经验。到夏、商、周时期，中医妇科学已经有关于难产、不孕、胎教、优生优育、妇产科药物等记载。《史记·楚世家》有夏以前关于难产的记载。殷墟出土的甲骨文所载疾病中就有"疾育"的记载。《诗经》载药 50 多种。现存古典著作《易经·爻辞》中有"妇孕不育""妇三岁不孕"的记载。《曲礼》提出"娶妻不娶同姓""男女同姓，其生不蕃"，已经认识到近亲结婚不利于后代。

关于胎教的认识，《列女传》云："太任，王季娶以为妃……及其有身，目不视恶色，耳不听淫声，口不出傲言，能以胎教子，而生文王。"周朝，人们已认识到母亲的精神状态可以对胎儿发育产生影响，为后世胎教理论的雏形，对优生优育具有指导意义。

二、春秋战国时期

这一时期为中医妇科学的形成奠定了基础。

我国现存第一部医学巨著《黄帝内经》记载了女性的解剖、月经病等基本理论，提出"女子胞""子门""血崩""不孕"等相关概念，以七岁为一个生理年龄段，论述了女性一生不同年龄时期的生理特点。提出肾气的盛衰，天癸的至与竭，决定初潮、绝经及孕育能力，成为月经生理和妊娠生理的理论基础。肾 - 天癸 - 冲任 - 胞宫生殖轴对月经的产生与西医学的下丘脑 - 垂体 - 卵巢 - 子宫系统极其相似。该书记载的四乌鲗骨一芦茹丸是治疗血枯经闭的第一首中医妇科方剂。

三、秦 汉 时 期

此时期中医妇科学已具雏形。

秦汉时期，出现了妇产科最早的病案，如《史记·扁鹊仓公列传》记载韩女"内寒月事不下"（闭经）与"王美人怀子而不乳"（过期妊娠）的病案。

秦汉时期成书的《难经》，首先提出"奇经八脉"之名，创立的左肾右命门学说是中医妇科学的理论基础。现存最早的药物学专著《神农本草经》，载药 365 种，在紫石英条下首见"子宫"之名，在禹余粮条下首见"癥瘕"之名，是后世历代本草之蓝本，奠定了中药学的基础，确定了中医辨证用药的准则，是后世妇产科用药之源。

马王堆汉墓出土的一批医籍中，影响较大的有《养生方》和《胎产书》。《胎产书》是现存最早的产科专著，较详细地论述了胎儿在母体的生长发育变化，并提出母体妊娠按月养生的初步见解。

东汉末期张仲景《金匮要略》设妇人三篇，是现存最早设立妇科专篇的医著，并最早提出了阴道冲洗和纳药的外治方法。东汉末期医家华佗，在妇产科方面也有很深造诣。《后汉书·华佗传》记载了华佗凭脉证测知双胎难产，针药合治，手术并用，成功取下死胎的案例。

四、魏晋南北朝及隋唐时期

此时期中医妇科学开始向专科方向发展。

晋代王叔和的《脉经》，记载针刺引产，阐述了妊娠脉、临产离经脉等妇产科相关脉象，提出"月经"之名，以及"居经""避年""激经"等特殊月经现象。

《南史·张邵传》记载了针刺引产成功的案例。南齐褚澄的《褚氏遗书》从摄生角度提出了晚婚晚育的主张"合男女必当其年，男虽十六而精通，必三十而娶；女虽十四而天癸至，必二十而嫁，皆欲阴阳气完实而交合，则交而孕，孕而育，育而为子，坚壮强寿"，倡导优生优育，对后世影响深远。北齐徐之才的《逐月养胎法》，动态描述了胎儿的生长发育变化，提出了逐月养胎理论，为妊娠期保健奠定了基础。

隋代巢元方的《诸病源候论》，全书 50 卷，其中设有妇人病 8 卷，内容包括经、带、胎、产、杂病。前 4 卷论妇科病，以损伤冲任立论；后 4 卷论产科病，逐项论述其病因病机与临床表现，内容颇为丰富，至今对临床仍有重要的指导作用。

唐代孙思邈所著《千金要方》，其中妇人方分上、中、下 3 卷，精辟地阐述了临产和产后护理，论述了求子、妊娠、产难、月经、带下及杂病，还记载了针刺引产的穴位和手法。

王焘《外台秘要》有妇人病2卷，关于妊娠、产难、产后、崩中、带下、前阴诸疾均有论述。

唐代昝殷所著的《经效产宝》，是我国现存理论和方药较完备的产科专著，对后世妇产科尤其是产科的发展起到承前启后的作用。

五、两 宋 时 期

宋代妇产科已开始独立分科。

宋代"太医局"设置的九科之中就有产科，这一时期出现了许多著名的妇产科专著。杨子建《十产论》详细论述了"十产"及各种异常胎位和助产方法。朱瑞章《卫生家宝产科备要》记载了妊娠、临产、产后等内容，并附有新生儿护理和治疗方法，论述了产后"冲心""冲胃""冲肺"的证候和治疗。齐仲甫的《女科百问》以解答问题的形式归纳了妇女相关的生理、病理、经、带、胎、产及妇科杂病等内容，其所提出"胞宫"一词沿用至今。陈自明的《妇人大全良方》是历史上首部妇科与产科合论的妇产科专著，该书不仅结合了祖传经验和自己临证心得，还系统地总结了南宋以前30余种医籍中关于妇产科的理论和临证体会。

六、金 元 时 期

金元时期，名医辈出，是医学百家争鸣时期，各具特色的医学流派开始兴起。他们的学术思想开拓了后世对妇产科疾病诊断和治疗的新思路，从不同角度为妇产科的发展做出了贡献。

"寒凉派"刘完素提出"如女子不月，先泻心火，血自下也"，论述了妇女的生理规律；"妇人童幼天癸未行之间，皆属少阴；天癸既行，皆从厥阴论之；天癸已绝，乃属太阴经也"，为少女重补肾，中年重调肝，老年重理脾提供了理论依据。

"攻下派"张从正倡导"贵流不贵滞"的学术思想，提出了"凡看妇人病，入门先问经"的精辟见解。

"补土派"李杲认为"内伤脾胃，百病由生"，其创制的补中益气汤等是治疗脾胃虚弱妇科病证的经验方。

"滋阴派"朱震亨《格致余论·受胎论》中指出："阴阳交媾，胎孕乃凝，所藏之处，名曰子宫，一系在下，上有两歧，一达于左，一达于右。"第一次明确描述了子宫的形态；提出"产前安胎，黄芩、白术为妙药也"的妊娠安胎理论。

七、明清民国时期

此期妇产科著作较多，中医妇科学在理论和实践上都取得了较大进步，并逐渐趋于完善。

明代代表性的妇科专著有王肯堂的《证治准绳·女科》、万全的《广嗣纪要》和《妇人秘科》、张介宾的《景岳全书·妇人规》、薛己的《校注妇人良方》和《女科撮要》等。张介宾注重肾与命门，创立了左归丸、右归丸等至今仍为临床广泛使用的妇科方剂。

清代著名医家傅山以肝、脾、肾三脏立论，倡导"妇人以血为本"，其著《傅青主女科》记载了清经散、完带汤等妇科诸病的经典方剂。亟斋居士的《达生篇》论述胎前、临产、产后调护之法，提出"睡、忍痛、慢临盆"临产六字真言。吴谦等奉政府之命编著的《医宗金鉴》是我国历史上第一部由政府组织编写的妇产科教科书。

民国时期，西医学的传入，产生了"中西汇通"医学流派，唐宗海、张锡纯是其中的代表，他们的著作中有不少妇产科的内容。如张锡纯《医学衷中参西录》关于妇产科方面的医论、医话、医案多有创新之见，特别是创制的寿胎丸、温冲汤等方仍为今人所习用。张山雷笺正的《沈氏女科辑要笺正》，所创肝肾学说，多是自识心得，曾作教本广为流传。

八、现　　代

中华人民共和国成立后，中医药作为中华文化的瑰宝，受到了党和政府的高度重视，中医药事业得到了蓬勃发展。与此同时，在广大中医妇科教育、科研、临床工作者的共同努力下，中医妇科学在理论和实践方面得到了进一步丰富和发展。

20世纪初，中医药学的教育从传统的师承传授逐步向院校教育转变。1956年北京、广州等地率先成立中医学院，随后全国各省陆续开办中医学院。国家先后组织编写和出版了数版《中医妇科学》本科、专科等各层次教材，出版了大量中医妇科专著，如罗元恺主编的《实用中医妇科学》，刘敏如、谭万信主编的《中医妇产科学》等，培养了一大批不同层次的中医妇科人才。

中医妇科的教育、医疗、科研方面取得全面的发展，同时在中西医结合治疗异位妊娠、宫颈癌、子宫内膜异位症等妇产科疑难疾病方面取得了大量令人欣喜的成就；在"肾主生殖""肾-天癸-冲任-胞宫生殖轴"与中药周期疗法等妇科理论研究中，运用现代科技方法与手段，获得了丰硕的成果，并进一步推动着中医妇科学的新发展。

（张重州）

? 复习思考题

1. 解释中医妇科学并叙述其研究范围。
2. 为什么说《黄帝内经》奠定了中医妇科学的基础？
3. 中医妇科学形成于两宋时期的依据是什么？
4. 中医妇科学的发展经历了哪几个历史阶段？
5. 中华人民共和国成立后，中医妇科学有哪些发展？

扫一扫，测一测

第二章　女性生殖生理

> **学习目标**
>
> 　　掌握肾、肝、脾在月经产生中发挥的作用，天癸的生理功能，月经、带下、妊娠、产褥的生理现象；熟悉胞宫、冲任督带的主要生理功能，月经产生与调节的机理，妊娠的必备条件；了解中医学对女性特有器官的认识，正常的分娩过程。

　　女性特有的生殖解剖器官主要包括胞宫、阴道、阴户等，决定了女性在生殖生理方面具有月经、带下、妊娠、产育与哺乳等特点。深入了解女性生理特点对诊治妇科的经、带、胎、产、杂等诸多疾病具有重要的临床意义。

第一节　女性特有的器官

　　《素问·五脏别论》云："脑、髓、骨、脉、胆、女子胞，此六者……名曰奇恒之府。"这是对女性生殖器官最早的记载。中医典籍对女性生殖器官的名称、位置、形态和功能等作了具体描述。

一、阴户、玉门

　　阴户是指女性外阴，包括阴蒂、两侧的大小阴唇、阴道前庭，以及后面的阴唇系带、会阴等部位，即为阴道口的前后左右部位，故亦称"四边"。

　　玉门是指阴道口和处女膜的部位，亦称龙门与胞门。《诸病源候论》曰："已产属胞门，未产属龙门，未嫁属玉门。"

　　阴户与玉门不仅是排出月经、带下、恶露和娩出胎儿的关口，也是"合阴阳"的出入口，又是抵御外邪入侵胞宫的第一道防线。

二、子门、阴道

　　阴道是连接胞宫与阴户的通道，亦称产道、子肠。阴道一词首载于《诸病源候论》，有"五脏六腑津气流行阴道""产后阴道肿痛候"等论。

　　阴道的功能不仅可抵御外邪侵犯胞宫，具有一定的自洁作用，还是排出月经、带下、恶露与娩出胎儿的通道，也是合阴阳的处所。中医学与现代解剖学关于阴道的概念一致。

　　子门是指子宫颈口，亦称子户。《类经》注释云："子门，即子宫之门也。"

　　子门是排出月经、分泌带液和娩出胎儿的通道，也是防御外邪入侵胞宫的第二道关口。

三、胞宫、胞脉、胞络

（一）胞宫

胞宫，为女性的重要内生殖器官，亦称女子胞、子宫、子处、血室、胞室、子脏等，包括现代解剖学的子宫、输卵管与卵巢。

知识链接

血室的概念

关于血室的记载，最早见于《金匮要略·妇人杂病脉证并治》"妇人中风，七八日，续来寒热，发作有时，经水适断，此为热入血室"。后世医家对血室的认识主要有以下四种观点：其一指胞宫，如《类经附翼·求正录》曰："故子宫者……医家以冲任之脉盛于此，则月事以时下，故名之曰血室。"其二指冲脉，如《女科经纶》云："冲为血海，诸经朝会，男子则运而行之，女子则停而止之，谓之血室。"其三指肝脏，如《伤寒来苏集·阳明脉证上》曰："血室者，肝也，肝为藏血之脏，故称血室。"其四指冲任脉，如《温疫论·妇人时疫》云："血室者一名血海，即冲任脉也。"

---

1. 胞宫的位置　胞宫位于小腹正中，带脉之下，前为膀胱，后为直肠，下接阴道。《类经附翼》云："子宫……居直肠之前，膀胱之后。"

2. 胞宫的形态　胞宫于未孕时形态呈前后稍扁的倒置梨形。《格致余论·受胎论》中最早对胞宫的形态进行描述，云："阴阳交媾，胎孕乃凝，所藏之处，名曰子宫，一系在下，上有两歧，一达于左，一达于右。"可见，中医古籍描述子宫的形态与现代解剖学所认识的子宫基本一致，两歧乃产生与输送卵子的内生殖器。

3. 胞宫的功能与特性

（1）胞宫的功能：胞宫是产生月经与孕育胎儿的器官。《类经》关于子宫的功能描述为："女子之胞，子宫是也，亦以出纳精气而成胎孕者为奇。"

（2）胞宫的特性：属奇恒之腑。其一，胞宫形态中空似腑，行经期与分娩时泻而不藏；功能又藏精似脏，非行经期与妊娠期藏而不泻，具有亦藏亦泻，定期藏泻的特点。其二，胞宫与其他脏腑无表里配属，故称之为奇恒之腑。

（二）胞脉、胞络

胞脉，为隶属于子宫的血脉，胞脉由心所主，将阴血下注于胞宫，以维持胞宫正常功能，《素问·评热病论》曰："胞脉者属心而络于胞中。"胞络是连属于子宫的脉络，具有维系子宫位置的作用，且使肾与胞宫经络相通，《素问·奇病论》曰："胞络者系于肾。"

第二节　月 经 生 理

月经，是指子宫有规律的、周期性的出血。一般以一个阴历月为周期，月月如期，经常不变，故亦称"月信""月事"等。《本草纲目》记载："女子，阴类也，以血为主。其血上应太阴，下应海潮。月有盈亏，潮有朝夕，月事一月一行，与之相符，故谓之月信、月水、月经。经者，常也，有常轨也。"

一、月经的生理现象

1.初潮　即第一次月经来潮。初潮是女子进入青春发育期，开始具备生殖能力的主要标志。初潮年龄多在 13～15 岁，平均在"二七"之年。初潮的早晚可因种族、营养、地域、气候等因素影响而不同，早可在 11～12 岁，或迟至 16 岁，近年初潮有提前的趋势。

初潮后 1～2 年内，由于肾气未充盛，天癸初至尚不稳定，故月经可表现不规则。一般无须治疗，随着身体发育成熟可恢复正常。

2.周期　出血的第 1 日即月经周期的开始，两次月经第 1 日的间隔时间为一个月经周期，一般 28～30 日，前后不超过 7 日，即不能超 21～35 日。月经具有明显的节律性，即"经贵乎如期"。

3.经期　是指每次行经持续的时间。正常经期为 3～7 日，多数为 3～5 日。

4.经量、经色、经质

（1）经量：即行经期排出的血量，每月行经总量 50～80ml 为适中，一般经期第 2～3 日出血量最多。

（2）经色：多呈暗红。一般量多时经色加深，经初与经将净时色较浅。

（3）经质：稀稠适中，不凝固，无血块，无特殊臭气。

5.经期反应　经期一般无特殊不适，部分妇女在行经前或行经时出现轻微的下腹部及腰骶部不适、乳房略胀、情绪不稳定等现象，常于经后缓解，属于生理现象。

6.绝经　是指女性一生最后 1 次行经后停经 1 年以上。绝经年龄受营养、体质、情绪等因素的影响，一般为 45～55 岁，早至 40 岁，晚至 57 岁。绝经提示女性将不具备生育能力。女性从初潮到绝经行经时间为 30～40 年。

7.特殊的月经现象　身体无病，月经定期两个月一行者，称为"并月"；三个月一行者，称为"居经"或者"季经"；一年一行者，称为"避年"；终生月经不至却能受孕者，称为"暗经"；妊娠初时仍按月经周期行经且量少而无损于胎儿者，称为"激经"，又名"盛胎"或者"垢胎"。以上均为月经生理的特殊现象，若无不适，不影响生育，不作病态论。

二、月经产生的机理

月经的产生是女性发育到成熟阶段，在脏腑、天癸、气血、经络相互协调作用下，胞宫周期性藏泻的结果。《素问·上古天真论》记载："女子七岁，肾气盛，齿更发长。二七而天癸至，任脉通，太冲脉盛，月事以时下，故有子……七七，任脉虚，太冲脉衰少，天癸竭，地道不通，故形坏而无子也。"可见，月经的潮与绝，与肾气的盛衰、天癸的至竭、冲任脉的盛衰等有直接关系。

（一）脏腑与月经

脏腑在月经产生的机制中起着重要的作用，尤其以肾、肝、脾与月经的关系密切。

1.肾与月经　肾在月经的产生机制中起着主导作用。

肾藏精，主生殖。精，是由禀赋于父母的生命物质与后天水谷精微相融合而形成的一种精微物质。《素问·金匮真言论》云："精者，身之本也。"精是构成人体的基本物质，也是生长发育与生殖的基础。《素问·六节藏象论》又云："肾者主蛰，封藏之本，精之处也。"精包括先天生殖之精和后天水谷之精，两者皆藏于肾，故肾为先天之本，元气之根。

肾为气血之根，血之源头在肾，血是月经的物质基础。肾藏之精能生血，精血同源，相互化生，为月经的物质基础。

肾为冲任之本。冲为血海，任主胞胎，为阴脉之海。冲任二脉精血的通盛以肾气充盛与天癸至为前提。若肾气盛,天癸至,任通冲盛,精血溢于胞宫,则月事以时下;若肾气衰,天癸竭,任虚冲衰,精血衰少,则经断而无子。可见,肾气主宰着任冲之通盛与虚衰。

肾为阴阳之根。肾阴,亦称"元阴",为人体阴液之根本,对全身脏腑组织起着滋养作用;肾阳,亦称"元阳",为人体阳气之根本,对全身脏腑组织起着温化作用。肾阴肾阳,互根互用,相互制约。肾中阴阳平衡协调,机体才能维持正常。

此外,肾主骨生髓通脑,脑为元神之府,主宰人体的一切生命活动,包括月经的产生等生理活动。同时,肾通过冲、任、督脉和胞络与胞宫相连,肾司开阖,亦主胞宫的藏泻有常。《素问·奇病论》云:"胞络者系于肾。"

综上,肾通过脏腑、气血、天癸、冲任、脑、胞宫等多种途径对月经的产生发挥作用,肾在月经产生过程中占主导地位。故《傅青主女科》谓"经本于肾""经水出诸肾"。

2.肝与月经　肝主疏泄,喜条达而恶抑郁,肝藏血。肝具备调畅气机、储藏血液、调节血量的作用。在月经的产生中,肝血下注冲脉,司血海之定期蓄溢,调节月经周期、经期及经量。

肝肾为母子之脏,乙癸同源,精血相互化生,均为月经提供物质基础;又肾主闭藏,肝主疏泄,一藏一泄协同调节胞宫,使胞宫藏泻有序,经候如常。

此外,肝经与冲脉交会于三阴交,与任脉交会于曲骨,与督脉交会于百会,肝通过冲、任、督三脉与胞宫相联系。

3.脾(胃)与月经　脾主运化,为后天之本,气血生化之源,也为月经提供物质基础;脾主升清,主统摄血液,能固摄胞宫与经血。脾气健运,气血充盛,血旺且循常道,则月经如常。胃为水谷之海,主受纳,属多气多血之腑,且足阳明胃经与冲脉相连于"气街",故曰"冲脉隶于阳明"。胃中水谷充盛,则冲脉血旺盛,胞宫满盈,由满而溢,月事如期至。

脾经与任脉相会于"中极",且与冲脉相会于"三阴交"。由此可见,脾脉通过任冲二脉与胞宫相联系。

此外,在月经产生的过程中,心藏神,肺主治节,肝主谋略,肾主藏志,脑为元神之府。故在脑的主宰下,五脏所司的精神活动与思维意识,均对月经的产生具有调节作用。

(二)天癸与月经

天癸主宰月经的至与竭。

天癸,是具备促进人体生长、发育与生殖作用的一种精微物质。天癸源于先天,藏之于肾,依靠后天水谷之精气的滋养而逐渐成熟并发挥作用,且随肾气的虚衰而竭。

妇女"二七"之年,肾气不断旺盛,则天癸蓄极泌至,使任冲二脉气血充溢通达,血溢胞宫,月经以时而下,具备受孕能力;"七七"之年,肾气虚衰则天癸竭,经断而无子,故"天癸竭,地道不通,故形坏而无子也。"

(三)气血与月经

妇女以血为本,以血为用,月经的主要成分是血。《妇人大全良方》曰:"妇人以血为基本。"《女科撮要》亦云:"夫经水,阴血也,属冲任二脉主,上为乳汁,下为月水。"然"气为血之帅,血为气之母",气能生血、行血与摄血,血依靠气的运行而周流全身。气血均来源于脏腑,互相资生,互相依存。在月经产生的机制中,血是月经的物质基础,气是血脉运行的动力,气顺血和,则经候如常。

(四)经络与月经

经络包括经脉与络脉,内属脏腑,外络肢节,沟通上下内外,是运行全身气血、联络脏腑形体官窍、感应传导信息的通路系统。与女性的生理、病理关系最密切的是冲、任、督、带四脉,尤以冲任二脉最为显著。

冲、任、督三脉同起于胞中,一源而三歧,三脉在下腹部循行路线为女性生殖器官的处所。

带脉绕腰一周，络胞而过。且冲、任、督、带四脉上联十二经脉，与脏腑相通，从而将脏腑与胞宫相联系。

冲、任、督、带四脉不仅具有蓄存功能，还调节着十二经脉气血。冲脉为十二经气血汇聚之所，广聚人体脏腑之血，故曰"冲为十二经之海""冲为血海"。任脉为妊养之根本而主胞胎，又总司人体精、血、津、液之阴，故曰"任主胞胎""阴脉之海"。督脉为"阳脉之海"，总督一身之阳；又任督二脉交会相通，维持人体阴阳脉气的相对平衡。带脉如带环腰，约束诸经，使经脉气血循行保持常度。在天癸的作用下，冲任督带脉各司其职，维持与调节着月经的正常生理现象。

总之，脏腑、天癸、气血、冲任督带与胞宫，是月经产生的生理基础，其中肾、天癸、冲任、胞宫是产生月经的中心环节，各环节之间互相联系，不可分割。现代中医妇科学医家称之为"肾 - 天癸 - 冲任 - 胞宫生殖轴"（图 2-1）。

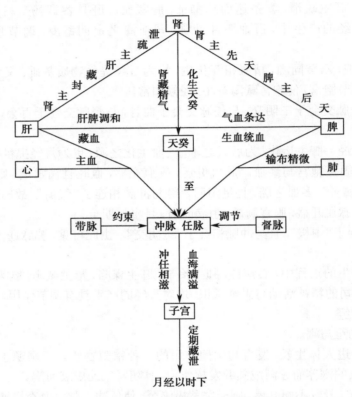

图 2-1　月经产生与调节机制示意图

三、月经的周期变化与调节

（一）肾 - 天癸 - 冲任 - 胞宫生殖轴学说

关于月经周期的变化与调节的论述，以《素问·上古天真论》的观点为经典。目前，中医学者从不同角度阐述了月经的周期变化与调节，丰富和发展了中医妇科理论。其中，以"肾 - 天癸 - 冲任 - 胞宫生殖轴"学说最为学术界所普遍认同，这不仅是在继承传统理论基础上创新与发展的妇科学新理论，也是调经助孕法的理论依据之一。

现代中医学者结合《黄帝内经》理论与西医学相关观点，从肾气、天癸、冲任、胞宫之间的相互关系及其调节进行研究，提出脏腑功能活动与阴阳气血变化通过经络作用于胞宫，进而调控月经周期性的变化，形成了中医学的"肾 - 天癸 - 冲任 - 胞宫生殖轴"的月经周期调节学说，为调经、助孕、安胎等临床实践提供理论依据。

关于月经周期调节的学说

1. 天人相应说　《素问·八正神明论》最早记载人体生理活动与月相盈亏相应云："月始生，则血气始精，卫气始行；月廓满，则血气实，肌肉坚；月廓空，则肌肉减，经络虚，卫气去，形独居。是以因天时而调血气也。"明代李时珍、张介宾等医家提出月经的节律与太阴月节律相一致。《血证论》曰："月有盈亏，海有潮汐。女子之血，除旧生新，是满则溢、盈必亏之道。女子每月则行经一度，盖所以泄血之余也。"

2. 心（脑）-肾-子宫轴学说　现代中医学者根据阴阳运动之太极八卦理论，结合临床实践，提出心（脑）-肾-子宫轴学说，并对"月经周期与调周法"进行相关研究。

3. 脑-肾-天癸-冲任-胞宫生殖轴学说　中医学者根据"脑为元神之府"、肾主髓通脑及天癸的相关认识等理论，提出脑-肾-天癸-冲任-胞宫生殖轴为生殖功能调节系统的学说。

（二）月经周期节律

月经的周期性与节律性，是女性生殖生理过程中阴阳消长、气血规律性盈亏而胞宫定期藏泻的体现。根据"肾-天癸-冲任-胞宫生殖轴学说"理论，把月经周期划分为行经期、经后期、经间期、经前期4个阶段。现以28日为一个月经周期，阐述如下：

1. 行经期　为行经的第1～4日，此期胞宫排出经血，"泻而不藏"。行经期既是本次月经的结束，又是新周期开始的标志。胞宫血海由满而溢，是"重阳转阴"的转化期。

2. 经后期　为周期第5～13日，即经净后至经间期前。此期胞宫血海空虚后精血渐长渐复，"藏而不泻"。阴长，即肾水、天癸、阴精、血气等渐复至盛，直至重阴状态。

3. 经间期　为月经周期第14～15日，正值两次月经中间，故称之为经间期，亦称"氤氲之时""的候"（即"排卵期"）。此期阴精充盛，达重阴状态，为重阴必阳的转化期，正是种子之"的候"。《证治准绳·女科》曰："凡妇人一月经行一度，必有一日氤氲之候……顺而施之，则成胎也。"

4. 经前期　为月经周期第16～28日，此期阴盛阳生渐至重阳，阴阳俱盛，以备种子育胎。若已受孕，则精血聚以养胎，月经停闭；若未受孕，血海由满而溢泻，月经来潮，去旧生新，又进入下一个周期。

月经周期的4个不同阶段周而复始，循环往复，形成了月经周期的月节律。

第三节　带下生理

带下有广义和狭义之分。广义的带下泛指女性带脉以下之疾，即经、带、胎、产与杂病，如《史记·扁鹊仓公列传》曰："扁鹊名闻天下，过邯郸，闻贵妇人，即为带下医。"狭义的带下，则指女性阴道排出的一种黏腻液体，又分为生理性和病理性两种。本节主要阐述生理性带下。

一、带下生理现象

1. 生理性带下　生理性带下是阴道内的一种阴液，无色透明或略白色，黏而不稠，带量适中，无特殊气味，故亦称白带。《沈氏女科辑要笺正》引王孟英按语曰："带下，女子生而即有，津津常润，本非病也。"

2. 带下的周期性　在肾气和天癸的作用下，到性发育成熟期，带下的质、量呈周期性改变，且与生殖密切相关。一般在月经前后、经间期带下量增多；经间期带下质清而透明，有韧性可拉长，利于受孕；妊娠期带下量也增加且稠厚；绝经后带下明显减少。

3. 带下的作用　带下为肾精下润之液，生而即有，发育成熟后与月经同步，具有濡润与充养阴道、胞宫的作用，且能抵御外邪入侵，为种子"的候"的征兆，反映阴液的充盛与亏虚。

二、带下产生机制

带下的产生是脏腑、津液、经络协调作用于胞宫的生理现象。

（一）肾脾与带下

带下属津液之一，与肾脾密切相关。肾藏精，主津液，生理性带下为肾精所化，其产生、施泄与肾气藏泻相关；脾为气血津液生化之源，主运化津液，转输精微，肾脾之津液共同泌布于胞宫，濡润阴户与阴道。女子二七之年，肾气盛，天癸至，带下明显增加；三七逐渐肾气平均，发育成熟，带下津津常润；绝经前后，肾气渐亏，天癸渐竭，带下明显减少，阴中失润。因此，生理性带下是由肾精所化，脾气所运，布露胞宫、润泽阴道。

（二）经络与带下

带下属阴液，任脉为阴脉之海，总司人体之精、血、津液，任脉出于胞宫，循阴器，任脉与带下的生理、病理直接相关。督脉同起于胞中，贯脊属肾，为阳脉之海，任脉所司的阴液依赖于督脉的温化。带脉环腰约束诸经，与冲、任、督三脉纵横交错，络胞而约。带脉约束带液，使之泌而有常。若带脉失约，湿浊下于胞宫，则导致带下病。

综上所述，生理性带下为人体津液范畴，是以肾中精气旺盛、天癸泌至为前提，禀肾之收藏与施泄；经脾之运化与输布；由任脉所司，督脉温化，带脉约束而产生。带下渗溢于阴道、阴户，润泽前阴孔窍。

第四节　妊　娠　生　理

妊娠，即从受孕到分娩的过程。"两神相搏，合而成形"为妊娠的开始，"十月怀胎，一朝分娩"为妊娠之结束。《黄帝内经》又称之为"怀子""妊子""重身"等。

一、妊娠机理及条件

《周易·系辞》记载生命起源相关学说："天地氤氲，万物化醇，男女媾精，万物化生。"《灵枢·决气》曰："两神相搏，合而成形，常先身生，是谓精。"这里提及的精是指先天之精。

《女科正宗·广嗣总论》所云："男精壮而女经调，有子之道也。"男精壮，即正常的精液与性功能；女经调，是指月经周期、经期、经量、经色与经质正常。一般妇女 21～35 岁生育能力旺盛，若注意把握受孕的时机，男女两精适时交合，容易成孕。

可见，受孕的机理在于男女肾气盛，天癸至，任通冲盛，精壮经调，适时交合，而成胎孕。胎孕蕴藏于胞宫内，在脏腑、天癸、气血、冲任的协调和滋养下逐步发育成熟，形神具备至足月分娩。

二、妊娠生理现象

女性妊娠期间身体发生相应的生理性变化以适应胎儿生长发育的需要。

1. 停经 妊娠后，阴血下聚冲任、胞宫以养胎元；上营乳房以化乳，胞宫藏精气而不泻。故育龄期且有性生活史的健康女性，月经平素正常而一旦停经首先考虑妊娠。

2. 早孕反应 在妊娠早期，部分孕妇可出现晨起头晕恶心、厌食、择食、倦怠思睡等早孕反应，乃血聚冲任，冲脉气盛，上逆犯胃所致，一般不影响生活和工作，多在妊娠12周后自然消失。

3. 妊娠脉象 妊娠后脉象一般为六脉平和滑利，按之应指，尺脉尤甚。尤其以妊娠2～3个月后较为显著。尺脉候肾，胞络系于肾，孕后肾旺荫胎，故肾脉应指有力、按之不绝。正如《素问·阴阳别论》中记载："阴搏阳别谓之有子。"但若肾气不足，气血虚弱，或年岁已高而有孕，滑脉多不明显，甚至出现沉涩或弦细脉。故切脉可作为妊娠诊断之一，但务必结合临床表现与相关检查方能确诊。

4. 子宫增大 孕6周可扪及子宫增大变软，以子宫峡部尤为明显，子宫颈紫蓝着色；孕3个月以后，可从腹部扪及增大的子宫；孕4～5个月后，小腹逐渐膨隆，孕妇自觉有胎动。孕6个月后，子宫底部上升至脐上。

5. 乳房变化 妇女孕后乳房会增大，常伴有乳胀或触痛，乳头、乳晕着色。孕4～5个月后，乳头可挤出少许乳汁。

6. 胎动胎心 孕5月后，可用听诊器在孕妇腹部听到胎心音，孕妇自觉有胎动。孕12周后可利用超声多普勒仪测到胎心音。

除此以外，孕妇还可出现带下增多、尿频、便秘、轻度下肢肿胀、面部褐色斑等生理性变化。

妊娠一般孕一胎，若一孕二胎称"双胎"或"骈胎"，一孕三胎者称"品胎"。

三、预产期的计算

预产期的推算从妊娠前末次月经第1日开始，以28日为一个妊娠月，妊娠全程为10个妊娠月，即40周，约280日。《妇婴新说》曰："分娩之期，或早或迟……大约自受胎之日计算，应以二百八十日为准，每与第十次经期暗合也。"

此与西医的预产期计算一致，即从末次月经的第1日算起，月数加9（或减3），日数加7（阴历加14）。在预产期前后2周内分娩均属正常。

第五节 产 育 生 理

产育主要包括分娩、产褥与哺乳。此为产妇生育过程中紧密联系的三个阶段，均会出现一系列的生理现象。

一、分 娩

成熟胎儿与胎衣从母体全部娩出的过程，称为分娩。分娩过程的临床处理，属产科专科，这里主要介绍临产与正产现象。

（一）临产先兆

临产，即孕妇分娩。在分娩发动前数周，孕妇多有临产征兆：如胎头入盆后，胎位下移，孕妇骤然有释重感，呼吸变得轻松，食欲增加；但因胎位下移，孕妇可感到腰腹坠胀、行走不便和尿频。正如《胎产心法》所云："临产自有先兆，须知凡孕妇临产，或半月数日前，胎胚必下垂，小便多频数。"

有些孕妇在临产前可出现"试胎"和"弄胎"等疑似现象，须注意分辨。妊娠八九月，或腹中痛,痛定仍然如常者,古称"试胎";若妊娠月数已足,腹痛或作或止,而腰不痛者,称为弄胎。两者均非真正临产,应密切观察,安心静候。

(二)正产现象

分娩,亦称正产,指临产时腹部阵阵作痛,小腹重坠,阴户窘迫,胎儿与胎衣娩出。《十产论·妇人临产门》云:"正产者,盖妇人怀胎十月满足,阴阳气足,忽腰腹作阵疼痛,相次胎气顿陷,至于脐腹痛极甚,乃至腰间重痛,谷道挺进,继之浆破血出,儿遂自生,产讫胞衣自当萎缩而下。"论述分娩的过程。

1.见红 临近分娩发动时,阴道有少量血性黏液排出,俗称"见红"。若出血量多则应考虑病理性出血。

2.腰腹阵痛 腰腹有规律的阵阵作痛,小腹重坠有便意。阵痛持续时间逐渐延长,间隔时间逐渐缩短,子门渐开。开始之时阵痛间隔时间约15分钟,逐渐缩短为5～6分钟,最后为1～2分钟,分娩正式发动。

3.离经脉 临产时脉象可出现变化,产妇中指本节有脉搏跳动,或尺脉转急等,称为离经脉。正如《产孕集》云:"尺脉转急,如切绳转珠者,欲产也。"《脉经》也指出:"妇人欲生,其脉离经。夜半觉,日中则生也。"

4.分娩过程 即产程,分为3个阶段,是产科助产的重要时期,临床由产科处理(详见附篇第十四章)。

总之,产时出现腰腹阵痛渐剧,小腹重坠渐增,子门随之开大至开全,阴户窘迫,胞衣破、浆水出,胎儿胎衣依次全部娩出。一般而言,初产妇总产程需12～14小时,经产妇需7～9小时。正产,即"瓜熟蒂落",《达生篇》云:"渐痛渐紧,一阵紧一阵,是正产,不必惊慌。"并指出临产妇女当"睡、忍痛、慢临盆",这临产调护的六字真言对产妇顺利分娩具有指导意义。

二、产 褥

从分娩结束至产妇全身各器官(除乳腺外)恢复至正常未孕状态所需的一段时期称为产褥期,需6～8周。产后1周为"新产后",产后1个月为"小满月",产后百日为"大满月"。

产后体质多虚。由于分娩时力气亏耗、羊水骤泻、汗出津伤与产时出血等,产妇出现阴血骤虚,阳气易浮的生理特征。故新产后产妇可出现畏寒怕冷、微热自汗、恶风等"虚"象。

产后体质多瘀。产后子宫复旧是指产后子宫逐渐恢复至孕前状态的过程。产后子宫不断缩复,子宫体逐步缩小。产后1周,子宫缩小至约为孕12周大小;产后10日,在腹部扣及不到子宫底;产后6周,子宫恢复至孕前大小。因子宫复旧,新产后常出现轻微的小腹阵痛,哺乳时尤为明显,之后自然缓解。

恶露,即产后子宫排出的余血浊液,初为暗红色的血性恶露,持续3～4日;逐渐变为淡红,量由多渐少,称为浆液性恶露,持续7～10日;随后转为不含血色的白色恶露,2～3周干净。若血性恶露持续10日以上仍未干净,须考虑子宫复旧不良或感染,应予诊治。

知识链接

泌乳热

妇女产后体温多在正常范围,若产程延长而过度疲劳者,体温可在产后24小时内稍升高,但一般不超过38℃。产后3～4日乳汁增多,因乳房过度充盈,体温可升至38.5～39℃,称泌乳热,一般仅持续数小时,不超过12小时,此属生理情况。

三、哺 乳

正常分娩者产后 30 分钟内即可开始哺乳。新生儿对产妇乳头吮吸的刺激可促进泌乳，还有利于子宫复旧，减少产后出血。初乳，即产后 1 周内分泌的乳汁，呈淡黄色，质较稠，含有丰富的免疫球蛋白，有助于增强新生儿的抗病能力。母乳是婴儿的最佳食物，不仅营养丰富，易于喂养，同时还有利于促进母婴感情，故应大力提倡母乳喂养。

哺乳以"按需哺乳"为原则。哺乳时间一般以 8～10 月为佳；3～4 个月后，应给婴儿适当增加辅食。多数妇女于哺乳期月经停止来潮，少数也可有排卵，平均产后 4～6 个月恢复排卵，故须采取相应的避孕措施。在停止哺乳后，应使用药物回乳，避免因长期溢乳引致月经病、乳房病。

月经、带下、妊娠、产育和哺乳均属于妇女特有的生理特点，其产生机制皆与脏腑、天癸、气血、经络、胞宫有密切关系，并且各生理特点之间也存在着一定的内在联系（图 2-2）。

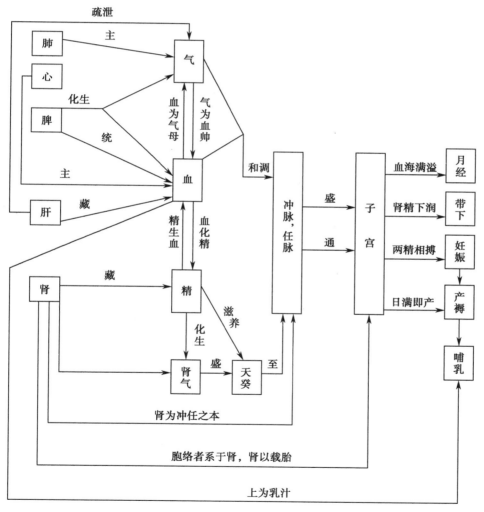

图 2-2 妇女生理特点示意图

（李杏英）

？复习思考题

1. 试述胞宫的概念、位置、形态、功能与特性。
2. 试述月经产生与其周期调节的机制。
3. 什么是带下？带下具有什么作用？
4. 简述妊娠的概念及其主要生理现象。
5. 简述产褥期的概念及新产后的生理特点。

第三章 妇科疾病的病因病机概要

PPT课件

掌握淫邪因素、情志异常、生活失度、体质因素导致妇科疾病发生的主要病理机制;熟悉引起妇科疾病的常见病因。

淫邪因素、情志因素、生活因素和体质因素等常见病因可直接或间接影响冲任、胞宫,导致妇科经、带、胎、产、杂病的发生。

知识导览

第一节 病 因

一、淫 邪 因 素

六淫邪气皆可导致妇科疾病,而由于女性"以血为本""以血为用",寒、热、湿邪最易与血相搏而致病,因此,六淫中以寒、热、湿邪与妇科疾病关系最密切。

(一)寒邪

寒为阴邪,易伤阳气,主凝涩收引,使冲任气血运行不畅。寒邪致病,就部位而言可分为外寒、内寒。外寒,如外感寒邪、冒雨涉水或过食生冷,若适值妇女经、产期,则寒凝血脉,胞脉气血阻滞不畅,从而引起月经后期、月经过少、闭经、痛经、产后身痛等病证,多属实寒;内寒,常见于脾肾阳虚,失于温煦与气化,冲任虚寒,或阳不化阴,痰饮水湿内停,而导致闭经、带下病、宫寒不孕等病证,多属虚寒。

(二)热邪

热为阳邪,易伤阴动血,其性炎上、亢奋。热邪亦可分为外热、内热。外热,常由于经期、产后,血室正开,热邪直入胞宫;内热,多因脏腑、阴阳、气血失调所致瘀热、湿热、阴虚内热,或因情志化火、过食辛热,致阳热内盛。外感热邪、情志化火、阳热内盛及瘀热、湿热等称为实热;阴虚内热称为虚热。热毒为实热中的重证。无论实热、虚热均易迫血妄行,损伤冲任脉络,出现月经先期、月经过多、崩漏、经行吐衄、恶露不绝等病证;热毒炽盛,化腐成脓,又可导致带下病、盆腔炎、阴疮等病证。

(三)湿邪

湿为有形之阴邪,易损伤阳气,困阻气机,其性重浊黏滞,趋下易袭阴位。湿邪亦有内、外之分。外湿,多由久居阴湿之地或冒雨涉水所引致;饮食生冷损伤脾阳,运化不利,或肾阳不足,化气行水失司,则水湿内停,痰湿积聚,此为内湿。外湿、内湿均可伤及冲任带三脉产生妇科疾病。湿邪致病往往因人体阴阳盛衰而发生从化转变,若从阳化则为湿热;若从阴化则为寒湿;聚湿成痰则成痰湿。水湿内盛,常可导致经行泄泻、带下病、妊娠恶阻等病证;痰湿阻滞又可导致闭经、不孕症、癥瘕等病证。

二、情 志 因 素

七情，即喜、怒、忧、思、悲、恐、惊七种情志变化，是人体对客观外界刺激的情绪反应，属于生理性精神活动的范畴。女性若受到过度的情绪刺激，情志发生剧烈变化常易导致气分病变，进而引起血分病变，气血失调，脏腑功能失司，损伤冲任，则发生妇科疾病。对于这类疾病，除药物治疗外，还需要进行适当的心理疏导。七情中，尤以怒、思、恐与妇科病证的关系较大。

（一）怒

怒伤肝，怒则气上。肝主疏泄，藏血，抑郁忿怒，则气郁、气逆，疏泄失常，易引致月经不调、崩漏、闭经、痛经、经行乳胀、经行吐衄、缺乳、癥瘕等病证。

（二）思

思伤脾，思则气结。脾主统血，运化水谷。思虑伤脾可致化源不足，或血失统摄，常出现月经过少、月经后期、闭经、胎动不安、堕胎小产、缺乳、癥瘕等病证。

（三）恐

恐伤肾，恐则气下。肾主封藏，藏精。惊恐过度可致气下、气乱，肾失闭藏，冲任不固，从而出现月经过多、闭经、崩漏、胎动不安、堕胎、小产、滑胎、不孕症等病证。

三、生 活 因 素

生活失于常度或生活环境突然改变，可导致脏腑、气血、冲任的功能失常，从而产生妇科病证。

（一）房劳多产

妇女若过早婚育、房事不节、产育过多、堕胎过频、产后感染，则耗损肾精，或邪留胞宫，伤及冲任、胞宫，而引起各种月经不调、带下病、胎动不安、滑胎、盆腔炎、不孕等病证。

（二）饮食失调

若过食寒凉生冷、辛辣燥热，或过饥过饱、偏食嗜食，或贪食膏粱厚味，均可影响脾胃，从而引致妇科诸病。如过食生冷，寒湿内蕴，血脉凝滞，胞宫气血受阻，则可导致月经后期、痛经、不孕等病证；过食辛辣燥热之品，阳热内生，迫血妄行，则引致月经先期、崩漏、胎动不安等。

（三）劳逸过度

妇女在月经期、孕期和产褥期应尤其注重劳逸适度。经期、孕期过度劳力，或剧烈运动，可耗伤气血，致冲任不固，引起月经过多、崩漏、胎动不安等；产后过早劳动，可致恶露不绝、产后身痛、阴挺等。反之，过于安逸，胞脉气血运行不畅，易导致月经后期或难产。

（四）跌仆、金刃损伤

妇女在月经期、孕期起居不慎，跌仆闪挫，伤气动血，可直接损伤胞宫、胞脉，导致冲任不固，出现崩漏、胎动不安、堕胎等。此外，手术金刃损伤，如刮宫不当，甚至穿破子宫，亦可出现妇科疾病。

四、体 质 因 素

体质是禀受于父母，并受后天环境、生活条件等因素的影响而形成。人体的体质差异，往往决定着自身对某些致病因素的易感性，而且对发病后的证候表现的倾向性和疾病传变的可能性起重要作用。

《灵枢·五音五味》对女性特有体质进行了高度概括："妇人之生，有余于气，不足于血，以其数脱血也。"但也存在个体的差异。若妇女素体肾虚者,易发生绝经前后诸证、滑胎、不孕症等病证;素性抑郁者,易致肝郁、脾虚,发生月经先后无定期、痛经、子晕等病证;素性阳热者,易致崩漏、胎动不安、恶露不绝等病证。即使由同一病邪致病,因体质之偏寒或偏热可影响发病后的从寒化或从热化,而表现出不同的证候。

父母的体质因素对其后代有一定的影响,因此,临证时高度重视患者家族的体质情况,对于病机分析、诊断辨证、治疗调摄等均有重要意义。

知识链接

环境因素

随着社会的高速发展,城市化与工业化产生了一系列的自然环境问题,如空气、水源与土壤的污染。环境污染已成为现代致病因素之一,严重危害人类的健康。环境中的一些化学物质如农药、洗涤剂、食物添加剂等,具有类似人体内激素或拮抗体内激素的作用,可干扰内分泌系统的功能,对生殖造成不良影响,可导致女性发生月经不调、堕胎、小产、不孕等病证。重金属还可造成胎儿及儿童的神经系统发育异常。环境因素具有待机而发的致病特点,且与生活因素、情志因素、体质因素等相互影响,故需综合预防。

第二节　病　机

病机,是指疾病发生、发展与变化的机理。妇科疾病的主要病机是淫邪、情志、生活与环境等致病因素引起脏腑、气血失调,直接与间接地损伤冲任、胞宫。

一、脏腑功能失常

(一)肾的病机

肾藏精,主生殖,又胞络系于肾,冲任之本在肾,若先天禀赋不足,或大病久病,或房劳多产,均可引致肾虚而损伤冲任,故肾在妇科疾病的发病中占有重要地位。肾的病机主要有肾气虚、肾阳虚、肾阴虚和肾阴阳两虚。

1. 肾气虚　指肾的封藏失职、摄纳不足。肾气的盛衰决定着天癸的至与竭,直接影响着月经与妊娠。若肾气虚,冲任不固,封藏不足,易致月经先期、崩漏、产后恶露不绝等病证;若冲任不固,带脉失约,易致带下过多;若冲任不固,胞失所系,易致胎动不安、滑胎、阴挺等病证;若冲任相资匮乏,不能摄精成孕,易致不孕症。

2. 肾阳虚　即肾的阳气虚损,温煦、气化作用减弱。肾阳不足,上不能温煦脾土,可致脾肾阳虚,可出现崩漏、带下过多、子肿等病证;下不能暖冲任、胞宫,可致月经不调、闭经、不孕等病证。

3. 肾阴虚　即肾阴精不足,濡润濡养功能减弱。肾阴亏虚,精血不足,冲任精血匮乏,发生月经后期、月经过少、闭经等;肾阴虚损,阴虚内热,热扰冲任,迫血妄行,导致月经先期、崩漏、胎动不安等;若肾阴亏虚,不能制约心火,则心肾不交,可致绝经前后诸证、子烦等病证。

阴损及阳,阳损及阴,病程日久,可导致肾之阴阳俱虚,上述病证可夹杂出现;若七七之年,可发生绝经前后诸证等。

(二)肝的病机

肝藏血,主疏泄,体阴而用阳,妇女"以血为本",与男性相比更易出现肝的功能失常。其病机主要包括肝气郁结、肝郁化火、肝经湿热、肝阴不足等。

1.肝气郁结 气机阻滞，冲任不畅，血海盈溢失常，可出现月经先后无定期、经行乳房胀痛等；气滞血瘀，血脉受阻，可出现闭经、痛经、缺乳、不孕等病证。

2.肝郁化火 肝气郁久化热，热伏冲任，迫血妄行，可见月经先期、崩漏、胎动不安等病证。

3.肝经湿热 肝气横逆犯脾，湿热内生，下注任带二脉，则任脉不固，带脉失约，可形成带下病、阴痒等病证。

4.肝阴不足（含肝阳上亢） 肝血亏耗，冲任失养，血海不盈，可出现月经过少、闭经等；肝阴亏虚，阴不制阳，则肝阳上亢，可出现经行头痛、经行吐衄、子晕，甚则肝风内动，发生子痫等。

（三）脾的病机

脾主运化，为后天之本，气血生化之源，又脾主升而统血。其病机主要有脾失健运、脾失统摄及脾气下陷。

1.脾失健运 一方面脾气虚则运化水谷之精微失职，气血化源不足，引致血亏气少，冲任失养而出现月经后期、月经过少、闭经等；冲任血少，胎失所养，则胎动不安、堕胎小产、胎萎不长等。另一方面脾虚气弱，运化不利易致水湿内停。若溢于肌肤，可出现经行浮肿、妊娠肿胀；水湿下注冲任，任脉不固，带脉失约，可致带下病；湿浊内蕴，聚而成痰，孕期冲脉气盛，夹痰上逆犯胃，可致妊娠恶阻；痰湿壅滞冲任，以致胞脉阻塞，或痰湿凝滞胞宫，渐结成块，可出现闭经、不孕症、癥瘕等病证。

2.脾失统摄 脾气不足，统摄无权，以致冲任失约，发生月经过多、崩漏、胎动不安、产后恶露不绝等病证。

3.脾气下陷 脾气虚弱，中气下陷，冲任不固，胞失所系，可出现阴挺等病证。

（四）心的病机

心藏神，主血脉，胞脉属心而络胞。故心与妇科发病关系密切的病机有心气虚与心阴虚。

1.心气虚 心气虚，心气不能下通胞脉，可发生月经后期、闭经、不孕等病证。

2.心阴虚 心阴血不足，血海不能按期满盈，可致月经过少、闭经等；心阴不足，心火偏亢，则心肾不交，可发生经行口糜、绝经前后诸证、脏躁等病证。

（五）肺的病机

肺主气，朝百脉，主肃降，通调水道。若肺阴亏虚，虚火上炎灼伤肺络，可发生经行吐衄；孕期失于肃降，气机上逆，可致子嗽；肺气失宣，水道不调，易致子肿、妊娠小便不通、产后小便不通等病证。

二、气血失调

妇女以血为用，易致气血相对不平衡，故气血失调是导致妇科疾病的重要病机。《灵枢·五音五味》指出："妇人之生，有余于气，不足于血，以其数脱血也。"临证辨析气血失常，应辨明疾病在气、在血。

（一）血分病机

1.血虚 素体虚弱，或久病失血，或脾胃虚弱，气血乏源均可导致血虚，血海不充，冲任濡养不足，则出现月经后期、月经过少、痛经、闭经、胎萎不长、产后血晕、产后身痛等病证。

2.血瘀 寒凝、气滞、外伤均可造成血瘀，亦可由于气虚运血无力等因素而致。瘀血阻滞冲任，留滞于胞宫、胞脉，或蓄积于少腹之中，则气血运行不畅，甚至瘀阻不通，可导致闭经、痛经、异位妊娠、产后腹痛、产后发热、不孕、癥瘕等病证。

3.血寒 经期、产后摄生不慎感受寒邪，或阳虚寒从内生。寒客冲任、胞宫，寒凝血滞，冲任阻滞不通，常可致月经后期、月经过少、闭经、痛经、产后身痛、宫寒不孕等病证。

4. 血热 素体阳盛或阴虚，或过食辛辣燥热之品，或情志化火，热伏冲任，迫血妄行，可出现月经先期、月经过多、崩漏、胎动不安、产后恶露不绝等病证；热上扰清阳，则可出现经行情志异常、经行头痛。

（二）气分病机

1. 气虚 气虚的形成主要责之于肺、脾、肾。若肺气虚，卫外不固，可引致经行感冒、产后自汗、产后发热；若肾气虚或中气不足，可致冲任不固，出现月经先期、月经过多、胎动不安、滑胎等病证。

2. 气滞 气滞与肝密切相关。气机郁滞则血行受阻，冲任不畅，可导致月经先后无定期、痛经、经行乳胀、不孕等病证；气滞则津液不化，聚湿生痰，阻滞冲任，可出现闭经、经行浮肿、子肿、不孕症、癥瘕等病证。

3. 气逆 气逆常与肝、肺、胃相关。若情志忿郁，肝气上逆，可致经行头痛、经行吐衄等病证；肺失肃降，气机上逆可致子嗽；胃失和降，胃气上逆可引起妊娠恶阻。

4. 气陷 气陷多由脾气虚进一步发展所造成。中气下陷，冲任不固，可发生崩漏、阴挺等病证。

气血相互关系十分密切，故在病机上往往气病及血，血病及气，导致气血不和，气血同病，临床常见气血两虚、气虚血瘀、血竭气脱、气滞血瘀、气逆血逆而导致的妇科病证。

三、冲任（督带）损伤

妇科疾病的病机特点在于各种致病因素损伤了冲任（督带）而导致妇科疾病发生，这也是与其他各科病机的区别所在。冲任（督带）损伤可分为直接损伤与间接损伤。

直接损伤，即各种病邪直接侵犯胞宫、胞脉、胞络，导致冲任（督带）失调，引发妇科疾病。若经期、产后，阴部不洁，或感染邪毒，损伤冲任，常导致月经不调、带下病、产后发热等；久居湿地，或经期冒雨涉水，寒湿之邪侵犯胞宫，寒凝血滞，致冲任失调，则出现闭经、痛经、癥瘕等；跌仆闪挫或金刃损伤，或不洁性交，直接损伤胞宫，致冲任失调，引起月经不调、崩漏、胎动不安、堕胎小产、盆腔炎等病证。

间接损伤，即各种病邪先引起脏腑功能失常、气血失调，继而伤及冲任（督带），肾 - 天癸 - 冲任 - 胞宫生殖轴功能失调，从而引致妇科病证。

冲任（督带）损伤的主要病机有冲任不固、督脉虚损与带脉失约。

四、肾 - 天癸 - 冲任 - 胞宫生殖轴失调

肾 - 天癸 - 冲任 - 胞宫生殖轴，以肾气为先导，通过天癸调节冲任，由胞宫体现女性经、带、胎、产的生理特征。若其任何一个环节失调，都会引起此轴功能失调，发生经、带、胎、产、杂病等妇科病证，故调经、种子、安胎的关键，就在于调整肾 - 天癸 - 冲任 - 胞宫生殖轴的功能及其相互间的平衡，其中补肾气、资天癸最为重要。因此，肾 - 天癸 - 冲任 - 胞宫生殖轴失调是导致妇科疾病发生的主要机制。

总之，妇科疾病病机复杂，但不论被何种病邪所伤，其病机最终皆因冲任（督带）功能受损，进而损伤胞宫、胞脉、胞络，肾 - 天癸 - 冲任 - 胞宫生殖轴功能失调而发病。各病机中既有脏腑功能失常、气血失调间接损伤冲任、胞宫或生殖轴为病；又有冲任督带、胞宫直接受损，以及肾 - 天癸 - 冲任 - 胞宫生殖轴失调而发为妇科疾病。

（李杏英）

扫一扫，测一测

? 复习思考题

1. 引致妇科疾病的常见病因有哪些？
2. 为何淫邪因素中以寒、热、湿邪最易导致妇科疾病？
3. 试分析肝脏功能失调引致妇科疾病的机理。
4. 请论述冲任损伤导致妇科疾病的病机特点。

第四章　妇科疾病的诊断和辨证

PPT课件

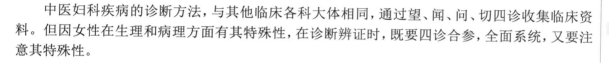

学习目标

　　掌握中医妇科学问诊的内容和方法，掌握脏腑辨证中肾、肝、脾病变的证候特点，掌握气血辨证中气病和血病的常见证型特点；熟悉中医妇科学望诊、闻诊、切诊的内容和方法，熟悉中医妇科常用的辨证方法；了解阴阳虚损辨证的方法。

知识导览

　　中医妇科疾病的诊断方法，与其他临床各科大体相同，通过望、闻、问、切四诊收集临床资料。但因女性在生理和病理方面有其特殊性，在诊断辨证时，既要四诊合参，全面系统，又要注意其特殊性。

第一节　四　诊

　　运用四诊诊察妇科疾病，在全面诊察的同时，应着重经、带、胎、产、杂方面的诊察。

一、问　诊

　　问诊的内容包括一般情况、主诉、现病史、月经史、带下史、婚育史、既往史、家族史、个人史九个方面。

（一）问年龄
　　不同年龄段的妇女，其生理情况有所差异，表现在疾病上亦有不同。青春期女子常因肾气初盛，易患月经病；中年妇女经、孕、产、乳数伤气血，易致脏腑功能损伤，胞脉气血失调，而患经、带、胎、产、杂病诸病；老年妇女脾肾虚衰，常导致绝经前后诸证、癥瘕等。故云："少年问肾、中年问肝、老年问脾"。

（二）问主诉
　　主诉是患者就诊时陈述的最痛苦的症状、体征及持续时间。是患者求诊的主要原因，也是判断疾病轻重缓急与辨病辨证的重要依据，为进一步收集病历资料提供线索。

（三）问现病史
　　围绕主症询问发病的原因、时间，从发病至就诊时疾病发生、发展、诊疗经过与治疗效果，目前有何症状等。询问时应结合妇科疾病诊断和辨证，注重中医症状特点。

（四）问月经史
　　问月经史，包括初潮年龄，月经周期、经期、经量、经色、经质、气味的情况，经期前后伴随的症状及末次月经日期；绝经后妇女，应了解绝经年龄与绝经前后有无不适等情况。月经史记录格式为：

　　量少、月经史记录格式：初潮年龄 $\dfrac{行经日数}{月经周期}$ 末次月经日期。

如：14 岁 $\dfrac{4\sim5\,日}{28\sim30\,日}$ 2023 年 8 月 26 日。

（五）问带下

了解带下的量、色、质、气味及伴随症状，如阴痒、肿、腹痛等。同时应了解相关的检查和诊疗情况。

（六）问婚育史

询问结婚年龄、结婚年数，配偶健康及性生活情况。

孕产次数，有无堕胎、小产、难产、早产、剖宫产、自然流产、人工流产、异位妊娠、葡萄胎等；孕期、产后诸病情况，产时、产褥及哺育情况，以及避孕措施等。

（七）问既往史

询问与现病史相关的既往病史、手术史及药物过敏史等。

（八）问家族史

了解家族成员中有无遗传性疾病、传染病及肿瘤病史等。

（九）问个人史

主要了解其职业、生活环境与工作条件，个人习惯、嗜好，家庭情况等。

二、望　诊

望诊除了望患者的神志、形态、面色、舌象外，尚需观察乳房外观、阴户形态，以及月经、带下、恶露、乳汁等的量、色、质变化。

（一）望形神

形神可反映人体发育状态，以及脏腑精气的盛衰，形健则神旺，形衰则神惫。

在临床上，望形神的变化对诊断妇科疾病的性质和轻重有重要参考价值。如面色青白，表情痛苦，捧腹曲背，多为妇科痛证；面色苍白，肢冷汗出，甚至昏不知人，多为妇科血证；面赤息粗，高热烦躁甚至神昏谵语，多为妇科热证；妊娠晚期或产时或产后突发面青唇紫，四肢抽搐、项背强直、神昏口噤，多见于子痫或产后痉证。

望形体还需注意观察体格发育状况，女性自青春期开始，其肩部、胸廓、髋部、臀部逐渐丰满，乳房渐隆起，并伴有腋毛、阴毛生长，表现为青春期少女特有的体态，为肾气旺盛。若年近二十，仍形同幼女，性征发育欠佳，多为肾气亏虚；若形体肥胖，多为脾虚痰湿，常易患月经不调、闭经、不孕等病证。

（二）望面色

观察面部颜色与光泽的变化，可以了解脏腑虚实和气血盛衰的情况。如面色萎黄，多属脾虚血少，可见于月经后期、月经过少、闭经等；面色淡白无华，多属血虚或失血证，见于月经过多、崩漏等；面色苍白虚浮，多属气虚夹湿或阳虚水泛，见于经行浮肿、子肿等；面赤颧红，多属阴虚火旺，见于闭经、绝经前后诸证等；面色晦暗，多属肾虚，可见闭经、滑胎、不孕等病证。

（三）望舌象

舌象包括舌质与舌苔。观察舌色、舌形、舌态及舌苔的颜色、厚薄、润燥等情况，可了解脏腑气血的盛衰和邪气的性质与进退、病位的深浅及津液的盈亏。若舌红苔薄黄属血热，见于月经先期、经行吐衄等；舌淡苔薄白属气血两虚或阳虚内寒，可见月经过少、滑胎、不孕等；舌淡苔黑而润属阳虚有寒，可见闭经、带下病等；舌暗紫或有瘀点、瘀斑、苔厚腻多为痰湿瘀阻，可见闭经、癥瘕等；舌体胖大，边有齿痕，苔白腻多属脾虚痰湿内盛，可见经行浮肿、子肿等；舌面裂纹、苔薄为热邪伤阴或阴血不足，见于绝经前后诸证、胎动不安等。

（四）望月经

观察月经的量、色、质是妇科望诊特点。一般而论，若经量过多，多属气虚或血热；经量过少，多属血虚、肾阳虚或寒凝血滞；经量时多时少，多属气郁、肾虚。经色红，多属血热；经色淡红，多属气虚、血虚；经色暗紫有血块，多属瘀滞。经质稠黏，多属瘀、热；经质稀薄，多属虚、寒。

（五）望带下

通过对带下的量、色、质的查看，可辨别带下或因湿热、或因脾虚、肾虚等所致。带下量多、色黄、质稠，多属湿热蕴结；带下色白、量多、清稀，多属脾虚、肾虚。

（六）望恶露

望恶露是诊断产后病的重要依据之一。主要观察恶露的量、色、质的变化。若恶露量多、色淡红、质稀、无臭气者，多属气虚；量多、色紫暗有血块者，多属血瘀；色暗如败酱伴臭秽，应注意辨别是否感染邪毒。

（七）望乳房和乳汁

女性乳房在月经初潮前开始发育，形成女性特有的体态。妊娠期乳房增大、乳晕着色，临产前挤压乳头可有少许乳汁溢出。若月经来潮后仍乳房平坦，乳头细小，多为肝肾不足，失于充养；产后乳房肿胀、疼痛、焮热潮红，多为乳痈；产后乳汁少而清稀，多因气虚血弱；若乳房溢血，则需警惕乳房肿瘤。

（八）望阴户、阴道

主要观察阴户、阴道的形态与肤色。如见解剖异常者，属先天性病变。若阴户肌肤色白，枯槁干涩，粗糙增厚或皲裂，多因肝血不足、肾精亏虚所致；阴户、阴道潮红，甚至红肿，多属肝经湿热或虫蚀所致；阴道有物脱出，为阴挺，多因中气不足或肾气亏虚所致。

三、闻　诊

闻诊包括听声音和闻气味。

（一）听声音

主要通过听患者的语音、气息的高低和强弱，来判断疾病的病位与性质。若语声低微，多属气虚；时有叹息，多属肝郁；声高有力，多属实证；妇女孕期嗳气频作，恶心呕吐，多属胃气上逆。

妊娠期还应听胎心音，孕18～20周后运用听诊器在孕妇腹壁的相应部位可听到胎心音，每分钟120～160次。通过胎心音的频率、节律、强弱可以判断胎儿宫内发育情况与有无胎儿窘迫现象。

（二）闻气味

闻气味主要是通过嗅月经、带下、恶露等的气味以了解疾病的寒热、虚实。正常的月经、带下、恶露无特殊气味。若气味臭秽者，多属湿热或瘀热；腥臭者，多属寒湿；恶臭难闻者，多属邪毒壅盛或瘀痰败脓，应注意是否有恶性肿瘤。

四、切　诊

切诊包括脉诊和按诊两部分。

（一）切脉

1. 月经脉

（1）月经常脉：月经将至或正值月经期间，血海满盈而溢，血行流畅，脉多滑利。

（2）月经病脉：脉缓弱者，多属气虚；脉细而无力或细弱者，多属血虚；脉沉细者，多属肾气虚；脉弦者，多属气滞、肝郁；脉涩而有力者，多属血瘀；脉滑而有力者，多属痰湿；脉沉迟无力者，多属虚寒；脉沉紧或濡缓者，多属寒湿凝滞；脉滑数者，多属实热；脉细数者，多属虚热；脉弦数有力者，多属肝郁化热。

2. 带下脉　脉缓滑，多属脾虚湿盛；脉滑数或弦数，多属湿热；脉沉弱，多属肾气虚损；脉沉紧或濡缓，多属寒湿。

3. 妊娠脉

（1）妊娠常脉：妊娠6周后，六脉平和滑利，按之不绝，尺脉尤甚。

（2）妊娠病脉：妊娠期，脉沉细而涩，或两尺脉甚弱，多属肾气虚衰，冲任不足，易引起胎漏、胎动不安、堕胎等；妊娠末期，脉弦细而数或弦而劲急，多属肝阴不足，肝阳偏亢，易引起子晕、子痫等。

4. 临产脉　又称离经脉。《脉经》云："怀妊离经，其脉浮。"《证治准绳》曰："诊其尺脉转急，如切绳转珠者，即产也。"临产时六脉浮大而滑，即产时则尺脉转急，如切绳转珠，同时中指本节、中节甚至末端指腹侧可触及动脉搏动。

5. 产后脉

（1）产后常脉：产后冲任气血多虚，故脉多见虚缓和平。

（2）产后病脉：脉浮滑而数，多属阴血未复，虚阳浮越，或外感实邪；脉沉细涩弱者，多属血脱虚损夹瘀。

（二）按诊

妇科疾病的按诊，主要是按察胸腹和四肢肌肤。

1. 按胸腹　主要是按察乳房的软硬，有无结节、肿块，如触及肿块时，应进一步检查其质地、大小、活动度、表面凹凸还是光滑、有无压痛、腋窝淋巴结是否肿大等。

按腹部，可了解腹部之温凉，软硬，是否有胀满、压痛及包块。如有包块，应查清包块位置、大小、质地、活动度、表面光滑度及是否有压痛。凡痛经、闭经、癥瘕等病，临证应按察小腹，以辨证之虚实，以明结块之有无，并审孕病之区别。女性行经之际，若小腹疼痛拒按，多属实证；若隐痛而喜按，多属虚证。小腹或少腹部触及包块，多属癥瘕；若结块质硬，推之不移，痛有定处，按之痛甚者，为癥为积，多属血瘀；若结块不硬，推之可移，按之可散，为瘕为聚，多属气滞。

孕期腹部按诊，应检查子宫大小与孕月是否相符及胎位是否正常。如妊娠后腹形明显小于孕周，多属胎萎不长或者胎死腹中；腹形明显大于孕周的，多为双胎、多胎、胎水肿满或胎儿过大。

2. 按四肢肌肤　按察四肢肌肤的温凉、润燥、弹性、有无肿胀及压痛，可辨别疾病的寒、热、虚、实。如四肢不温，小腹疼痛，喜热喜按，多属阳虚、气虚；手足心热，多属阴虚内热；肌肤灼热，多为阳盛热炽；肌肤枯燥，主津液耗伤；肌肤粗糙甲错，多主血瘀；如妊娠期四肢肿胀，按胫踝处凹陷明显，甚或按之没指者，多属水盛肿胀。

总之，诊断时既要四诊合参，又要有针对性、有重点、详而有要，必要时结合西医妇科检查和辅助检查，综合分析，做出正确的诊断。

附：中医妇科病历书写

病历可分为门诊病历和住院病历。妇科病历书写时要注意记录月经史、带下史、婚产史、妇科检查等情况。

（一）中医妇科门诊病历格式及书写要求

中医妇科门诊病历包括初诊病历和复诊病历。

1.初诊记录

就诊时间：×年×月×日×am（pm）　　科别：×××

姓名：×××　　性别：×　　年龄：×岁　　职业：××　　病案号：××

主诉：患者就诊的主要症状（或体征）及持续时间。

现病史：主症发生的时间、诱因、病情的发展变化及伴随症状、诊治过程、目前情况。如有数项主要复杂疾病者，则按先后次序分段记述。扼要记述月经史、带下史、婚产史和重要的既往病史、个人史和过敏史等。

体格检查：中西医检查阳性体征及具有鉴别意义的阴性体征。尤其注意妇科检查及舌象、脉象有无异常。

实验室检查：就诊时已获得的相关检查结果。

诊断：

中医诊断：包括疾病诊断与证候诊断。

西医诊断：

治法：

处方：方药、用法等。

医嘱：饮食起居宜忌、随诊要求、进一步的诊治建议及注意事项等。

医师签全名：

2.复诊记录

就诊时间：×年×月×日×am（pm）　　科别：×××

记录内容包括：

（1）上次诊疗后的病情变化、药物反应及治疗效果等，注意记录新出现的症状。

（2）体格检查时复查上次发现的阳性体征情况，注意记录出现的新体征。

（3）简要的辨证分析、补充诊断、更正诊断。各种诊疗措施的改变和原因。

医师签全名：

（二）中医妇科住院病历格式及书写要求

病案号：×××

姓名：×××　　　　出生地：×××

性别：×　　　　　　家庭住址：×××

年龄：××岁　　　　单位：×××

民族：××族　　　　入院时间：×年×月×日

婚况：××　　　　　病史采集时间：×年×月×日×am（pm）

职业：××　　　　　病史陈述者：×××××

国籍：××　　　　　可靠程度：××

发病节气：××　　　联系人电话：××××

问　诊

主诉：患者就诊最主要的症状（体征）及持续时间。多项主诉者，应按发生顺序列出。要求突出重点，简明扼要。

现病史：围绕主诉详细询问疾病发生发展、起病检查及诊治全过程。详细写明起病诱因、发病时间、形式、起病症状及伴随症状（部位、性质）、病情发展与演变过程，到医院所做检查、诊断及治疗经过，使用治疗药物的名称、用法、剂量、用药持续时间及其他特殊疗法，记录治疗效果及症状、体征等变化，结合"十问歌"详细询问现在症状，对有鉴别诊断意义的阴性表现也应记录。如两种或以上的疾病同时发病，应按发生顺序分段记录。

既往史：记录既往健康状况及患病情况，按发病顺序分别记录，包括传染病、地方病、职业病、外伤、手术、中毒及输血史等。

个人史：记录出生地、历经地区、居住地、居住环境和条件、生活及工作情况、饮食习惯、特殊嗜好等。

过敏史：记录药物、食物及其他过敏情况。

月经史：记录月经初潮年龄、月经周期、经期、经量、经质、经色、伴随症状等情况，末次月经或绝经年龄。

带下史：带下量、色、质、气味等。

婚育史：记录结婚年龄及婚次；生育情况（足月产、早产、流产次数及现存子女数），以4个阿拉伯数字顺序表示；记录分娩年龄、分娩方式、有无难产史、流产情况（人工流产、自然流产），以及末次分娩或流产发生时间；配偶及子女的健康状况；采用何种避孕措施，有无副作用或并发症等。

家族史：记录直系亲属及与本人生活有密切关系亲属的健康状况，有无肿瘤史、遗传疾病史、传染病史、高血压史等。

望、闻、切诊

神色形态：神志、精神状况、表情、查体合作、营养、体型、体质、发育、面色、形体、体位、姿势、步态等。

声息气味：语音，呼吸，有无咳嗽、呻吟、太息、呕恶、腹鸣等异常声息和气味。

皮肤毛发：毛发的疏密、色泽及分布；肌肤的温度、湿度、弹性、肤色及有无疮疡、斑疹、瘰疬、水肿、肿块等。

舌象：详细记录舌体（形、态），舌质（色、瘀点、瘀斑），舌苔（苔质、苔色）及舌下脉络（颜色、形态）。

脉象：详细记录脉象。

头面五官颈项：头颅大小形态；白睛颜色，目窠有无肿陷，双侧瞳仁是否等大同圆，有无鼻翼煽动；咽部色泽，有无肿胀；耳轮颜色，有无耳瘘及生疮；口唇色泽，颈项活动度，有无青筋暴露、瘿瘤瘰疬。

胸腹：胸廓是否对称，有无畸形。腹部触诊软硬度，有无癥瘕痞块。

腰背四肢爪甲：腰背、四肢有无畸形及水肿，脊柱是否居中，活动度及爪甲颜色如何。

前后二阴及排泄物：前后二阴有无畸形、溃疡、肿物及色泽等；排泄物的量、色、质、味有无异常。

体 格 检 查

体温（T）　　　脉搏（P）　　　呼吸（R）　　　血压（BP）

一般检查：记录西医查体的阳性体征及有鉴别诊断意义的阴性体征。

妇科检查：

外阴：婚、产式及发育情况，有无赘生物及畸形，有异常应详加描述。

阴道：是否通畅；发育及黏膜情况，有无畸形、出血，分泌物量、色、性状、有无异味。

宫颈：大小、质地、颜色、表面是否光滑，有无糜烂、撕裂、外翻、息肉、腺囊肿；有无接触性出血、举痛等。

子宫体：位置、大小、形状、质地、活动度、畸形及有无压痛等。

附件：有无肿块、增厚、压痛，记录肿块位置、大小、硬度、活动度、表面光滑度、有无压痛及与子宫、盆腔的关系。左右两侧情况分别记录。

实验室检查：记录入院时已取得的各种实验室检查结果及特殊检查结果，如血、尿、大便常规、肝功能、乙肝五项、B超检查、胸透、心电图、内窥镜、CT等。

四诊摘要：将四诊所得与辨证论治密切相关的资料，进行全面、系统、扼要的归纳（病因、病程、主要症状及有关阳性体征)。

中医辨证分析:从四诊、病因病机、证候分析、病证鉴别、病势演变等方面进行证候分析。

西医诊断依据:从病史、症状、体征和实验室检查等方面总结出主要疾病的诊断依据。

入院诊断

中医诊断:病名(包括主要疾病和其他疾病)

证候(包括相兼证候)

西医诊断:病名(包括主要疾病和其他疾病)

注:如有多个诊断,应将重要的、急性的、本科的诊断写在先,次要的、慢性的、他科的写在后,逐一分行列出各诊断。如有修正诊断、确定诊断、补充诊断时,应书写在原诊断的左下方,并签写姓名和诊断时间。

治则治法:治则是治疗的指导原则,治法指具体的治疗方法。

方药:运用成方要写出方名及加减,自拟方可不写方名。处方药物要求四味药一行书写,药物名称右下角写剂量,右上角标注特殊煎服法,必要时写明煎法与服法。

辨证调护:指医师对护理级别、调养、给药及食疗等方面的要求。

实习医师签全名:

住院医师签全名:

主治医师签全名:

第二节　辨　证　要　点

妇科疾病的辨证是以经、带、胎、产等临床特征为主要依据,结合全身症状、舌象、脉象,按照八纲、脏腑、气血津液和卫气营血辨证来进行证候诊断。现将临床最常见的脏腑、气血辨证要点列表归纳。详见表4-1、表4-2。

表4-1　脏腑辨证简表

脏腑	证型 证候	妇产科证候	全身证候	舌象	脉象
肾病	肾气虚证	月经后期,崩漏,闭经,量少、色暗淡或淡红、质稀;带下量多,质稀;胎动不安,滑胎,不孕,阴挺等	腰膝酸软,头晕耳鸣,精神不振,小便频数或尿后余沥不净	舌淡红、苔薄白	沉弱或沉细
	肾阴虚证	月经先期,崩漏,绝经前后诸证,量少质稠,色鲜红;胎动不安,胎萎不长,子晕,不孕;阴痒等	头晕耳鸣,颧红,咽干,五心烦热,失眠盗汗,小便短黄,大便干结	舌红而干或有裂纹、少苔或无苔或花剥苔	沉细数无力
	肾阳虚证	月经后期,崩漏,经行泄泻,经色暗淡;带下量多,清稀;子肿,宫寒不孕,慢性盆腔炎等	精神萎靡,面色晦暗,腰脊酸痛,畏寒腹冷,小便清长,夜尿多,性欲减退,五更泄泻	舌淡嫩、苔薄白而润	沉迟而弱,右尺脉尤甚
肝病	肝郁气滞证	月经先后无定期,痛经,闭经,经前乳胀,量时多时少;不孕,缺乳等	胸胁、乳房、小腹胀痛,腹满,纳差,精神抑郁,多叹息	舌淡红或暗红、苔薄白	弦

续表

证型\脏腑\证候		妇产科证候	全身证候	舌象	脉象
肝病	肝经郁热证	月经先期,崩漏,经行吐衄,经行头痛,量多、色暗红有血块;妊娠恶阻,乳汁自出等	头晕头痛,口苦咽干,心烦易怒,目赤肿痛,胸胁胀痛	舌质红、苔薄黄	弦数
	肝经湿热证	带下量多、色黄质稠,秽浊而臭;阴痒阴疮,面部黄褐斑等	胸闷胁痛,心烦,口干口苦,尿黄涩痛,大便干结或秽溏	舌质红、苔黄腻	滑数或弦数有力
	肝阳上亢证	经行头痛,绝经前后诸证,子晕,子痫等	头晕头痛,面红目胀,耳鸣耳聋,失眠多梦,四肢发麻,震颤,烦躁易怒	舌红、苔薄黄或少苔	弦细或强而有力
	肝风内动证	子痫,产后痉证等	头晕头痛,眼花,突然昏厥,四肢抽搐,颈项强直	舌红或绛,无苔或花剥苔	弦细或细数
脾病	脾虚血少证	月经后期,闭经,量少、色淡、质稀;胎萎不长,缺乳,乳汁清稀等	面色萎黄,头晕心悸,神疲乏力,纳少便溏,失眠多梦	舌淡、苔薄白	细弱
	脾虚湿盛证	月经后期,闭经,经行泄泻或水肿,量少;带下量多、色白质稀;子肿,不孕等	形体虚胖,头晕且重,胸脘痞闷,口淡而腻,纳呆乏力,多唾浊沫,大便溏软	舌淡胖、苔薄白或滑腻	滑或缓濡
	脾失统摄证	月经先期,经期延长,崩漏,量多、色淡质稀;胎漏,胎动不安,产后恶露不绝,乳汁自出等	面色萎黄,或苍白无华,少气懒言,或全身散在紫癜	舌淡、苔薄白	缓弱
	脾气下陷证	崩漏,经色淡、质稀;滑胎,阴挺等	面色无华,气短懒言,小腹空坠,全身乏力,腰酸肢软	舌淡、苔薄白	沉弱
	湿热下注证	痛经,经色暗红、质稠有块;带下黄稠或赤白相兼;阴痒,盆腔炎等	神疲乏力,胸闷纳呆,口腻或口气,小便短赤,大便黏腻不爽	舌红、苔黄腻或厚	濡数或滑数

表4-2 气血辨证简表

证型\气血\证候		妇产科证候	全身证候	舌诊	脉诊
气病	气虚证	月经先期,经期延长,崩漏,量多、色淡质稀;恶露不绝,乳汁自出,甚者引起气陷,导致阴挺等病	面色㿠白,精神倦怠,少气懒言,自汗,头晕目眩	舌淡嫩、苔薄白	缓弱
	气滞证(气郁)	月经后期或先后无定期,痛经,闭经,经行乳房胀痛,色暗有块或淋漓不畅;子肿,癥瘕,缺乳等	胸闷不舒或胸胁、乳房、下腹胀痛,痛无定处,甚则气聚成块,推之可移,按之可散	舌淡红或稍暗、苔薄白	弦
	气逆证	妊娠恶阻,经行吐衄,子嗽,产后乳汁自出,产后血晕等	恶心呕吐,头晕厌食,咳逆喘息,腹胀纳少,大便不通等	舌淡红、苔薄白	弦

续表

气血	证型	证候	妇产科证候	全身证候	舌诊	脉诊
血病	血虚证		月经后期,闭经,经后腹痛,量少、色淡质稀;胎动不安,胎萎不长,缺乳,产后发热,缺乳,不孕等	面色萎黄或苍白,口唇、爪甲淡白,头昏眼花,心悸少寐,四肢麻木,肌肤不荣	舌淡红、苔薄白或少苔	细弱
	血瘀证		崩漏,痛经,闭经,经行不畅,色暗有块;异位妊娠,癥瘕,产后腹痛,产后恶露不绝,不孕等	下腹疼痛,状如针刺,或有结块,按之痛甚,推之不移,肌肤甲错	舌质紫暗或边有瘀点、瘀斑	弦涩或沉涩
	血寒证	实寒	月经后期,痛经,闭经,量少、色暗有块;癥瘕,不孕等	面色青白、畏寒肢冷、下腹冷痛、得温痛减	舌暗、苔薄白	沉紧
		虚寒	月经后期,痛经,量少、色淡暗质稀;带下量多清冷;不孕等	面色㿠白、腰骶酸软冷痛、下腹绵绵而痛、喜热喜按、小便清长、大便稀溏	舌淡、苔薄白	沉迟无力
	血热证	实热	月经先期,经期延长,经行吐衄,崩漏,量多、色深红、质黏稠;胎漏,胎动不安,产后恶露不绝等	面红唇赤、口渴、喜冷饮、心中烦热、小便短赤、大便干结	舌红或绛、苔黄而糙	滑数或洪大
		虚热	月经先期,漏下,经期延长,经行吐衄,量少、色鲜红;胎漏,胎动不安,产后恶露不绝等	午后低热、两颧潮红、五心烦热、咽干口燥、盗汗、少寐	舌红欠润、少苔或无苔	细数无力

（张重州）

? 复习思考题

1. 简述望舌质、望舌苔的内容及临床意义。
2. 为什么中医妇科学问诊要重视问年龄?
3. 说出月经史的问诊内容。
4. 说出肾病辨证中,肾虚证的三个证候特征。
5. 说出妇科检查的内容有哪些?
6. 问诊的内容有哪些?
7. 望月经和望带下的内容有哪些?

图 4-3

扫一扫,测一测

第五章 妇科疾病的治法概要

学习目标

掌握妇科疾病的常用内治法和代表方药；熟悉妇科疾病的常用外治法与药物，急症治疗和代表方药；了解妇科疾病外治法的注意事项。

妇科疾病的中医治疗，在遵循"辨证论治""治病必求于本"的前提下，根据病因病机，结合女性的生理、病理特点，掌握"同病异治""异病同治"两大原则，通过调理脏腑、气血，调节肾 - 天癸 - 冲任 - 胞宫生殖轴以达到恢复妇女生理状态的目的。若系局部证候为主要表现的病变，可单用或兼用外治法。此外，对血证、痛证、高热证等妇科的危急重症，还应遵循"急则治其标，缓则治其本"的治疗原则。

第一节 内 治 法

内治法是中医妇科疾病的主要治法，是针对妇科疾病的病因病机而确立的治疗法则。中医妇科内治法尤其重视一个"调"字，主要包括调理脏腑、气血，调节肾 - 天癸 - 冲任 - 胞宫生殖轴。

一、调 理 脏 腑

脏腑的功能活动是人体生命的根本。五脏之中尤以肾、肝、脾与妇科生理、病理的关系尤为重要。

（一）补肾滋肾

补肾滋肾是治疗妇科疾病最重要的方法，尤其是治疗青春期女子的妇科疾病。临床应用时，又可分为补益肾气、温补肾阳、滋补肾阴等治法。

1. 补益肾气 肾气不足，封藏失司，冲任不固，致崩漏、胎动不安等病者，治宜平补肾气。代表方如肾气丸、归肾丸、寿胎丸、固阴煎等。常予杜仲、金樱子、芡实、桑寄生、菟丝子、续断、山茱萸等药。在补益肾气方药中，常配伍党参、白术、黄芪等益气之品，脾肾双补以先后天育之。

2. 温补肾阳 肾阳亏虚，命门火衰，阴寒内盛，冲任温煦不足，引起闭经、不孕症等病者，治宜温补肾阳。代表方如右归饮、金匮肾气丸、内补丸等。常予附子、肉桂、巴戟天、淫羊藿、仙茅、鹿角霜等药。

3. 滋补肾阴 肾阴虚，冲任阴血匮乏或阴不制阳，热伏冲任，引起绝经前后诸证、胎萎不长等病者，治宜滋肾益阴。代表方如六味地黄丸、左归丸、归肾丸、养精种玉汤等。常予熟地黄、黄精、墨旱莲、龟甲胶、女贞子、桑椹、枸杞子、阿胶之类。

肾阴亏虚，阴不敛阳，易导致阴虚阳亢诸疾，应于滋阴药中佐以鳖甲、石决明、龙骨、牡蛎、珍珠等重镇潜阳之品。

若肾阴阳俱虚，治宜肾阴阳双补，代表方如肾气丸、二仙汤等。

临证运用补肾滋肾法治疗时，还应注意滋阴不忘阳，补阳不忘阴，调补肾的阴阳平衡。正如《景岳全书》云："善补阳者，必于阴中求阳，则阳得阴助而生化无穷；善补阴者，必于阳中求阴，则阴得阳升而源泉不竭。"

自明代以来，肾主生殖的理论研究不断深入，现代药理的大量研究证明补肾滋肾中药能调节下丘脑 - 垂体 - 卵巢轴的功能，对生殖内分泌具有重要影响。

此外，肝肾同源，肾主封藏，肝主疏泄，一藏一泄，共同调理以维持妇女的生理功能，故补肾滋肾法常与疏肝养肝法并用。

（二）疏肝养肝

疏肝养肝是治疗妇科疾病的重要法则之一，临床应用时，又可分为疏肝解郁、疏肝清热、养血柔肝等。

1. 疏肝解郁　肝气郁滞，疏泄不畅，冲任失调，引起月经先后无定期、经行乳房胀痛等病证，治宜疏肝解郁。代表方如四逆散、柴胡疏肝散、越鞠丸、定经汤、乌药汤等。常予郁金、枳壳、柴胡、橘叶、香附、青皮、佛手、乌药等药。若肝郁犯脾者，宜疏肝健脾，常用方剂如逍遥散、痛泻要方等。

2. 疏肝清热　肝郁化火，热伏冲任，迫血妄行，致月经先期、经行吐衄等病者，治宜疏肝清热。代表方如清肝止淋汤、丹栀逍遥散、宣郁通经汤等。常予夏枯草、菊花、栀子、牡丹皮、川楝子、桑叶、龙胆草等药。常佐以生地黄、玉竹、麦冬等滋阴生津之品。

3. 养血柔肝　肝血衰少，营阴不足，冲任失养，引起月经过少、绝经前后诸证等病者，治宜养血柔肝。代表方如一贯煎、杞菊地黄丸、养精种玉汤等。常予熟地黄、枸杞子、墨旱莲、首乌、白芍、女贞子、桑椹等药。若肝阴亏虚，肝阳上亢，治宜平肝潜阳，可佐以天麻、龙骨、鳖甲、牡蛎、石决明、珍珠母等平肝潜阳之品，代表方如三甲复脉汤、大定风珠等。若肝阴亏虚，阴虚火旺，肝风内动，致子痫等病证，治宜镇痉息风，常用方剂如羚角钩藤汤等。

（三）健脾和胃

健脾和胃是治疗妇科疾病的常用治法，在治疗老年期妇科疾病中尤为重要。临床应用时，又可分为补脾益气、健脾和胃等。

1. 补脾益气　脾胃虚，气血生化之源不足，冲任气血匮乏，引起阴挺、胎动不安等病证，治宜健脾益气。代表方如补中益气汤、四君子汤、举元煎等。常用药如黄芪、白术、党参、茯苓、莲子、山药等。若脾气亏虚，摄血无力，引起崩漏、产后恶露不绝等病证，治宜补脾摄血，可重用党参、黄芪等益气摄血之品，并佐以乌贼骨、棕榈炭、血余炭、煅牡蛎、荆芥炭等收涩止血等药，代表方如固冲汤、固本止崩汤等。若脾虚水湿内停，可引起带下过多、子肿等疾病，治宜健脾化湿，代表方如全生白术散、完带汤等，常在健脾益气药中佐以砂仁、泽泻、薏苡仁、赤小豆、苍术、陈皮等燥湿利水之品。

2. 健脾和胃　脾胃虚弱，胃失和降，妊娠期间冲气上逆，引起妊娠恶阻等病证，治宜健脾和胃，降逆止呕。代表方如香砂六君子汤、小半夏加茯苓汤等。如胃热致呕逆者，治宜清热降逆止呕，代表方如苏叶黄连汤、橘皮竹茹汤等。如胃寒致呕逆者，治宜温中降逆止呕，代表方如干姜人参半夏丸、丁香柿蒂汤等。

二、调理气血

妇人以血为本，经、孕、产、乳均以血为用，故调理气血是治疗妇科疾病的主要治法之一。调理气血首先要分清病在气或在血，辨别其寒、热、虚、实，以确定温、清、补、消等具体治法。气血同病者，应根据气或血病的主次轻重，决定治法的主次进而治之。

（一）病在气，治气为主，治血为佐

气分为主的病变包括气虚、气陷、气滞、气逆，具体运用治法如下：

1. 补气升提　中气不足，虚而下陷，冲任不固，引起崩漏、产后恶露不绝等病证，治宜补气升提。代表方如补中益气汤、独参汤、举元煎、四君子汤等。常予党参、白术、黄芪、升麻、山药、炙甘草等药。

2. 理气行滞　肝失条达，气机郁结，冲任阻滞可致月经过少、经行乳房胀痛等病证，治宜理气行滞。代表方如金铃子散、逍遥散、柴胡疏肝散、香棱丸等。常予木香、陈皮、柴胡、乌药、香附、枳壳等药。

3. 调气降逆　郁怒太过，气血上逆，引起经行吐衄、妊娠恶阻等病证，治宜调气降逆。代表方如苏子降气汤、橘皮竹茹汤、香砂六君子汤等。常予苏梗、厚朴、陈皮、半夏、沉香、大腹皮等药。

（二）病在血，治血为主，治气为佐

血分为主的病变包括血虚、血寒、血热、血瘀，具体运用治法如下：

1. 补血填精　精血亏虚，冲任失养引起闭经、胎动不安等疾病，治宜养血益精。代表方如滋血汤、当归补血汤、四物汤、人参养营汤等。常予当归、龙眼肉、白芍、熟地黄、阿胶、黄精等药。

2. 温经散寒　寒邪客于冲任、胞宫，气血凝滞，引起痛经、闭经、癥瘕等病证，治宜温经散寒。代表方如温经汤、少腹逐瘀汤、艾附暖宫丸等。常予肉桂、附子、小茴香、乌药、桂枝、炮姜等药。寒证亦可分虚、实，虚寒者，宜温经养血；寒湿致实寒者，则以散寒祛湿为主。

3. 清热凉血　热灼营血，扰及冲任，迫血妄行，引起崩漏、胎动不安等病证。血热可分为实热、虚热。实热者治宜清热凉血，代表方如清经汤、清热固经汤、保阴煎等，常予生地黄、黄柏、栀子、赤芍、牡丹皮、黄连、茜草根等药。虚热者治宜滋阴清热，代表方如知柏地黄丸、两地汤、加减一阴煎等，常用药如生地黄、墨旱莲、牡丹皮、地骨皮、银柴胡、胡黄连等。

4. 活血化瘀　瘀血形成之因有气滞、寒凝、热灼等，瘀血内阻，血行不畅，冲任阻滞，引起闭经、痛经、癥瘕等病证。若气滞成瘀者，治宜理气化瘀；若寒凝成瘀者，治宜温经散寒，活血化瘀；若热熬成瘀者，治宜凉血化瘀。代表方如失笑散、桃红四物汤、生化汤、少腹逐瘀汤等。常用药如丹参、川芎、延胡索、当归、川牛膝、益母草、三七、三棱等。

三、调节肾 - 天癸 - 冲任 - 胞宫生殖轴

采用中药人工周期疗法。本治法依据女性月经周期不同阶段，阴阳气血消长盈亏的规律，按期进行选方用药，以调节肾 - 天癸 - 冲任 - 胞宫生殖轴功能的一种中医周期疗法。此疗法以补肾滋肾为根本，结合西医学卵巢的周期性变化及其对子宫功能的影响，进行周期性用药，遵循益肾养血 - 补肾活血 - 调补肾阴阳 - 活血调经的序贯立法进行月经调理。具体方法：

1. 经后期　此阶段血海相对空虚，肾阴肾精逐渐蓄积，为"阴长"时期。治宜益肾阴，补冲血，补血填精。代表方如大补阴丸、归肾丸、左归丸等。常用熟地黄、女贞子、墨旱莲、龟板胶、枸杞子、山茱萸、菟丝子等药。

2. 经间期　此阶段阴精充盛，冲任气血活动旺盛，为"重阴转阳"时期。治宜温化肾阳，疏通冲任，以促进阴阳之间转化，使之施泄而促排卵。常用温肾阳代表方如右归丸、金匮肾气丸等，可予桂枝、肉桂、鹿角胶、淫羊藿、续断、菟丝子、巴戟天等药。常用疏通冲任代表方如四逆散、柴胡疏肝散等，可予制香附、乌药、王不留行、丹参、红花、郁金、泽兰、川牛膝等药。

3. 经前期　此阶段胞宫气血充盛，督脉温养，为"阳长"时期。治宜调补肾阴肾阳，益气养

血，以达到肾阴阳相对平衡，为月经的顺利来潮创造条件。代表方如定经汤、四君子汤等。可予续断、菟丝子、桑寄生、杜仲、熟地黄等药以平补肾气；党参、炙黄芪、白术、山药、茯苓等药以益气养血。

4. 行经期 此阶段血海满盈而下泄，为"重阳必阴"时期，冲任气血变化急骤。治宜活血通经，使冲脉得通，经血顺势而下。代表方如血府逐瘀汤、四物汤合失笑散等。常用牛膝、柴胡、丹参、路路通、枳壳、当归、赤芍、桃仁、红花等药。

第二节 外 治 法

外治法是妇科疾病的常用治法，主要用于治疗阴户、阴道、胞中等局部病变。治疗妇科疾病的外治法主要有坐浴熏洗、外阴与阴道冲洗、阴道纳药、贴敷法、宫腔注入、直肠导入等。

临床应用时需注意，外治法一般在非行经期进行，妊娠期慎用。治疗前患者需排空膀胱，先清洁或消毒治疗部位。治疗期间禁止性生活与盆浴。若需由患者本人或家属操作治疗者，必须在医务人员正确指导后方可进行。

一、坐 浴 熏 洗

此法是指用煎制好的药液先熏蒸后淋洗外阴的治法，借助药液的温度温通经络，具有清热解毒、消肿止痛、杀虫止带的作用。主要用于治疗阴痒、阴肿、阴疮、带下病等。常用药如紫花地丁、黄柏、蒲公英、虎杖、金银花、野菊花、连翘、苦参、艾叶、蛇床子等。使用方法：将中药包煎，煮沸20～30分钟，趁热先熏蒸后用药液清洗外阴，待温度适宜可以坐浴，每日1剂，早、晚各1次，每次15～30分钟。

二、外阴、阴道冲洗

此法是指用药液冲洗外阴与阴道，以达清热解毒、杀虫止带、止痒的作用。常用于治疗阴痒、带下病等妇科病证。常用药如金银花、蛇床子、苦参、白鲜皮、蒲公英、黄柏、白芷、薄荷、荆芥等。临证方法：将中药包煎，煮沸20～30分钟，待温度适宜时，取药液冲洗外阴，然后约取500ml药液置于阴道冲洗器内进行阴道冲洗。注意阴道出血者禁用，孕妇慎用。

三、阴 道 纳 药

此法是指将栓剂、粉剂、膏剂、胶囊等剂型的药物纳入阴道后穹隆，使局部药以达清热祛湿、杀虫止痒、去腐生肌的作用。主要用于治疗阴痒、子宫颈炎、带下病、子宫颈癌等妇科病证。常用药如百部、虎杖、蛇床子、枯矾、黄柏、黄连、珍珠粉、白及、炒蒲黄、炉甘石等。使用方法：若为片剂、栓剂、或胶囊等，可嘱患者清洗外阴后，将药物纳入阴道后穹隆处，每日1次，7日为1个疗程；如膏剂可涂于无菌纱布上，药液与粉剂可蘸在带线棉球上，由医务人员按常规操作置于创面上，棉线尾露出阴道口2～3cm，以便患者隔日取出。

四、贴 敷 法

此法是将外治药物的水剂或制成的膏剂、糊剂、散剂直接贴于患处，以达清热解毒、消痈散结、排脓生肌、行气通络、活血止痛、温经散寒的作用。主要用于治疗盆腔炎性疾病、痛经、外阴肿痛、产后腹痛、乳痈、回乳等。常用芒硝、坎离砂等药或依病情选用药物。使用方法：膏剂与糊剂可涂于无菌纱布上，贴敷于患处；水剂将无菌纱布浸泡于药液中，敷于患处；散剂可直接撒布患处，外敷无菌纱布。每日或隔天换药1次。贴敷时间与疗程由具体病情而定。

五、宫腔注入

此法是将药液通过导管注入子宫腔与输卵管腔，以达通络散结、清热解毒、活血化瘀的作用。主要用于治疗子宫内膜炎、输卵管炎、输卵管阻塞、不孕症等。常用复方丹参注射液、复方当归注射液、鱼腥草注射液等注射液或红花、川芎、赤芍等活血化瘀药制成的注射液。使用方法：常规消毒后将注射液注入宫腔及输卵管腔内，注入时需观察阻力、药物回流及患者腹痛情况。此法在月经后3～7日进行，2～3日1次，3次为1个疗程，每次药量为20～30ml，术前术后均应禁止房事。

六、直肠导入

此法是将药物浓煎成药液或制成栓剂通过肛门置入直肠，以达清热解毒、利湿排脓、化瘀止痛、消癥散结、润肠通腑的作用。主要用于治疗盆腔炎性疾病后遗症、子宫内膜异位症、癥瘕等。常用清热解毒药与活血化瘀药组方治疗，清热解毒药如黄柏、蒲公英、连翘、败酱草等；活血祛瘀药如赤芍、丹参、当归、红花等；消癥散结药如三棱、莪术。使用方法：给药前先排空二便，如为栓剂，可嘱患者每晚睡前自行放入肛内；如为中药保留灌肠，可用导尿管或一次性灌肠袋插入肛中10～14cm左右，将温度适宜的药液100ml缓慢注入，保留30分钟以上，每日1次，7～10日为1个疗程。

> **知识链接**
>
> **推拿在妇科疾病治疗中的应用**
>
> 推拿在妇科疾病治疗中的应用十分广泛，此法通过作用于患者体表局部，具有活血化瘀、行气化滞、健旺脾胃的作用，以达调整脏腑阴阳平衡的目的。可用于治疗痛经、绝经前后诸证、带下病、胎位不正、产后腹痛、乳痈、阴挺等妇科疾病。在临床运用中，辨证施治的准确度与手法的熟练程度对疗效具有影响。

第三节　妇科急证治疗

中医妇科急证主要有血证、痛证、热证等，均可引致厥证或脱证。急证的治疗，取决于迅速而正确地诊断，及时采取积极有效的治疗措施。

一、血　　证

妇科血证以骤然大量阴道出血为主要症状，可引起亡血厥脱，甚者危及生命。常见疾病有月经异常出血、妊娠出血、产后出血、杂病出血等。

1. 中医治疗　血证治以止血为首务。血热证，常用断血流片、贯众注射液等；血瘀证，常用三七注射液；脾气虚或肾阳虚证，常用生脉注射液或参附注射液。内服中药，可选独参汤、举元煎、固本止崩汤、清热固经汤、失笑散、胶艾汤等。常用益气摄血药如人参、黄芪、党参；凉血止血药如茜草、地榆、侧柏叶；化瘀止血药如五灵脂、蒲黄、三七；温经止血如艾叶、灶心土、炮姜；收敛止血药如煅牡蛎、棕榈炭、乌贼骨；养血止血药如墨旱莲、阿胶、龟板胶等。

2. 西医治疗　若病情危重，需中西药结合治疗，常用西药进行止血，如氨甲苯酸、氨甲环酸、酚磺乙胺、维生素 K、维生素 C、肾上腺色腙（安络血）等。此外，还须积极对症处理，积极预防厥脱。如功能失调性子宫出血，可用性激素止血、刮宫；若堕胎、小产不全，应急以下胎益母，行清宫术，清除宫内残留之妊娠物；若为子宫收缩乏力致产后出血者，用催产素、麦角新碱等宫缩剂控制出血；对外伤所致产后出血者，需清创缝合以止血。

3. 针灸治疗　体针常取穴位如断红穴（手背第二、三掌指关节间向前一寸处）、子宫、中极、三阴交、血海、阴陵泉、太溪，予中等强度刺激；耳针可取穴如子宫、内分泌、皮质下、心、肝、脾，留针 15～20 分钟。血止后可双耳交替埋针，每周一次，以巩固疗效。

二、痛　证

妇科痛证以急性下腹痛为主要症状，常由痛经、卵巢破裂、异位妊娠、盆腔炎性疾病等引致。在采取缓解疼痛的止痛法之前，先明确诊断与鉴别诊断，切忌随意使用镇痛药，以防掩盖病情而造成误诊。

1. 中医治疗　对痛经或盆腔炎性疾病后遗症引致经行腹痛者，常运用止痛法以消除或缓解疼痛。根据辨证情况，血瘀证，常用延胡索注射液、膈下逐瘀汤、田七痛经胶囊等治疗；实寒证，可选用参附注射液静脉滴注、少腹逐瘀汤等治疗；湿热证，可选用清开灵注射液滴注、清热调血汤等治疗。常用药物：肉桂、吴茱萸、艾叶、小茴香、细辛等温经止痛；川芎、香附、木香、佛手、郁金等行气止痛；五灵脂、三七、延胡索、乳香、没药等化瘀止痛；川楝子、赤芍、红藤、败酱草、牡丹皮等清热止痛。

2. 西医治疗　子宫破裂、卵巢破裂、异位妊娠破裂、隐性出血型胎盘早剥、卵巢囊肿蒂扭转等所致急性腹痛，不适宜保守疗法处理，则需立即采取手术方法进行救治。

3. 针灸治疗　体针常取穴位如三阴交、关元、中极、子宫，予中强度刺激；耳针取穴如内分泌、子宫、交感、肾，予中强度刺激。

三、热　证

妇科热证指体温升高至 39℃以上，常因经期、产时或产后感染邪毒所致。临证时，首当尽快查出致病病原体，明确病原学诊断。以"退热"为当务之急。

1. 中医治疗　中成药注射液与口服液起效较迅速。表热证，常口服感冒清热颗粒、重感灵等，或肌内注射柴胡注射液等；气分热证，常用清开灵注射液、血必净注射液、穿心莲注射液等；热入营血，常用清营汤、紫雪丹、犀角地黄汤等；痰热蒙蔽心窍致高热昏迷者，常用安宫牛黄丸、至宝丹等。常用药如桑叶、菊花、薄荷、板蓝根、柴胡等以解表散热；石膏、黄芩、连翘、栀子、知母以清热泻火；生地黄、水牛角、赤芍、玄参、牡丹皮以清热凉血。此外，外用石膏、薄荷、荆芥等煎煮药液擦浴亦具有降温的作用。

2. 西医治疗　体温持续高达 40℃及以上者，应行中西医结合治疗。若为外阴或盆腔脓肿致热证者，应取半坐卧位以使炎症局限，及时切开排脓和引流，并予足量的抗生素控制感染；若高热不退者，应在有效抗生素控制感染的前提下合用肾上腺素皮质激素；感染性流产者，应根据阴道出血情况与感染控制程度,择时行手术清除残留组织。

3. 针灸治疗　外感热证,可取穴大椎、风池、少商、曲池、合谷等,以三棱针刺破后放少量血液。或取穴手三里、合谷、曲池、内关、足三里、三阴交、阳陵泉运用针刺泻法。

(李杏英)

ER-5-3

扫一扫,测一测

 复习思考题

1. 妇科疾病的常用内治法与外治法有哪些?
2. 调理脏腑的常用治法有哪些?
3. 试述中医周期疗法的依据与临证运用。
4. 妇科血证的急救原则与具体治疗是什么?

第六章 预防与保健

学习目标

熟悉月经期、妊娠期、产褥期、哺乳期、绝经前后疾病的预防与保健。

女性保健以预防为主。妇女有经、带、胎、产、乳等特有的生理特点,易耗血伤气,其间易被邪气侵袭。故妇女的预防与保健工作尤应重视月经期、妊娠期、产褥期、哺乳期与绝经前后的卫生,以将妇科疾病控制在临床前阶段,保障妇女身心健康。

一、月经期卫生

女性在月经期间,血海由满而溢,血室正开,病邪容易乘虚直入;且气血变化较剧烈,情绪容易不稳定,机体抵抗力下降,若调摄不慎,易导致疾病发生。因此,月经期保健包括以下几方面:

1. 注意清洁 行经期尤其要注重外阴的卫生,禁止房事、盆浴、游泳与阴道灌洗等,应避免妇科检查或宫腔操作,若病情需要,应严格消毒,谨慎操作。

2. 劳逸结合 月经期宜适当活动,有助于经血排出通畅,但劳力过度易致耗气动血,应避免重体力劳动与剧烈的体育运动。

3. 避免寒凉 经期气随血泻,气耗致卫外不固而受外邪入侵,故不宜当风感寒、涉水冒雨,应注意保暖。

4. 饮食有节 饮食宜食性味平和而富于营养之品,忌食辛热燥辣与苦寒生冷之品。

5. 情志调畅 保持心情舒畅,消除焦虑、抑郁或紧张、烦躁等不良情绪。

二、妊娠期卫生

妊娠期间,孕胎初结,根基浅薄;阴血下聚养胎,母体易阴血不足而阳气偏盛,导致机体出现阴阳失衡;同时抵抗力下降又易受外邪入侵。若摄生不慎,常可引起妊娠疾病的发生,故此期尤需注重调护,以保障母体健康与胎儿的正常发育。孕期保健应注意以下几方面:

1. 谨慎房事 在妊娠早期及孕晚期2个月,应避免房事,以免引致胎动不安、堕胎、小产、早产及感受邪毒。

2. 合理饮食 孕期饮食宜选平和清淡、易消化且富于营养的食物,饥饱有度,搭配合理,不应过食辛辣与寒凉之品,孕后期避免饮食过咸,以防子肿、子晕、子痫发生。

3. 劳逸适度 孕后既应避免剧烈运动、劳力过度、攀高涉险与过持重物,以防伤胎,也应避免过于安逸以防气机阻滞而导致难产。

4. 谨慎用药 防止乱服补药和滥用药物以免对胎儿产生不良影响。尤其应禁用有毒、破血、破气、滑利、峻泻之药,以保证胎儿正常发育。

5. 定期检查 正常妊娠产前检查从孕12周开始,若首次检查未发现异常,应于妊娠20、

24、28、32、36、37、38、39、40周定期进行产前检查。若发现异常者，需及时治疗或处理。

6. 注重胎教　孕妇的言行、心态、情绪对胎儿均有影响，故需品行端正，静心修养，心情舒畅。

7. 乳房护理　孕后期应用温水清洗乳房、乳头，以防产后哺乳时出现乳头皲裂疼痛。若有乳头凹陷，应经常牵拉矫正。

三、产褥期卫生

妇女产时出血、耗气、伤津，产后阴血亏虚，腠理疏松，营卫不固，胞宫未复，脏腑虚弱，故容易患病。产褥期卫生保健的目的在于促进胞宫、脏腑、气血的早日康复，以及预防产后病的发生，产褥期保健应注意以下几方面：

1. 寒温适宜　居室要暖凉适宜，保持空气流通，避风寒。衣被要温暖舒适，夏季暑天尤其勿衣被过厚，以防中暑。

2. 保持卫生　产褥期子宫未闭，恶露未尽，易致邪毒感染，应保持会阴部清洁干燥。如有产创应及时消毒和护理；产创已愈，应每日清洗阴户，勤换内裤、床单，并做好卫生垫的消毒、清洁与更换。

3. 调节饮食　饮食要易消化且富于营养，忌生冷、辛燥和肥甘之品与饥饱失常，也不宜过于滋补，防止脾胃积滞而引致他病。

4. 禁止房事　产褥期内禁止房事以防感染。

5. 产后检查　产后3日、14日和28日应到医院进行产后检查，以了解胞宫、阴户等恢复情况。

四、哺乳期卫生

母乳营养丰富，易于消化吸收，是婴儿最理想的食物。尤其是初乳中含有丰富的免疫球蛋白，有利于增强新生儿的抗病能力。因此，应大力提倡与指导产妇母乳喂养。哺乳期卫生应注意以下几点：

1. 正确哺乳　正常分娩后30分钟内即可开始哺乳，提倡按需哺乳，根据婴儿的需要调整哺乳时间和次数。哺乳可采取侧卧或坐式，注意乳房不能堵塞婴儿鼻孔。哺乳时间以10个月至1年为宜。4～6个月时应添加辅食。断乳时应药物回乳，以防乳腺疾病的发生。

2. 乳房清洁　每次哺乳前均应用温开水清洁乳晕、乳头，尤其是第一次哺乳前更需彻底清洁，同时乳母先要洗手。乳头皲裂应及时处理。

3. 保持乳量　应心情舒畅，饮食加强营养，睡眠充足，避免过劳，按需哺乳，以保持乳汁的质和量。产妇应谨慎用药，避免药物通过乳汁对婴儿产生不良影响。

4. 计划生育　产后42日起应采取避孕措施，哺乳者以工具避孕为佳。

五、绝经前后卫生

绝经前后，又称围绝经期，是指女性绝经前后的一段时期，是由生殖旺盛期到绝经期的过渡时期。此期，肾气渐衰，天癸将竭，冲任二脉虚损，生殖功能逐渐耗竭，阴阳易失平衡，常会出现心悸失眠、烘热汗出、头晕耳鸣等症状。为了使妇女健康地渡过这一时期，应注意以下几点：

1. 健康宣教　可通过科普读物、录像等形式开展卫生宣教，使此时期妇女提高对绝经前后特殊的生理病理特点的认识，主动进行心理调节；加强家庭与社会的关心，使之轻松地适应此期的生理变化。

2. 生活调理　科学搭配饮食，适当增加蛋白质、钙、磷、维生素等含量较高的食物，坚持适度锻炼身体，注意劳逸结合，规律饮食起居，提高抗病能力。

3. 定期体检　绝经前后是心血管疾病与妇科肿瘤的好发时期，最好每半年至一年全面体检一次，以便预防病变、早期发现、早期治疗。

（李杏英）

？　复习思考题

1. 月经期、妊娠期的保健内容分别有哪些？
2. 如何做好产褥期的预防与保健？
3. 简述绝经前后女性的预防与保健。

扫一扫，测一测

临床篇

家国情怀，肩负重任

明崇祯十四年（1641），瘟疫横行，部分地区十户九死，惨绝人寰。当时诸多医家潜心救治，但效果有限，甚至在瘟疫极盛时，出现"一巷百余家，无一家仅免，一门数十口，无一仅存者"的现象。在此种情况下，吴又可主动承担起自己的责任，潜心研究，推求病源，并结合自身治疗瘟疫的经验著成《温疫论》一书。此书的问世，不仅挽救了当时众多患者，也开创中医药研究传染病之先河。

"天下兴亡，匹夫有责"，在遭受瘟疫之时，吴又可潜心研究，勇气担当，利用自己的专业知识为抗疫做出了重要的贡献，也推动了中医药的发展。作为新时代的中医人应当立足于自己本职工作，脚踏实地，开拓创新，全心全意投入到中医药事业的发展中去，为中国梦贡献自己的力量。

第七章 月 经 病

ER-7-1

ER-7-2

学 习 目 标

　　掌握月经病的病因病机、诊断、辨证和治疗原则，掌握月经不调、经间期出血、闭经、崩漏、痛经、月经前后诸证、绝经前后诸证的定义、病因病机、诊断要点、辨证论治；了解月经病的范围。

　　月经病为妇科临床的常见病。月经病是指月经的周期、经期、经量异常，或伴随月经周期、绝经前后出现的明显不适症状为特征的疾病。

　　常见的月经病有月经不调、经间期出血、闭经、崩漏、痛经、月经前后诸证、绝经前后诸证等。他病可致经病，经病亦可致他病。

　　月经病的病因病机：主要是寒热湿邪侵袭、情志内伤、多产房劳、饮食不节、体质因素等；主要病机是脏腑功能失常，气血失调，冲任二脉损伤，以及肾 - 天癸 - 冲任 - 胞宫生殖轴失调，从而引发月经病。

　　月经病的诊断：多以四诊收集的临床资料为依据，着重月经期、量、色、质的异常及伴随月经周期或经断前后出现的症状，同时结合全身症状，运用四诊八纲进行综合辨证。

　　月经病的治疗原则：重在治本调经。治本是消除导致月经病的病因，使月经恢复正常。调经大法有补肾、健脾、疏肝、调理气血、调固冲任等。

　　月经病的治疗过程中，应首辨经病和他病。如因月经病致他病者，当先调经，经调则他病自除；若他病致月经病者，先治他病，病去则经自调。本着"急则治其标，缓则治其本"的原则，辨标本缓急。如痛经剧烈，以止痛为先；经血暴下，以止血为要。症状缓解后，再审证求因，治本调经。再辨月经周期各阶段，经前血海充盈，宜疏导，勿滥补；经期血室大开，慎用大热大寒之品；经后血海亏虚，宜调补，勿强攻。

第一节 月 经 不 调

　　月经不调为妇科临床常见病、多发病，是指月经周期、经期、经量发生异常。根据临床表现的不同，可分为"月经先期""月经后期""月经先后无定期""月经过多""月经过少""经期延长"等。

　　西医学称之为"月经频发""月经稀发""月经不规则"等。

【病因病机】

　　月经不调的病位在冲任、胞宫。发病机制为脏腑、气血、冲任功能失常，致胞宫藏泄失司，引发月经周期、经期、经量的异常。

　　1．气虚　素体虚弱，或思虑、劳倦过度，或饮食不节，损伤脾气，致脾气虚弱，统摄无权，冲任不固，不能制约经血，致月经先期、月经过多或经期延长。

　　2．血热

　　（1）阳盛实热：素体阳盛，或过食辛燥助阳之品，或外感热邪，迫血妄行，冲任不固，致月经先期或月经过多。

（2）阴虚血热：素体阴虚，或久病伤阴，或失血阴亏，虚热内生，热伏冲任，致月经先期、月经过多或经期延长。

（3）肝郁血热：郁怒伤肝，肝郁化火，热伤冲任，迫血妄行，致月经先期或月经过多。

3．血寒　经期产后，外感风寒，或过食寒凉生冷，或冒雨涉水，寒湿内侵，血为寒凝，冲任受阻，血行迟滞；久病伤阳，或素体阳虚，脏腑失于温养，气血运行迟缓，血海充盈延迟，致月经后期、月经过少。

4．血虚　素体气血亏虚；或饮食劳倦过度，或久病多产，数伤于血，致冲任虚损，血海亏空，不能按时盈溢，致月经后期、月经过少。

5．血瘀　素多忧郁，或郁怒伤肝，气滞血瘀；外邪客于胞宫，邪与血相搏成瘀，瘀阻冲任，血行不畅，致月经过少；或胞脉瘀滞，血不循经，而致经期延长；或瘀阻冲任，血海满溢失常，致月经后期、月经过少、月经先后无定期。

6．肾虚　先天不足，肾气不充；或房劳多产，损伤肾气；或年老肾衰，肾气亏虚，封藏失司，冲任虚损，血海盈溢失常，致月经先后无定期；或耗气伤精，冲任亏损，血海空虚，而致月经过少。

7．肝郁　情志抑郁，肝失疏泄。疏泄太过，则经行先期；疏泄不及，则月经后期；疏泄太过和不及相互交错，血海盈溢失常，则月经先后无定期。

8．痰湿　素体肥胖，或脾失健运，湿聚成痰，阻滞冲任，血行不畅，而致月经过少或月经后期。

一、月　经　先　期

月经先期是指月经周期提前 7 日以上，甚至 10 余日一行，连续 2 个周期以上者。亦称"经早""经行先期""经期超前"等。西医学称为"月经频发"。

> **知识链接**
>
> ### 黄体功能不全
>
> 月经先期属西医学中排卵性月经失调的黄体功能不全，以月经频发，周期缩短为主症，易导致复发性流产或不孕。基础体温呈双相型，但高温相小于 11 日；或体温上升慢，下降早，上升幅度小于 0.3℃，或高温相体温波动较大，均为黄体功能不足的表现。需连续测定 3 个月经周期方可确诊。月经来潮 12 小时内行诊断性刮宫，病理检查提示：子宫内膜分泌不良。

【诊断要点】

1．临床表现　月经提前来潮，周期不足 21 日，且连续出现 2 个月经周期及以上，经期基本正常，可伴有月经过多或过少。

2．检查

（1）妇科检查：排除盆腔器质性病变。

（2）辅助检查：基础体温（BBT）监测呈双相型，但高温相少于 11 日，或排卵后体温上升缓慢，上升幅度<0.3℃；月经来潮 12 小时内诊断性刮宫，子宫内膜呈分泌反应不良。

【鉴别诊断】

1．经间期出血　出血发生于 2 次月经之间，血量较月经量少，且持续时间短。临床出现阴道出血一次量多，一次量少的交替现象。

2．崩漏   月经周期、经期、经量均发生严重紊乱。常于停经数周或数月后，出现月经无周期妄行；出血或量多如崩，或量少淋漓不尽；出血时间超过 10 余日，甚至数月不止。常继发贫血，甚至失血性休克。

【辨证论治】

辨证重在经血的量、色、质的变化，结合全身证候及舌脉进行综合分析。经血量多、色淡、质稀为气虚；经血量多、色深红、质稠为阳盛实热；经血量少、色鲜红为阴虚血热；经血量多少不定、色暗，兼烦躁易怒，为肝郁血热。

治疗原则重在益气固冲，清热调经。

1．气虚证

主要证候：经行先期，或经血量多、色淡红、质清稀；神疲肢倦，少气懒言，或小腹空坠，纳少便溏；舌淡红、苔薄白，脉细弱。

证候分析：脾气虚弱，统血无权，冲任不固，故经行先期、量多；气虚火衰，血失温煦，故经血质稀色淡；脾虚中气不足，故少气懒言，神疲肢倦，或小腹空坠；脾虚运化失司，则食后纳少便溏；舌淡红、苔薄白，脉细弱均为气虚表现。

治法：益气摄血，固冲调经。

方药：补中益气汤（《脾胃论》）。

人参   黄芪   白术   炙甘草   当归   陈皮   柴胡   升麻

方中人参、黄芪补气；炙甘草、白术补中健脾；当归调经补血，陈皮理气；柴胡、升麻升举清阳。全方益气健中，摄血调经。

若经行量多，酌加仙鹤草、艾叶炭、棕榈炭、乌贼骨固涩止血；若心脾两虚，失眠多梦，去升麻、柴胡，加大枣、远志、炒枣仁养心安神。

2．血热证

（1）阳盛实热证

主要证候：经行先期、量多、色深红或紫红、质稠；伴面赤心烦，口渴喜冷饮，尿黄便结；舌红、苔黄，脉滑数。

证候分析：热伏冲任，迫血下行，故经行先期、量多；血为热灼，则经质稠，色深红；内热外散，则身热面赤；热邪伤津扰心，则心胸烦闷，口渴喜冷饮，尿黄便结；舌红、苔黄，脉滑数均为实热内盛之征。

治法：清热凉血，养阴调经。

方药：清经散（《傅青主女科》）。

牡丹皮   黄柏   青蒿   地骨皮   熟地黄   白芍   茯苓

方中牡丹皮、黄柏清热凉血泻火；青蒿、地骨皮清泄血中伏热；熟地黄、白芍养血敛阴；茯苓泄热行水。全方清热泻火，养阴凉血，热去不伤阴，血安则经自调。

若正值经期，经行量多，去茯苓，酌加马齿苋、地榆、槐花凉血止血；若经行有块，为血热兼瘀，酌加三七、炒蒲黄、茜草化瘀止血。

（2）肝郁血热证

主要证候：经行先期、量或多或少、色紫红、质稠夹块；胸胁、乳房或少腹胀痛，心烦易怒，口苦咽干；舌红、苔黄，脉弦数。

证候分析：肝郁化火，热伏冲任，则经期提前；肝失疏泄，故量或多或少；热灼伤津，故质稠夹块，色紫红；肝郁气滞，则胸胁、乳房、少腹胀痛；热甚伤津扰神，则口苦咽干，心烦易怒；舌红、苔黄，脉弦数均为肝郁化热之象。

治法：疏肝清热，凉血调经。

方药：丹栀逍遥散（《内科摘要》）。

柴胡　牡丹皮　山栀子　薄荷　当归　白芍　茯苓　炙甘草　白术　煨姜

方中煨姜辛热，可去除；柴胡疏肝解郁；牡丹皮、栀子助柴胡清肝经郁热；薄荷助柴胡疏达肝气；当归、白芍养血柔肝；茯苓、白术、炙甘草补中健脾和胃。全方疏肝清热，凉血调经，热清郁解则经水自调。

若经行量多，去当归，酌加地榆、牡蛎、槐花凉血止血；若经行夹块，加泽兰、郁金活血祛瘀；若经行乳房、少腹胀痛者，酌加郁金、川楝子、橘核、王不留行疏肝通络，理气止痛。

（3）阴虚血热证

主要证候：经来先期、量少或多、色红、质稠；伴两颧潮红，手足心热，咽干口燥，舌红、苔少，脉细数。

证候分析：阴虚内热，迫血妄行，冲任不固，故经期提前；阴亏血少，故经行量少；虚热伤络，则经行量多；血为热灼，故色红而质稠；虚火伤阴，则手足心热，咽干口燥；虚热上浮，则两颧潮红；舌红、苔少，脉细数，均为阴虚内热之象。

治法：滋阴清热，养血调经。

方药：两地汤（《傅青主女科》）。

生地黄　地骨皮　玄参　麦冬　阿胶　白芍

方中生地黄、玄参、麦冬清热凉血，滋阴壮水；地骨皮清虚热，泻肾火；阿胶滋阴补血；白芍养血敛阴。本方重在滋阴壮水，水足而火自平，阴复阳自秘，则经期如常。

若经量少者，加制首乌、枸杞子益精血；经量多者，加女贞子、墨旱莲。

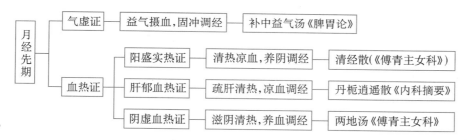

【预后转归】

本病及时诊治，多可治愈；若伴月经过多、经期延长，可进一步发展为崩漏。

【预防调摄】

1. 调整饮食，不可过食辛燥助阳之品。

2. 经期注意休息，避免剧烈运动及过度劳累。

3. 调畅情志，避免精神刺激，保持心情愉悦。

二、月 经 后 期

月经后期是指月经周期错后 7 日以上，甚至 3～5 个月一行，连续 2 个周期以上，亦称"经行后期""月经延后""经迟"等。西医学称为"月经稀发"。

青春期初潮 1 年内及围绝经期时，周期时有延后，而无其他症状者，不作诊治。

【诊断要点】

1. 临床表现　月经周期错后 7 日以上，甚至 3～5 个月一行，连续发生 2 个周期以上，行经时间及经量正常。

2. 检查

（1）妇科检查：无明显器质性病变。

（2）辅助检查：尿妊娠试验阴性；超声检查了解子宫及卵巢的情况，以排除卵巢、子宫器质性病变；BBT 低温相超过 21 日；生殖激素测定提示卵泡发育不良或高泌乳素、高雄激素、垂体促卵泡素（FSH）/促黄体素（LH）比值异常等。

【鉴别诊断】

1. 月经先后无定期　月经周期或提前或延后 7 日以上，连续 3 个周期以上。

2. 早孕　停经，伴早孕反应；妇科检查子宫体扪及增大、变软，宫颈着色；妊娠试验阳性，B 超检查可明确诊断。

3. 并月、居经　月经有规律的 2 个月或 3 个月一行，不影响生育，无其他不适。

【辨证论治】

辨证主要根据经血的色、质、量改变，结合全身证候、舌脉进行综合分析，辨清寒、热、虚、实。

治疗原则重在调理冲任、疏通胞脉以调经。

1. 实寒证

主要证候：月经延后、量少、色暗有块；小腹冷痛拒按，得热痛减，畏寒肢冷，或面色青白；舌暗、苔白，脉沉紧。

证候分析：寒客冲任，血行不畅，则月经错后、量少、色暗有块；寒客胞宫，致小腹冷痛拒按，得热痛减；寒邪内阻，阳不外达，则畏寒肢冷，面色青白；舌暗、苔白、脉沉紧，均为寒邪凝滞之征。

治法：温经散寒，行血调经。

方药：温经汤（《妇人大全良方》）。

桂心　当归　川芎　人参　莪术　牡丹皮　白芍　甘草　牛膝

方中桂心温经散寒，当归养血活血，川芎行血中之气，三者合用温经活血调经；人参甘温补气，助桂心通阳散寒；莪术、牡丹皮活血化瘀；白芍、甘草缓急止痛；牛膝引血下行。全方温经散寒，活血调经。

若腹痛拒按，加小茴香、香附、延胡索散寒行滞止痛；行经量少，加益母草、丹参、鸡血藤活血调经。

2. 虚寒证

主要证候：月经延后、量少、质稀色淡；小腹冷痛，喜暖喜按，面色㿠白，腰膝酸软，性欲淡漠，小便清长，大便溏薄；舌淡、苔薄，脉沉迟或细弱。

证候分析：脏腑虚寒，气血虚弱，血海满溢延期，则经行错后、量少、色淡质稀；阳虚胞宫失温，故小腹冷痛，喜暖喜按；阳虚肾之外府失荣，则腰膝酸软，面色㿠白；命门火衰，阳气不能外达，则性欲淡漠；脾肾阳虚，故小便清长，大便溏薄；舌淡、苔薄，脉沉迟或细弱，为虚寒之证。

治法：散寒扶阳，养血调经。

方药：艾附暖宫丸（《沈氏尊生书》）。

吴茱萸　艾叶　黄芪　肉桂　香附　川芎　当归　白芍　生地黄　续断

方中吴茱萸、艾叶温经暖宫；黄芪、肉桂补气扶阳，温通血脉；香附疏肝理气；川芎、当归、白芍、生地黄养血调经；续断补肾强腰。全方扶阳祛寒，暖宫调经。

若经行小腹冷痛，酌加淫羊藿、小茴香、巴戟天温肾散寒止痛；若腰膝冷痛，酌加巴戟天、杜仲温肾助阳。

3. 血虚证

主要证候：月经延后、量少、色淡、质稀无块，或小腹绵绵作痛；面色萎黄或㿠白，心悸失眠，或头昏眼花；舌淡、苔薄白，脉细弱。

证候分析：营血匮乏，冲任虚弱，血海不能如期满溢，故经行错后、量少、色淡、质稀无块；血虚不能上荣头面，四肢失养，故面色萎黄或㿠白；血虚胞脉失养，故小腹绵绵作痛；血虚不能养心,故心悸失眠,头昏眼花。舌淡、苔薄白,脉细弱,均为血虚之证。

治法:益气养血,填精调经。

方药:大补元煎(《景岳全书》)。

人参　炙甘草　山药　枸杞子　杜仲　山茱萸　熟地黄　当归

方中人参大补元气,气生则血长;炙甘草、山药健脾,助人参滋生化之源;枸杞子、杜仲、山茱萸、熟地黄益精血,滋肝肾;当归活血养血调经。全方益精养血,大补元气,气生血足,则经水自调。

4.气滞证

主要证候:月经延后、量少、色暗有块,小腹胀痛;精神抑郁,胸胁乳房胀痛,舌质正常或暗红、苔微黄,脉弦。

证候分析:情志内伤,气机郁滞,血行不畅,血海不能如期满溢,故周期延后、量少、色暗有块;肝气郁结,经脉阻滞,则胸胁、乳房、小腹胀痛;脉弦为气滞之证。

治法:理气行滞,和血调经。

方药:乌药汤(《兰室秘藏》)。

乌药　木香　香附　当归　甘草

方中乌药行滞理气,木香行气止痛,香附疏肝理气,当归养血活血调经,甘草调和诸药。全方开郁行滞,和血调经。

若小腹胀痛甚,酌加莪术、延胡索理气行滞止痛。

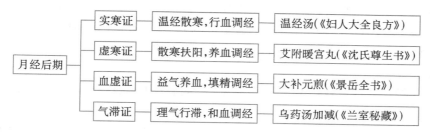

【预后转归】

本病多合并月经过少,治疗不及时或不当可发展为闭经。

【预防调摄】

1.调整饮食,勿过食生冷寒凉。

2.经期前后适寒温,勿冒雨涉水。

3.调畅情志,避免精神刺激,保持心情舒畅。

4.避免产乳过多,反复人流,伤精耗血。

三、月经先后无定期

月经先后无定期是指月经周期或提前或延后超过7日,连续出现3个周期以上者,亦称"经水先后无定期""经乱""月经愆期"等,本病以月经周期紊乱为特征。

围绝经期妇女或青春期初潮后1年内,月经周期紊乱,无其他明显不适,可不予诊治。

【诊断要点】

1.临床表现　月经不按周期来潮,或提前或延后7日以上,经期、经量正常,连续出现3个周期以上。

2.检查

(1)妇科检查:子宫大小正常或略小。

(2)辅助检查:B超检查、性激素测定、BBT测定等,有助于诊断。性激素测定常可表现为黄体不健或伴催乳素升高。

【鉴别诊断】

1. 崩漏　周期、经期、经量均严重紊乱,无规律可循,血量多少不定。

2. 妊娠　B超检查或妊娠试验可明确诊断。

【辨证论治】

辨证着重观察月经的量、色、质变化,结合全身证候、舌脉综合分析判断。治疗重在补肾疏肝,调和冲任。

1. 肝郁证

主要证候:经行或提前或延后,经量或多或少、色暗红,有血块;或经行不畅,伴胸胁、乳房、少腹胀痛,嗳气食少,脘闷不适,时叹息;苔薄白或薄黄,脉弦。

证候分析:肝失疏泄,气机逆乱,血海盈溢失常,故经行或提前或延后、量多少不定;肝郁气滞,血行不畅,则经行不畅,色暗有块;肝气不舒,故胸胁、乳房、少腹胀痛,时叹息;肝胃不和,气机不利,则嗳气食少,脘闷不适;苔薄白或薄黄,脉弦,为肝郁之证。

治法:解郁疏肝,理气调经。

方药:逍遥散(《太平惠民和剂局方》)。

柴胡　薄荷　白芍　当归　白术　炙甘草　茯苓　煨姜

方中柴胡解郁疏肝,薄荷助柴胡疏肝;白芍、当归养血柔肝;白术、炙甘草、茯苓健脾和中;煨姜行气温胃。全方解郁疏肝,益气健脾,和血调经。

若郁久化热,经行量多,咽干口苦,去煨姜、当归之辛温行血,酌加栀子、茜草、牡丹皮清热凉血止血;纳呆脘闷,酌加厚朴、枳壳、神曲、陈皮理气健脾。

2. 肾虚证

主要证候:经行或提前或错后、量少、质稀、色淡暗;伴腰酸膝软,小便频数,头晕耳鸣;舌淡、苔薄,脉沉细。

证候分析:肾虚冲任不固,封藏失司,血海盈溢失常,故经行或提前或错后;肾精亏虚,髓海不足,故经行量少、质稀、色淡暗,头晕耳鸣;腰为肾之府,肾虚失养,故腰酸膝软;肾虚膀胱失约,故小便频数;舌淡、苔薄,脉沉细,均为肾虚之证。

治法:益气补肾,固冲调经。

方药:固阴煎(《景岳全书》)。

人参　山药　山茱萸　熟地黄　远志　炙甘草　五味子　菟丝子

方中菟丝子、熟地黄、山茱萸补肾填精;人参、炙甘草、山药益气健脾,调固冲任;五味子、远志固摄肾气,交通心肾。全方共奏益气补肾,固冲调经之功效。

若经量多,加金樱子、乌梅、墨旱莲收涩止血;月经以提前为主者,加桑椹、墨旱莲、覆盆子、女贞子滋肾益阴;月经以错后为主者,酌加巴戟天、仙茅、淫羊藿温肾助阳;证见肝郁肾虚,治宜疏肝补肾,养血调经,方用定经汤(《傅青主女科》)。

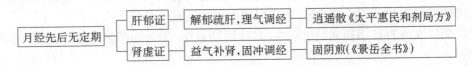

【预后转归】

治疗不及时或调护不当,可发展为崩漏或闭经。

【预防调摄】

避免精神刺激,保持心情舒畅。

刘某某，女，34岁。

初诊：多产体虚，已结扎，经期先后无定。胸闷腹胀，纳谷不香，骨节酸楚。脉弦细，苔薄白，证属肝郁脾虚，气血不调。治宜理气解郁，扶土益血。处方：当归 9g，川芎 4.5g，白芍 6g，制香附 9g，郁金 6g，枳壳 4.5g，合欢皮 9g，丹参 9g，巴戟天 9g，焦白术 6g，汉防己 6g，秦艽 9g。3 剂。

复诊：脉细数，舌绛苔薄黄。因多产肝肾阴虚，宜固肾疏肝，养血清热。处方：当归 9g，白芍 9g，山茱萸 9g，女贞子 9g，玄参 9g，合欢皮 9g，制香附 9g，白术 6g，陈皮 6g，柴胡 4.5g，青蒿 6g。3 剂药后痊愈。

分析：本案为肝郁所致。治宜理气解郁，扶土益血，标本兼治，故而病愈。

（高新彦，袁惠霞．古今名医妇科医案赏析[M]．北京：人民军医出版社，2006．）

四、月 经 过 多

月经过多是指月经量较正常明显增多，而周期基本正常者，亦称"经水过多"。正常月经总量以 50～80ml 为适宜，若行经总量超过 100ml，为月经过多。

西医学的功能失调性子宫出血、宫内节育器放置等引起的月经过多，均可参照本病治疗。

【诊断要点】

1. 临床表现　经量较以往明显增多，或超过 100ml，月经周期、经期一般正常，可伴有月经先期或经期延长等。

2. 检查

（1）妇科检查　盆腔器官无明显器质性病变。

（2）辅助检查　卵巢功能测定及子宫内膜活检，有助于诊断；B 超了解子宫附件情况；宫腔镜排除子宫内膜息肉、子宫肌瘤等器质性病变；血液检查有助于排除血小板减少症、再生障碍性贫血等血液疾病。

【鉴别诊断】

1. 崩漏　月经周期、经期、经量均发生严重紊乱，无规律可循。

2. 癥瘕　月经过多的同时还伴有器质性病变，通过妇科检查、B 超可鉴别。

注意排除因血液病、肝功能损害等所致的类似症状。

【辨证论治】

辨证主要根据经血色、质的变化，结合全身证候、舌脉进行综合分析，辨其虚、热、瘀。

治疗原则：经期重在固冲调经，平时重在调理气血，消除病因。

1. 气虚证

主要证候：经行量多、色淡红、色稀；面色㿠白，神疲肢倦，少气懒言，小腹空坠；舌淡、苔薄，脉细弱。

证候分析：冲任气虚，经血失约，故经行量多；气虚火衰，不能化血为赤，则色淡红、质稀；气虚中阳不振，故神疲肢倦，少气懒言；气虚失于升提，则小腹空坠；面色㿠白，舌淡、苔薄，脉细弱均为气虚之象。

治法：补气摄血，固冲调经。

方药：举元煎（《景岳全书》）。

黄芪　人参　白术　升麻　炙甘草

方中黄芪、人参、白术、炙甘草补气健脾摄血；升麻助黄芪、人参升阳举陷，气升则血升，摄血调经。全方有补气升阳,固冲摄血之功。

若正值经期、量甚多,加藕节炭、艾叶炭、乌贼骨、棕榈炭固涩止血;经期延长,夹有血块,加炒蒲黄、益母草化瘀止血。

2.血热证

主要证候:经行量多、色鲜红或深红、质黏稠,或夹血块;伴口渴心烦,尿黄便结;舌红、苔黄,脉滑数。

证候分析:阳热内盛,迫血下行,故经行量多;血为热灼,则经质黏稠,或夹小血块,色鲜红或深红;热盛伤津扰神,故口渴心烦,尿黄便结;舌红、苔黄,脉滑数,均为血中蕴热之证。

治法:清热凉血,止血调经。

方药:保阴煎(《景岳全书》)加地榆、槐花、茜草。

黄芩　黄柏　生地黄　山药　续断　熟地黄　白芍　甘草

方中黄芩、黄柏清热泻火;生地黄滋阴清热;山药、续断调补肝肾、固摄冲任;熟地黄、白芍养血敛阴;甘草调和诸药;地榆、槐花、茜草清热凉血止血。全方共奏清热凉血,固冲止血之功效。

若经血黏稠,伴恶臭,重用黄芩、黄柏,酌加马齿苋、红藤、败酱草清热解毒;若乳胀,口苦心烦者,酌加郁金、炒栀子、醋炒川楝子、牡丹皮疏肝清热止血。

3.血瘀证

主要证候:经行量多、色紫黑、有血块;伴腹痛拒按;舌质紫暗、有瘀斑或瘀点,脉细涩。

证候分析:瘀阻冲任,新血难安,离经妄行,故经行量多;瘀血下行,故色紫黑有块;瘀血内阻,胞脉不通,故腹痛拒按;舌紫暗、有瘀斑或瘀点,脉细涩均为瘀血阻滞之证。

治法:活血化瘀,止血调经。

方药:失笑散(《太平惠民和剂局方》)加益母草、三七、茜草。

五灵脂　蒲黄

方中五灵脂祛瘀止血;蒲黄活血止血;益母草、三七、茜草加强祛瘀活血止血之效。共奏活血祛瘀止血之功。

若经行腹痛甚,加香附、乌药、延胡索理气化瘀止痛;经行小腹冷痛,加炮姜、艾叶炭温经止痛。

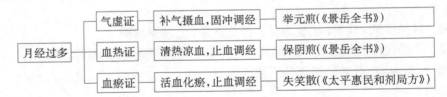

【预后转归】

治疗得当多可治愈;调护不当或治疗不及时,可发展为崩漏,并继发贫血。

【预防调摄】

1.避免精神刺激,保持心情舒畅。

2.经期注意休息,避免剧烈运动及过度劳累。

3.调理饮食,忌食辛辣温燥之品。

五、月 经 过 少

月经过少是指月经周期正常,经量明显少于平时经量 1/2,或少于 20ml,甚或点滴即净;或行经不足 2 日,又称"经水涩少""经量过少"。

西医学中子宫发育不良、性腺功能低下或过度刮宫导致的经量减少,均可参照本病治疗。

【诊断要点】

1. 临床表现　经量明显减少,甚或点滴即净,或月经期少于 2 日,月经周期正常。也可伴月经周期异常,如月经先期、月经后期、月经先后无定期,常与月经后期并见。

2. 检查

(1)妇科检查:盆腔器官基本正常或子宫体偏小。

(2)辅助检查:性激素测定、诊断性刮宫、B 超检查、宫腔镜检查等有助诊断。

【鉴别诊断】

1. 经间期出血　在两次月经之间(排卵期)出现规律性出血,血量明显少于经量,BBT 测定可资鉴别。

2. 激经　受孕初期仍按月有少量月经,无损于胎儿。妊娠试验、B 超检查可资鉴别。

【辨证论治】

辨证主要根据月经色、质的变化,并结合全身证候、舌脉进行综合分析,辨其虚、实。

治疗原则重在补肾养血,活血调经。虚者补之,实者泻之。

1. 血虚证

主要证候:经行量少,甚或点滴即净、色淡、质稀;或伴小腹隐痛,头晕眼花,心悸怔忡,面色萎黄;舌淡、苔薄,脉细。

证候分析:阴血匮乏,冲任血海不盈,故月经量少,甚或点滴即净、色淡、质稀;血虚心神、胞脉失养,则心悸怔忡,小腹隐痛;血虚不能上荣清窍、头面,故头晕眼花,面色萎黄;舌淡、苔薄,脉细,均为血虚之证。

治法:养血益气调经。

方药:滋血汤(《证治准绳》)。

当归　川芎　白芍　熟地黄　人参　黄芪　山药　茯苓

方中当归、川芎、白芍、熟地黄行血养血;人参、黄芪、山药、茯苓益气健脾,以资气血生化之源,气血双补。全方有益气养血,行血调经之功。

若经来点滴即净,加香附、山茱萸、阿胶、枸杞子、制首乌、丹参滋养肝肾,养血填精。

2. 肾虚证

主要证候:经量素少或渐少、色淡暗,质稀;头晕耳鸣,腰酸膝软,足跟痛,或小腹冷,夜尿多;舌淡、苔薄,脉沉弱或沉迟。

证候分析:肾虚精血不足,血海难溢,故行经量少、色淡暗,质稀;肾虚脑髓、外府失养,故头晕耳鸣,腰酸膝软,足跟痛;肾阳亏虚,小腹、膀胱失温,故小腹冷,夜尿多;舌淡、苔薄,脉沉细,均为肾虚之证。

治法:补肾填精,养血调经。

方药:归肾丸(《景岳全书》)。

菟丝子　杜仲　熟地黄　枸杞子　山茱萸　当归　山药　茯苓

方中菟丝子、杜仲补益肾气;熟地黄、枸杞子、山茱萸滋肾养肝;当归养血调经;山药、茯苓健脾益肾。全方有养血填精,补肾调经之功。

若形寒肢冷,加巴戟天、淫羊藿、补骨脂温肾助阳;夜尿频多,加桑螵蛸、益智仁固肾缩尿。

3. 血瘀证

主要证候:经行量少、色紫暗,有块,腹痛拒按,块下痛减;胸胁胀痛;舌紫暗或有瘀点、瘀斑、苔薄,脉沉涩。

证候分析:瘀血内停,冲任阻滞,故经行量少、色紫暗有块;瘀在胸胁,气机受阻,故胸胁胀痛;瘀阻小腹,故腹痛拒按;块下瘀缓则痛减;舌紫暗或有瘀点、瘀斑、苔薄,脉沉涩,均为血脉瘀滞之征。

治法：养血活血，祛瘀调经。

方药：桃红四物汤（《医宗金鉴》）。

川芎 当归 熟地黄 白芍 桃仁 红花

方中四物汤养血活血，为补血调经基本方；桃仁、红花入血分，活血祛瘀，行血调经。全方活血祛瘀不耗血，补血不滞血，共奏养血活血，祛瘀调经之效。

若小腹、胸胁胀痛，加乌药、枳壳、川楝子、香附理气行滞；小腹冷痛，得热痛减，酌加吴茱萸、小茴香、肉桂温经止痛。

4. 痰湿证

主要证候：经行量少、色淡红、质黏腻如痰；形体肥胖，胸闷呕恶，带下量多；舌淡、苔白腻，脉滑。

证候分析：痰湿阻滞经脉，气血运行不畅，故经行量少、色淡红，经质黏腻；痰湿壅盛，湿困中焦，脾失健运，故形体肥胖，胸闷呕恶；痰湿下注，带脉失约，则带下量多；舌淡、苔白腻，脉滑均为痰湿内停之征。

治法：健脾燥湿，化痰调经。

方药：苍附导痰丸（《叶氏女科证治》）。

法半夏 茯苓 陈皮 甘草 香附 枳壳 苍术 胆南星 生姜 神曲

方中二陈汤燥湿化痰，健脾和中；胆南星清热化痰；枳壳、香附理气行滞；苍术燥湿健脾；神曲、生姜健脾和胃，温中化痰。全方健脾燥湿，化痰调经。

湿痰夹瘀，加益母草、泽兰、川芎活血调经。

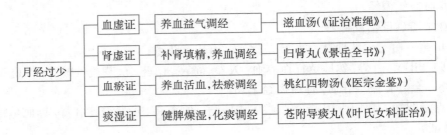

【预后转归】

经行量少，持续时间短，及时治疗多可痊愈；若伴见月经后期，常可发展为闭经，甚者不孕。服用避孕药引起者，停药后，多可恢复；贫血所致者，纠正贫血后，可逐渐恢复。

【预防调摄】

1. 调畅情志，避免精神刺激，保持心情愉悦。

2. 经前经期适寒温，勿冒雨涉水。

3. 调整饮食，勿过食生冷寒凉。

4. 计划生育，避免产乳众多，反复人流，伤精耗血。

六、经期延长

月经周期基本正常，行经时间超过 7 日，甚至淋漓半月方净，称为"经期延长"，又称"经事延长""月水不绝"等。

西医学"功能失调性子宫出血""子宫肌瘤"及放置宫内节育器引起的经期延长，均可参照本病辨证治疗。

【诊断要点】

1. 临床表现 月经周期基本正常，经期超过 7 日，甚至半月方净，或伴有经量增多。病程日久,可伴贫血貌。

2．检查

(1)妇科检查:多无明显器质性病变。

(2)辅助检查:BBT测定、B超、性激素测定、诊断性刮宫等有助于诊断。

【鉴别诊断】

1．崩漏　漏下除出血时间延长之外,尚伴月经周期紊乱,甚至出血不能自止。BBT测定、诊断性刮宫等有助于诊断。

2．胎漏　有停经史,伴腹痛,子宫增大,甚至有妊娠物排出,B超、妊娠试验可资鉴别。

【辨证论治】

本病的辨证主要是根据经血的量、色、质的变化,再结合全身症状和舌脉来综合分析。

本病的治疗原则重在调经止血,缩短经期,以止血为要。

1．气虚证

主要证候:经血过期不净,量多、色淡红、质稀,小腹空坠;面色㿠白,神疲乏力,少气懒言,食少纳呆;舌淡、苔白,脉细弱。

证候分析:气虚冲任不固,故经期持续时间延长、量多;气虚火衰不能化血为赤,则色淡质稀;中阳不振,故神疲乏力,气短懒言,面色㿠白,小腹空坠;脾失健运,则食少纳呆;舌淡、苔白,脉细弱,均为气虚之征。

治法:补气健脾,摄血调经。

方药:举元煎(《景岳全书》)加炒艾叶、阿胶、乌贼骨。

人参　黄芪　升麻　白术　炙甘草

方中以人参、黄芪、白术、炙甘草补脾益气摄血;升麻升举中气;炒艾叶暖宫止血、阿胶养血止血、乌贼骨固冲止血。全方补气健脾,摄血调经。

若伴有经行腹痛,有血块者,酌加三七、益母草、茜草根化瘀止血。

2．虚热证

主要证候:经期时间延长,量少、色鲜红、质稠;口燥咽干,或颧红潮热,五心烦热;舌红、苔少,脉细数。

证候分析:阴虚内热,热扰冲任,故经期延长;血为热灼,阴亏血少,故量少、色红质稠;热灼津亏,虚火内扰,故口燥咽干,颧红潮热,五心烦热;舌红、苔少,脉细数,均为阴虚内热之象。

治法:养阴清热,止血调经。

方药:两地汤(《傅青主女科》)合二至丸(《医方集解》)加益母草、茜草、乌贼骨。

两地汤:生地黄　地骨皮　白芍　玄参　麦冬　阿胶

二至丸:女贞子　墨旱莲

方中以两地汤滋阴清热;二至丸补肾养肝;益母草、茜草活血祛瘀止血;乌贼骨固涩止血。全方共奏养阴清热止血之功。

若形瘦阴亏,口燥咽干,加天花粉、石斛以滋阴生津止渴。

3．血瘀证

主要证候:行经时间延长,量或多或少、色紫暗有块,小腹疼痛拒按;舌质紫暗或有瘀点,脉弦涩。

证候分析:瘀阻冲任,血不归经,故经期延长,量少、色紫暗有块;瘀血阻滞,气血不畅,故小腹疼痛拒按;舌质紫暗或有瘀点,脉弦涩,均为血瘀之征。

治法:活血祛瘀,止血调经。

方药:桃红四物汤(《医宗金鉴》)合失笑散(《太平惠民和剂局方》)。

桃红四物汤:桃仁　红花　当归　川芎　白芍　熟地黄

失笑散:蒲黄　五灵脂

方中以桃红四物汤活血祛瘀，养血调经；失笑散化瘀止血。全方活血祛瘀，止血调经。

若小腹冷痛，加香附、炮姜温经止痛；若瘀久化热，苔黄，脉数，酌加生地黄、黄芩、马齿苋、藕节炭清热化瘀止血。

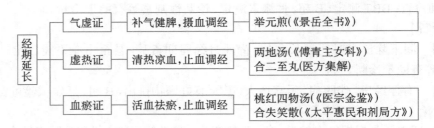

【预后转归】

治疗及时多可治愈；调护不当，可致崩漏，甚至影响受孕或发生自然流产。

【预防调摄】

1．调畅情志，避免精神刺激，保持心情舒畅。

2．调理饮食，不可过食辛燥助阳之品。

3．经期、产褥期注意局部卫生，禁房事。

4．经期注意休息，避免剧烈运动及过度劳累。

病案分析

钱某，女，34岁，已婚。

初诊：2005年4月14日。人流术后阴道不规则出血2个月余。患者1月21日行人流术后，阴道出血7日干净。2月4日出现无诱因阴道出血，量时多时少，无腰腹疼痛，至今未净。现感头昏，偶有心烦，易疲劳；舌红、苔黄、脉沉。月经初潮12岁，7/30日，量中等、色深红、无血块、无痛经。

证属脾虚阴伤。拟健脾坚阴之法治之，方选健脾固冲汤加味治疗。处方：黄芩9g，白芍15g，白术12g，熟地炭15g，姜炭6g，甘草3g，赤石脂30g，阿胶（烊化）9g，炒贯众30g，7剂。

二诊：诉服药后血止，现面部色斑较多，喜出汗，余可。舌红、苔灰、脉搏72次/min。予八珍汤加金银花15g，连翘15g，牡丹皮9g，14剂，温服。

分析：健脾固冲汤是刘云鹏先生的自拟验方，是在《金匮要略》黄土汤的基础上去辛温之品，增养阴之味，用于治疗脾虚阴伤，冲任不固的崩漏、经期延长等。辨证既准，效如桴鼓。

（黄缨.刘云鹏妇科医案医话[M].北京：人民卫生出版社，2010.）

第二节　经间期出血

在两次月经之间，氤氲之时，出现少量周期性阴道出血者，称为"经间期出血"。本病西医学称之为"排卵期出血"。

【病因病机】

主要病机是阴阳不调，气血失和，湿热瘀血损伤冲任。

1．肾阴虚　素体阴虚或房劳多产，耗伤精血，虚热内生，热伏冲任，氤氲之时，阳气内动，迫血妄行，导致出血。

2．湿热　外感湿热或肝郁脾虚，湿热内生，蕴于冲任，氤氲之时，阳气内动，引动湿热，迫血妄行，导致出血。

3．血瘀　经期产后，余血未尽，瘀留于内；或情志内伤，气滞血瘀，瘀阻冲任，氤氲之时，阳气内动，引动瘀血，血不循经，遂致出血。

【诊断要点】

1．临床表现　在两次月经之间出现规律性的少量阴道出血，历时数小时或1～3日；或伴腰酸，少腹胀痛，带下量多，质清透明，或呈赤白带下。

2．检查

（1）妇科检查：宫颈黏液透明呈拉丝状，夹有血丝。宫颈无异常。

（2）辅助检查：BBT呈双相性，出血发生在低、高温相交替时。

【鉴别诊断】

1．月经先期　月经周期提前1周及以上，经量正常或较多，连续2个周期以上。

2．月经过少　月经周期正常，经量减少，甚或点滴即净；或经期持续时间缩短，不足2日。

3．赤带　无周期性，持续或反复出现似血非血的黏液，多有接触性出血，妇科检查可鉴别。

【辨证论治】

本病的辨证主要是根据出血的量、色、质的变化，再结合全身症状和舌脉来综合分析。

本病的治疗以滋肾养血为主，兼热者清之，兼湿者除之，兼瘀者化之；出血期间，可适当添加一些固冲止血之品，使阴阳平和，气血调和。

1．肾阴虚证

主要证候：经间期出血，量少或稍多、色鲜红、质黏；头晕耳鸣，腰膝酸软，五心烦热，夜寐不宁，便结尿黄；舌红、苔少，脉细数。

证候分析：肾阴虚损，氤氲之时，阳气内动，冲任不固，故经间期出血，血量少、色鲜红；内热伤津扰神，故五心烦热，夜寐不宁，便结尿黄；阴虚脑髓、腰府失养，则头晕耳鸣，腰膝酸软；舌红、苔少，脉细数，均为肾阴虚损之征。

治法：滋益肾阴，固冲止血。

方药：两地汤（《傅青主女科》）合二至丸（《医方集解》）。

两地汤：生地黄　地骨皮　玄参　麦冬　白芍　阿胶

二至丸：墨旱莲　女贞子

方中以生地黄、地骨皮滋阴清热；玄参、麦冬补益肾阴；白芍养阴敛阴；阿胶滋阴养血止血；墨旱莲、女贞子滋阴止血。全方滋益肾阴，固冲止血。

若阴损及阳，治宜益阴助阳，固涩止血，方用毓麟珠（《景岳全书》）加减。

2．湿热证

主要证候：经间期出血量少或多、色深红、质黏腻，或见赤带、赤白带；神疲乏力，胸闷纳呆；平素带下量多、色黄，质黏；舌红、苔黄腻，脉滑数。

证候分析：湿热内动，扰动血海，则出血量少、色深红；湿浊与血俱下，故质黏腻，或见赤带、赤白带；热重于湿，则血量多，湿重于热，则血量少，神疲乏力，胸闷纳呆；舌红、苔黄腻，脉滑数，均为湿热之征。

治法：清利热湿，止血调经。

方药：清肝止淋汤（《傅青主女科》）去阿胶、红枣，加茯苓、小蓟。

白芍　当归　生地黄　牡丹皮　制香附　黄柏　牛膝　黑豆　阿胶　红枣

方中以白芍、当归、生地黄、黑豆补肾养血柔肝；牡丹皮清肝泻火；香附疏肝解郁；黄柏清热燥湿；茯苓利水渗湿；小蓟清热止血；牛膝引药下行。方中阿胶、红枣，因湿热困脾，故去之。全方共奏清热除湿之功。

若湿盛带黄量多，去白芍、生地黄，酌加苍术、马齿苋、薏苡仁以健脾除湿；若出血多，宜去牛膝、当归，酌加茜草根、地榆、乌贼骨等固涩止血。

3.血瘀证

主要证候：经间期出血量少或多、色紫黑、有血块，小腹疼痛拒按，胸闷烦躁；舌质紫暗或有瘀点、瘀斑，脉弦涩。

证候分析：瘀血阻滞，新血难安，胞脉损伤，故经间期出血，色紫黑、有血块；瘀阻胞脉，气机不畅，则小腹疼痛拒按，胸闷烦躁。舌质紫暗或有瘀点、瘀斑，脉弦涩，均为血瘀之征。

治法：活血化瘀，养血止血。

方药：逐瘀止血汤（《傅青主女科》）。

生地黄　大黄　桃仁　牡丹皮　赤芍　当归尾　枳壳　龟板

方中以生地黄、大黄凉血祛瘀止血；桃仁、牡丹皮活血祛瘀；赤芍、当归尾养血活血；枳壳行气，助祛瘀止血；龟板养阴止血。全方有活血祛瘀，养阴止血之功。

若出血偏多，去当归尾、赤芍，酌加三七、五灵脂、炒蒲黄化瘀止血；若腹痛较剧，酌加香附、延胡索理气止痛。

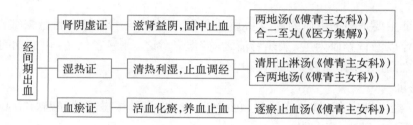

【其他疗法】

1.针灸疗法

（1）体针：血海、阴陵泉、三阴交、关元、气海、膀胱俞、肾俞。每次取3～4穴。

（2）耳针：子宫、卵巢、内分泌、肾、膀胱。每次取2～3穴，以王不留行籽贴压，每日按压2～3次，每次10分钟。

2.中成药　
六味地黄丸，适用于肾阴虚型经间期出血；云南白药，适用于血瘀型经间期出血；知柏地黄丸，适用于阴虚火旺之经间期出血；乌鸡白凤丸，适用于肾阳虚型经间期出血。

【预后转归】

若及时治疗，多可治愈；若反复出血，治疗不及时，可发展为崩漏、不孕症等。

【预防调摄】

1.体虚或有宿疾者，及时调治。

2.避免精神刺激，调畅情志，保持心情愉快。

3.出血期间注意休息，避免过劳和紧张情绪，保持局部清洁，禁房事。

4.调理饮食，排卵前后禁食辛燥肥甘之品，以免助湿生热。

第三节　闭　经

女子年逾16周岁，虽有第二性征发育但无月经来潮，或年逾14岁，尚无第二性征发育及月经初潮，称为"原发性闭经"，占闭经的5%；或已建立月经周期而后又中断3个周期或6个月以上者，称"继发性闭经"，占闭经的95%。古称"女子不月""月事不来""经闭"等。

妇女由于妊娠、哺乳，或进入围绝经期，月经停闭，属生理现象。少女初潮1年内偶尔月经停闭，无其他不适，亦无须治疗。

西医学的病理性闭经，可参照本病辨证论治。

知识链接

西医闭经的病因及分类

月经的周期性来潮,有赖于下丘脑-垂体-卵巢轴的神经内分泌调节,以及子宫内膜对性激素的周期性反应。任何一个环节发生障碍,均可发生闭经。根据病变部位不同,闭经可分为:下丘脑性闭经、垂体性闭经、卵巢性闭经、子宫性闭经,以及下生殖道发育异常性闭经。

WHO 将闭经归纳为 3 种类型:Ⅰ型:无内源性雌激素产生,卵泡刺激素(FSH)水平正常或低下,催乳素(PRL)水平正常,无下丘脑、垂体器质性病变的证据;Ⅱ型:有内源性雌激素产生,FSH、PRL 水平正常;Ⅲ型:FSH 水平升高,提示卵巢早衰。

【病因病机】

主要病机为冲任气血失调,有虚实两方面,虚者精血不足,血海空虚,无血可下;实者经隧阻隔,血不得下。

1. 肝肾不足 先天禀赋不足,或后天房劳多产、久病伤肾,肾精亏耗,无精化血,精血匮乏,冲任空虚,无血可下,则经闭不行。

2. 气血虚弱 素体脾胃虚弱;或饮食劳倦,思虑过度,损伤心脾,化源不足;或大病久病,数耗于血,致冲任血少,血海空虚,无血可下,故成经闭。

3. 阴虚血燥 素体阴虚或失血伤阴,或久病耗血;或过食辛燥,灼伤阴血,致血海干涸,无血可下,而成经闭。

4. 气滞血瘀 素性抑郁,或郁怒伤肝,气血瘀滞,冲任瘀阻,胞脉不通,经血不得下行,乃致月经停闭。

5. 痰湿阻滞 形体肥胖,痰湿内盛;或脾虚失运,聚湿成痰,脂膜痰湿壅塞冲任,气血运行受阻,经血不得下行,而致月经停闭。

【诊断要点】

1. 临床表现 年龄逾 14 岁,第二性征未发育;年逾 16 岁,月经尚未初潮;或已行经,月经停闭超过 6 个月或 3 个周期以上。

2. 检查

(1)妇科检查:注意阴毛分布及内外生殖器官发育情况,排除畸形及器质性病变的存在。

(2)体格检查:注意第二性征发育情况及营养状况,乳房有无乳汁分泌,以及肥胖和毛发异常等症。

(3)辅助检查:性激素水平测定、BBT 测定、B 超、宫颈黏液结晶检查、阴道脱落细胞检查、诊断性刮宫、宫腔造影、CT、MRI 及甲状腺、肾上腺功能检查等均有助于诊断。

【鉴别诊断】

1. 避年 避年者月经一年一行,可正常生育。而闭经,往往不孕,伴有全身不适表现。

2. 早孕 与月经稀发者早孕鉴别。早孕有月经不行,伴厌食、择食、恶心等早孕反应。妊娠试验、B 超及妇科检查可资鉴别。

【辨证论治】

闭经的辨证应首先分清是经病还是他病所致。他病者,当先治他病;经病者,当先治经病。再辨病之虚实。一般月经初潮迟,或由月经后期、量少渐至停闭,伴其他虚象,多属虚证;如骤然停经,并伴有其他实象,多为实证。

治疗原则为虚者补而通之,实者泻而通之。虚实夹杂者,当攻中有补、补中有通。切忌不分虚实,滥用攻破之药,以通经见血为快;亦不可频用滋腻,呆滞脾胃,影响气血生化。本病虚证多,实证少。

1．肝肾不足证

主要证候：年逾16岁尚未行经，或经期延后、量少，渐至经闭不行。兼见形体瘦弱，面容憔悴，肌肤不荣，头晕耳鸣，腰膝酸软，阴中干涩，阴毛、腋毛稀疏脱落，性欲淡漠；舌淡红、苔少，脉沉弦细。

证候分析：肝肾虚损，精血亏乏，血海空虚，无血可下，故月经延迟不潮、量少渐至经闭；精血不荣肌肤、脑髓，则形体瘦弱，面容憔悴，肌肤不荣，头晕耳鸣，腰膝酸软；阴血不润前阴，故阴中干涩，阴毛稀疏脱落；舌淡红、苔少，脉沉弦细，均为肝肾亏损之象。

治法：补益肝肾，养血调经。

方药：归肾丸（《景岳全书》）。

熟地黄　山药　枸杞子　山茱萸　茯苓　当归　杜仲　菟丝子

方中以熟地黄、山茱萸补肾益精；杜仲、菟丝子、枸杞子填精益血，强腰健肾；当归补血活血；茯苓、山药健脾益气。全方补肾阴，养肝血，兼以健脾，有养血调经之功。

若精血不足，面色㿠白，肌肤不荣，酌加阿胶、何首乌、鸡血藤益精养血；若疲乏无力，酌加人参、白术补中益气；若小腹凉、夜尿多，酌加仙茅、淫羊藿、益智仁温肾助阳。

2．气血虚弱证

主要证候：周期逐渐延后、量少、色淡、质稀，渐至经闭不行；兼见面色㿠白或萎黄，神倦乏力，食欲不振，头晕目眩，心悸气短，失眠多梦或见毛发不泽，唇舌淡而无华；舌淡、苔薄，脉细无力。

证候分析：气虚血弱，冲任不充，血海不盈，故月经由稀少渐至停闭不行；血虚不荣于肌肤，则面色㿠白或萎黄，毛发不泽；脾虚失运，故神倦乏力，食欲不振；脑髓、心神失养，故头晕目眩，心悸气短，失眠多梦；舌淡、苔薄，脉细无力，均为气血虚弱之象。

治法：补中益气，养血调经。

方药：人参养荣汤（《太平惠民和剂局方》）。

白芍　当归　熟地黄　人参　黄芪　白术　陈皮　茯苓　远志　桂心　五味子　炙甘草

方中以人参大补元气，黄芪、白术、陈皮、茯苓、炙甘草补中益气；白芍、当归、熟地黄养血调经；五味子益气养心，远志宁心安神；桂心温阳和营。全方有补气养血之功。

若他病所致气血虚弱引起闭经者，应先治他病，待气血恢复后再酌加牛膝、卷柏、山楂等行血通经；若性欲低下，子宫萎缩，毛发脱落，酌加鹿角胶等血肉有情之品大补气血。

3．阴虚血燥证

主要证候：月经由量少渐至停闭不行；五心烦热，颧红唇干，盗汗，甚至劳热骨蒸，咳唾痰血；舌红、苔少，脉细数。

证候分析：阴血耗损，血海干涸，故月经由量少渐至停闭不行；虚火内炽，扰及心神，故五心烦热，颧红唇干；虚热内扰，蒸津外泄，则劳热骨蒸，盗汗不止；热伤肺络，则咳唾痰血；舌红、苔少，脉细数，均为阴虚血燥之候。

治法：滋阴润燥，养血调经。

方药：加减一阴煎（《景岳全书》）加黄精、女贞子、丹参、制香附。

生地黄　白芍　麦冬　熟地黄　知母　地骨皮　炙甘草

方中以生地黄、知母滋肾阴；麦冬养心阴；白芍养肝阴；熟地黄益精养血；地骨皮凉血清虚热；炙甘草调和诸药。女贞子、黄精滋补精血；丹参、制香附理气活血。全方滋阴润燥，益精养血，使经血自调。

若虚热不解，潮热时有，酌加青蒿、鳖甲清虚热；若盗汗不止，酌加煅龙骨、煅牡蛎、浮小麦固涩止汗；若咯血，酌加桑叶、百合、白及凉血止血；若结核病未愈，应坚持抗结核治疗。

4．气血瘀滞证

主要证候：月经渐至停闭或骤然停闭；少腹胀痛拒按，情志抑郁，心烦易怒，胸胁、乳房胀痛，嗳气叹息；舌质紫暗或有瘀点、瘀斑、苔白，脉沉弦或弦涩。

证候分析：肝郁气滞，血瘀内停，瘀阻冲任，胞脉不通，则月经渐至停闭或骤然停闭；气血阻滞，不通则痛，故少腹胀痛拒按；气滞不宣，故情志抑郁，心烦易怒，胸胁、乳房胀痛，嗳气叹息；舌质紫暗或瘀斑、苔白，脉沉弦或弦涩，均为气滞血瘀之象。

治法：活血理气，祛瘀通经。

方药：血府逐瘀汤（《医林改错》）。

当归　生地黄　桃仁　红花　川芎　赤芍　柴胡　枳壳　牛膝　桔梗　甘草

方中以桃红四物汤活血化瘀，养血调经；柴胡、枳壳疏肝理气，气行则血行；桔梗开胸宣气；牛膝引血下行，祛瘀通经；甘草调和诸药。全方活血祛瘀，行气止痛而通经。

若少腹痛甚拒按，酌加香附、郁金、延胡索、三棱化瘀止痛；若腰腹冷痛，去生地黄，加小茴香、肉桂、吴茱萸、五灵脂温经止痛；若小腹疼痛灼热兼便结，加牡丹皮、知母、败酱草、大黄清热通便。

5. 痰湿阻滞证

主要证候：月经由稀发量少，渐至停闭不行；形体肥胖，胸脘满闷，或呕恶痰多，神疲倦怠，纳少便溏；带下量多、色白；舌淡、苔白腻，脉滑。

证候分析：痰湿下注，闭阻胞脉，则月经由稀发量少，渐至停闭不行；痰湿内盛，溢于肌肤，则形体肥胖；痰湿阻于胸脘，则胸脘满闷，呕恶痰多；湿邪困脾，则神疲倦怠，纳少，便溏；痰湿下注，则带下量多、色白；舌淡、苔白腻，脉滑，为痰湿内盛之象。

治法：豁痰除湿，活血通经。

方药：丹溪治湿痰方（《丹溪心法》）。

苍术　半夏　茯苓　白术　滑石　香附　当归　川芎

方中以苍术、半夏燥湿化痰；茯苓、白术健脾利湿；滑石渗湿利水；香附、当归、川芎行气活血。全方化痰除湿，理气健脾，活血通经。

若痰湿已化，月经未行，酌加牛膝、卷柏、泽兰、红花等行血通经；若胸脘满闷重者，酌加枳壳、瓜蒌宽胸顺气；若面浮肢肿，酌加益母草、泽兰、泽泻活血利水消肿。

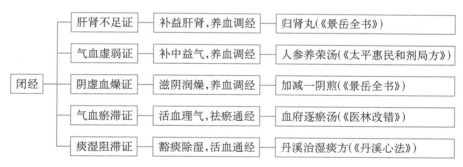

【其他疗法】

1. 针灸疗法　用于虚证，主穴选足三里、三阴交、神阙，配穴选气海、血海、关元。用补法，留针 10～15 分钟，每日 1 次。

2. 中成药

（1）大黄䗪虫丸：适用于血瘀证，每次 1 丸，一日 2 次，黄酒或温水送服。

（2）乌鸡白凤丸：适用于气血两虚，精血不足者，每次 1 丸，一日 2 次，温开水送服。

【预后转归】

一般闭经时间短，年龄轻，属实证者，预后好；闭经时间长，年龄大，属虚证者，尤其是阴虚血燥者，治疗比较困难，预后差。其病情也容易受到情志、环境、饮食或其他因素的影响。闭经病因复杂，甚者会影响生育。

【预防调摄】

1．平衡饮食，控制体重，避免营养不良。

2．积极治疗可能导致闭经的疾病，以防发展成闭经。

3．计划生育，避免节育手术对子宫内膜的损伤。

4．正确处理产程，避免产后大出血及感染。

5．保持心情愉快，避免精神刺激，稳定情绪，积极治疗。

病案分析

王某，女，28 岁，未婚，住北京市海淀区。

初诊：闭经 3 个月，肌内注射黄体酮无效。患者常感周身乏力，心烦，性情急躁，少腹拘急，大便干结不爽，小便赤黄，口唇干燥，不时舔润。望其两目暗青，面色不荣，皮肤干燥角化，舌色红绛、无苔、中有裂纹，脉沉。辨为血热相搏，干血内结。治当泄热逐瘀，口服"大黄䗪虫丸"10 日，每次服 6 克，1 日服 3 次。服药不久，月经来潮，期量正常，其他诸症亦随之减轻，后以圣愈汤加减善后。

分析：本案患者肝郁化火，灼伤津液，瘀血内结，日久变为干血在内，新血不生，当泄热逐瘀扶正，缓中补虚，乃仲景"大黄䗪虫丸"之适应证，故疗效显著。

（陈明，刘燕华，李芳．刘渡舟临证验案精选［M］．北京：学苑出版社，2021.）

附：多囊卵巢综合征

多囊卵巢综合征（PCOS）是一种以雄激素过高的临床或生化表现、持续无排卵、卵巢多囊改变为特征，常伴有胰岛素抵抗和肥胖的病变。多见于青春期及育龄期女性。

属于中医学的闭经、不孕症、癥瘕等病的范畴。

【病因病理】

本病的病因不明，目前认为可能与内分泌功能紊乱、下丘脑-垂体-卵巢平衡失调有关。典型的病理变化如下：

1．卵巢变化　双侧卵巢较正常增大 2～5 倍，表面光滑，包膜增厚，灰白色，坚韧。镜下见大小不等≥12 个囊性卵泡，包膜较正常厚 2～4 倍，包膜下见多个不成熟阶段呈囊性扩张的卵泡及闭锁卵泡，无成熟卵泡生成及排卵迹象。

2．子宫内膜变化　因持续无排卵，子宫内膜长期受雌激素刺激，呈现出不同程度的病理改变，可表现为单纯型增生、复杂型增生、不典型增生，甚至提高子宫内膜癌的发病率。

【临床表现】

1．月经不调　最主要症状，多表现为月经周期不规律、月经稀发、渐致闭经。

2．不孕　由月经不调和无排卵所致。

3．肥胖　40%～60% 患者出现肥胖，常呈中心型肥胖。

4．多毛、痤疮　由雄激素过高所致，毛发分布有男性型倾向。

【诊断】

根据病史、临床表现，一般可明确诊断。临床表现不典型的，则需要进行相关的辅助检查以明确诊断。

【治疗】

1．中医治疗　可参照闭经、不孕症等病证进行辨证论治，不再赘述。

2．西医治疗

（1）一般治疗：肥胖型患者，可通过节制饮食和增加运动的方法减轻体重，可增加胰岛素敏感性，降低胰岛素、睾酮水平，从而恢复促排卵及生育功能。

（2）药物治疗：

1）调整月经周期：口服避孕药是相对安全的方法。口服短效避孕药，3～6个月为一个疗程，可重复使用。能抑制毛发生长，治疗痤疮。

2）降低雄激素：能降低高雄激素血症和治疗高雄激素体征。地塞米松每晚口服0.25mg。

3）改善胰岛素抵抗：对肥胖或有胰岛素抵抗者用胰岛素增敏剂。二甲双胍口服每次500mg，每日2～3次。

4）诱发排卵：有生育要求的患者，在上述治疗之后，再行促排卵治疗。于月经第5日，每日口服氯米芬50mg，连服5日。停药后5～10日出现排卵。若无效，于下周期将药量加大至每日100mg。连续用3个周期。不宜长期服用，以免导致卵巢过度刺激综合征。在治疗过程中密切观察排卵情况。对闭经患者，先用黄体酮引起撤药性出血，出血的第5日开始用药。

（3）手术治疗：腹腔镜下卵巢打孔术或卵巢楔形切除术。

第四节　崩　漏

崩漏是指经血非时暴下不止或淋漓不尽，前者称之崩中，后者称之漏下；崩与漏虽出血情况不同，然两者常交替出现，且病因病机基本一致，故统称崩漏。本病属妇科常见病，亦属疑难急重病证。多因肾-天癸-冲任-胞宫生殖轴严重紊乱，导致月经的周期、经期、经量严重失调。

西医学称为"无排卵性功能失调性子宫出血"。

知识链接

无排卵性功能失调性子宫出血子宫内膜的病理改变

崩漏属西医学中无排卵性功能失调性子宫出血，以月经周期紊乱，经行时间长短不一，量多少不定为主症。由于子宫内膜持续受雌激素作用，而无孕激素拮抗，可发生不同程度的增生性变化，少数呈萎缩性改变。病理改变为：

1．子宫内膜增生症：①单纯型增生；②复杂型增生；③不典型增生：为子宫内膜癌前期病变。

2．增生期子宫内膜。

3．萎缩型子宫内膜。

【病因病机】

崩漏之本在肾，病位在冲任，变化在气血。主要病机为冲任不固，不能制约经血，血海蓄溢失常，经血非时而下。

1．血热　有实热和虚热之分。

（1）实热：素体阳盛血热；或素性抑郁，久郁化火；或外感热邪；或过食辛燥助阳之品，热伏冲任，迫血妄行，发为崩漏。

（2）虚热：素体阴虚；或久病、失血伤阴，虚火内炽，扰动血海，冲任失约，故经血非时妄行。

2. 肾虚 有肾阴虚和肾阳虚之分。

（1）肾阴虚：房劳多产，伤精耗血，肾阴亏损，虚火内生，热扰冲任，迫血妄行，可致崩漏。

（2）肾阳虚：先天禀赋不足，或绝经前后肾气渐衰，或久病伤肾，肾阳虚衰，封藏失职，冲任不固，经血失约，亦可致崩漏。

3. 脾虚 素体脾虚，或思虑、劳倦过度，或饮食不节，损伤脾气，致脾虚气弱，统摄无权，冲任不固，经血失约，而成崩漏。

4. 血瘀 素性抑郁，肝气郁结，气滞血瘀；或经期、产后余血未尽，复感寒邪，寒凝血瘀；或久漏成瘀，冲任瘀阻，新血难安，离经妄行，而致崩漏。

【诊断要点】

1. 临床表现 月经周期、经期、经量严重紊乱。发病前常伴有不同程度的停经史，或量多暴下如注，或量少淋漓不尽。量多，或迁延日久，常伴有不同程度的贫血。

2. 检查

（1）妇科检查：出血来自子宫腔，注意生殖器官无器质性病变，有无妊娠因素等。

（2）辅助检查：B超、诊断性刮宫、血液检查、BBT测定、宫腔镜检查等有助于诊断，并排除器质性疾病、全身性疾病等原因引起的阴道出血。

【鉴别诊断】

1. 月经不调 月经周期，或经期、经量发生异常，不会同时发生紊乱。

2. 赤带 带下呈血性，月经正常。妇科检查多能鉴别。

3. 外阴、阴道损伤出血 有相关外伤史，妇科检查可见伤口，有活动性持续出血，色鲜红。

4. 生殖器官肿瘤 阴道流血，或有小腹压痛，妇科检查，子宫增大。结合B超、宫腔镜检查等有助于鉴别。

5. 其他 由肝脏疾病、血液病等导致的不规则阴道出血，通过询问病史、血液检查、骨髓细胞检查等，不难鉴别。

【辨证论治】

辨证主要是根据出血的量、色、质变化，结合全身证候、舌脉及起病的久暂，辨其寒、热、虚、实。久崩久漏，或暴崩不止，色淡暗，质稀，多属寒；经血非时暴下，量多势急，血色鲜红或深红、质稠，多属实热；淋漓难尽，色紫红、质稠，多属虚热；经血淋漓不尽或非时暴下不止，色淡、质稀，多属虚；时来时止，时多时少、色暗夹块，多属瘀。

崩漏虚多实少，热多寒少。青春期多肾气不足，冲任未充；育龄期多肝郁血热，冲任受损；绝经过渡期多脾气虚弱或肝肾亏损，冲任不固。

崩漏的治疗，本着"急则治其标，缓则治其本"的原则，灵活运用塞流、澄源、复旧三法。

（1）塞流：即止血。暴崩之际，急当防脱止血，首选补气摄血。若出血量多势急，需行中西医结合治疗。

（2）澄源：即正本清源，亦是求因治本。暴血缓减后需行辨证论治，常用补肾、疏肝、健脾、益气、清热、化瘀等法。

（3）复旧：即固本善后，调理恢复。青春期重在补益肾气，固摄冲任；育龄期重在舒肝养肝，调理冲任；绝经期重在滋肾扶脾，调摄冲任。调经以肾为本，故宜补肾固冲调经，本固血充则经水自调。

治崩三法不可截然分开，塞流需澄源，澄源当固本，复旧须求因。须结合病情相互参合，灵活运用，因证施治。

1. 血热证

（1）虚热证

主要证候：经行无期、量少淋漓不尽或量多势急，色鲜红、质稠；两颧潮红，烦热少寐，咽干口燥,便结尿黄;舌红、少苔,脉细数。

证候分析:阴虚失守,冲任不固,故经行无定期;血为热灼,阴血亏虚,故经行量少,淋漓不尽;虚热煎熬,则色鲜红、质稠;虚热上浮,故两颧潮红;虚火灼津扰神,故烦热少寐,咽干口燥;舌红、少苔,脉细数,均为阴虚内热之象。

治法:养阴清热,固冲止血。

方药:保阴煎(《景岳全书》)加沙参、麦冬、阿胶。

黄柏 黄芩 生地黄 熟地黄 白芍 续断 山药 甘草

方中黄柏、黄芩清热泻火;生地黄养阴清热;熟地黄、白芍养血敛阴;续断、山药补肝肾、固冲任;甘草调和诸药。另加沙参、麦冬清热养阴;阿胶滋阴补血。全方共奏养阴清热,止血调经之效。

若出血量多,酌加女贞子、墨旱莲滋肾养肝;五心烦热,加银柴胡、白薇、生龟板平肝潜阳。

(2)实热证

主要证候:经血非时暴下,或淋漓不尽又时而增多、质稠有块、色深红;烦热口渴,便结尿黄;舌红、苔黄,脉滑数。

证候分析:阳盛血热,热伏冲任,扰动血海,迫血妄行,故经血非时暴下,或淋漓不尽;血为热灼,则经质稠夹有血块,经色深红;热扰心神伤津,则烦热,口渴,便结尿黄;舌红、苔黄,脉滑数,均为实热内蕴之证。

治法:清热凉血,止血调经。

方药:清热固经汤(《简明中医妇科学》)。

黄芩 焦栀子 生地黄 地骨皮 阿胶 龟板 地榆 棕榈炭 藕节 牡蛎 生甘草

方中阿胶、龟板滋阴潜阳,补肾养血;黄芩、栀子、生地黄清热凉血;合地骨皮以增强养阴、清热、凉血之功;地榆、棕榈炭、藕节清热凉血,收涩化瘀;牡蛎育阴潜阳;生甘草调和诸药,清热解毒。方中诸药各司其职,共奏清热凉血,止血调经之功。

若兼见两胁、少腹胀痛,加夏枯草、柴胡、龙胆草清肝泄热;湿热阻滞冲任,少腹疼痛,去阿胶,酌加黄柏、红藤、忍冬藤、茵陈清热利湿。

2.肾虚证

(1)肾阴虚证

主要证候:多见青春期或经断前后女性出现经乱无期,淋漓不尽或闭经数月后,突然暴崩不止、色鲜红、质稠;头晕耳鸣,腰酸膝软,五心烦热;舌偏红、苔少,脉细数。

证候分析:肾阴匮乏,封藏失司,冲任不固,故经乱无期,淋漓不尽或暴崩不止;阴虚血热,则经色鲜红、质稠;阴虚腰府、脑髓失养,则腰酸膝软,头晕耳鸣;水不济火,故五心烦热;舌偏红、苔少,脉细数,均为肾阴亏虚之象。

治法:滋肾益阴,固冲止血。

方药:左归丸(《景岳全书》)去牛膝,合二至丸(《医方集解》)。

左归丸:熟地黄 山茱萸 山药 枸杞子 菟丝子 龟板胶 鹿角胶 川牛膝

二至丸:女贞子 墨旱莲

方中重用熟地黄滋肾填精,大补真阴;山茱萸养肝滋肾,涩精敛汗;菟丝子益肝肾,强腰膝,健筋骨;山药滋补肝肾;枸杞子补肾益精,养肝明目;龟板胶育阴止血,鹿角胶补肾填精,两胶合用,取其阳中求阴之义;女贞子益肝补肾,墨旱莲入肾益精。牛膝活血并引血下行,故去之。全方共奏滋肾益阴,固冲止血之效。

若肝阴失养,兼见咽干、眩晕者,选加生牡蛎、玄参、夏枯草养阴清热,平肝潜阳;心阴不足,心烦不寐,酌加柏子仁、五味子、夜交藤养心安神。

(2)肾阳虚证

主要证候：经乱无期，出血量多，或暴下不止或淋漓不尽、色淡、质稀；面色晦暗，畏寒肢冷，腰膝酸软，小便清长，大便溏薄，小腹空坠；舌淡、苔白，脉沉细。

证候分析：肾阳虚衰，肾气不足，封藏失职，冲任不固，故经行无期，淋漓不尽或暴下不止；阳虚火衰，血失温煦，则质稀、色淡；阳虚失煦，命门火衰，故腰膝酸软，畏寒肢冷，面色晦暗，小腹空坠；脾肾阳虚，则大便溏薄，小便清长；舌淡、苔白，脉沉细，均为肾阳不足之象。

治法：温肾固冲，止血调经。

方药：右归丸（《景岳全书》）去肉桂，加补骨脂、淫羊藿。

肉桂　制附子　熟地黄　山药　山茱萸　枸杞子　杜仲　鹿角胶　菟丝子　当归

方中制附子、鹿角胶、淫羊藿为君药，温肾壮阳，填精补髓；熟地黄、山茱萸、补骨脂、枸杞子、山药滋肾益阴，养肝补脾；杜仲补益肝肾，强筋健骨；菟丝子补阳益阴，固精缩尿；当归养血和血；肉桂性温活血，血量多时宜去之。全方共奏温补肾阳，固冲止血之效。

若出血量多，加黄芪、人参补气摄血；肾气不足，加紫河车，补肾益冲；量多色暗有块，伴小腹疼痛，寒凝血瘀者，酌加炒蒲黄、乳香、没药、炮姜温经祛瘀止血。

3. 脾虚证

主要证候：经血非时而下，崩中暴下继而淋漓不尽，色淡、质稀；面色㿠白，或面浮肢肿，四肢不温，神疲气短；舌淡、苔薄白，脉细弱。

证候分析：脾虚气陷，血失统摄，则经血非时暴下不止，日久渐成漏下；脾虚火衰，血失温煦，故经血质稀，色淡；脾阳不振，故面色㿠白，四肢不温；中气不足，故神疲气短；水湿内停，则面浮肢肿；舌淡、苔薄白，脉细弱，均为气虚之征。

治法：健脾益气，摄血固冲。

方药：固本止崩汤（《傅青主女科》）去当归，加升麻、山药、大枣、乌贼骨。

黄芪　人参　白术　黑姜　熟地黄　当归

方中黄芪、人参、白术补气培元，固冲摄血；升麻升提气机；黑姜温中止血；山药、大枣健脾补血；熟地黄养血滋阴；乌贼骨涩血固冲。当归药性温热，走而不守，故不用。全方共奏气血双补，摄血固冲之功。

若崩中量多者，重用黄芪、人参、白术益气摄血，加侧柏叶、仙鹤草、棕榈炭敛阴涩血止血；若久漏不止，或少腹胀痛者，选加炒蒲黄、益母草化瘀止血。

4. 血瘀证

主要证候：经血非时而下，量时多时少，时下时止，或淋漓不断，或停闭日久又突然崩中，继而漏下，色紫暗有块；小腹疼痛；舌质紫暗或有瘀斑、瘀点，苔薄白，脉弦涩。

证候分析：胞脉瘀阻，新血难安，则经乱无期，或暴崩不止，或淋漓不尽；离经之血时流时瘀，故出血时下时止，经色紫暗有块；瘀阻气血不畅，故小腹疼痛；舌质紫暗或有瘀斑、瘀点，脉弦涩，均为血瘀之征。

治法：活血化瘀，止血调经。

方药：四物汤（《太平惠民和剂局方》）合失笑散（《太平惠民和剂局方》）加益母草、三七、茜草炭、乌贼骨。

四物汤：熟地黄　川芎　当归　白芍

失笑散：蒲黄　五灵脂

四物汤和血补血调经；失笑散祛瘀活血止血；加益母草、三七、茜草炭增强活血祛瘀之功；乌贼骨涩血不留瘀。全方共奏活血化瘀，止血调经之功。

若出血量多色红，兼见口苦者，选加牡丹皮、夏枯草、地榆、仙鹤草化瘀泄热；若兼有少腹冷痛者，加乌药、炮姜温经散寒止痛。

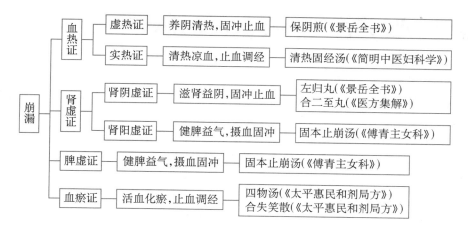

【急症处理】

崩漏属妇科急重证,暴崩不止,致气随血脱,阴阳离决,甚至脱证厥证,危及生命。故暴崩之际,当止血防脱,需采取中西医结合抢救措施。

1. 药物治疗

(1) 宫血宁胶囊:适用于血热崩漏,每次2粒,每日3次。

(2) 三七胶囊:适用于血瘀崩漏,每次3粒,每日2～3次。

(3) 止血中药的选择:为提高止血疗效,可在辨证的基础上,酌加相应的止血药。益气补虚:人参、黄芪、山药、党参、大枣等;清热止血:黄芩、黄柏、败酱草、蒲公英、贯众、大黄、夏枯草、红藤等;凉血止血:地榆、槐花、大蓟、小蓟、紫草、牡丹皮、侧柏叶、白茅根等;化瘀止血:三七、益母草、炒蒲黄、炒五灵脂、茜草根(炭)等;温经止血:炒艾叶、炮姜炭、炒续断、伏龙肝等;固涩止血:龙骨、牡蛎、乌贼骨、棕榈炭、金樱子、仙鹤草、血余炭等;养血止血:阿胶、鹿角胶、龟板胶、当归炭、生地黄等。

(4) 性激素止血:常用雌、孕、雄激素。

2. 针灸治疗

(1) 断红穴(在手背第二、三掌骨间),先针后灸,留针20分钟。

(2) 隐白、百会、神阙、关元,艾灸,每日2～3次,每次20分钟。

3. 对症及手术治疗:

(1) 抗休克:输液、输血补充血容量(见附:功能失调性子宫出血)。

(2) 已婚妇女和围绝经期妇女,首选诊断性刮宫,刮取组织送病理检查,明确诊断的同时可达到止血的效果。

(3) 年龄较大或其他治疗无效者,可选择电凝切除子宫内膜或子宫切除术。

【预后转归】

治疗得当,崩漏多可在短时间内治愈;治疗不当可导致贫血、休克、继发感染,如抢救不及时可危及生命。

【预防调摄】

1. 计划生育,积极治疗有出血倾向的月经不调。

2. 调畅情志,避免精神刺激,保持心情愉快。

3. 暴崩下血时,应卧床休息,勿冒雨涉水。

4. 出血期间保持局部清洁,禁房事及盆浴。

5. 加强营养,多进高蛋白及含铁高的饮食,忌辛辣生冷之品。

病案分析

杨某,女,28岁,1975年8月23日初诊。

阴道出血50余天。患者以往月经正常,末次月经6月2日,行经7日,量偏少。于7月1日经来淋漓不止,曾行诊断性刮宫为"增殖期子宫内膜",术后阴道仍淋漓出血不止,持续50多天,经治疗不愈,尿妊娠试验(−)。舌质暗淡,苔白;脉细缓。

诊断为崩漏,辨证为血虚血瘀,冲任失调,治宜养血活血,化瘀调经。

处方:当归三钱,川芎一钱半,桃仁一钱,红花一钱,益母草二钱,泽兰二钱,丹参二钱,赤芍二钱,没药一钱半,柴胡一钱,炒荆芥穗二钱,蒲黄炭二钱

服药5剂后血止,上方再服3剂以巩固疗效。随访药后规律行经,未见异常出血。

分析:本案依据诊断性刮宫"增殖期子宫内膜",故仍可确诊为功能失调性子宫出血。中医诊断为血虚血瘀型崩漏,证属血虚血瘀,冲任失调。养血活血,化瘀调经对的之法,故疗效显著。

(北京中医医院等.刘奉五妇科经验[M].北京:人民卫生出版社,2006.)

附:功能失调性子宫出血

功能失调性子宫出血简称功血,是由于生殖内分泌轴功能紊乱引起的异常子宫出血,可分为无排卵性和有排卵性两大类。

一、无排卵性功能失调性子宫出血

好发于青春期和绝经过渡期的妇女。

【病因】

由于机体受内部和外界因素(如:过度劳累、精神紧张、环境及气候骤变、全身疾病及营养不良等)影响,通过大脑皮层和中枢神经系统,引起下丘脑 - 垂体 - 卵巢轴功能调节或靶细胞效应异常,而导致异常子宫出血。

【临床表现】

月经周期紊乱,经期长短不一,血量多少不定。出血量多或时间长时,常继发贫血,甚至可致休克。

【诊断】

根据病史,体格检查及辅助检查,排除妊娠病、生殖器官肿瘤等相关疾病,才能明确诊断。

1. 病史 询问异常出血情况,诊疗经过,结合患者的年龄、月经史、婚育史、一般健康情况,排除他病。

2. 妇科检查 无明显器质性病变。

3. 辅助检查

(1)诊断性刮宫:适用于年龄大于35岁、药物治疗无效、有子宫内膜癌高危因素的已婚妇女。可明确诊断,且有止血作用。

(2)激素测定:有助于排除其他内分泌疾病,明确诊断。

(3)BBT测定:基础体温呈单相型,提示无排卵。

(4)其他:血常规、凝血功能检查等,可排除凝血功能异常导致的出血。

【治疗】

治疗原则:止血,调整周期,促进排卵(绝经过渡期除外),纠正贫血,预防感染。

1．一般治疗　适当休息，加强营养，纠正贫血，预防感染。

2．止血　对大量出血者，要求 8 小时内明显见效，24～48 小时内基本止血。

（1）诊断性刮宫：可迅速止血，明确诊断。绝经过渡期及病程长的育龄妇女首选。未婚女子，大量出血、药物治疗无效，经患者或家属事先知情同意，可行诊刮术。

（2）性激素治疗

1）孕激素：体内有一定雌激素水平、血红蛋白值＞80g/L、生命体征平稳的患者，孕激素可使增生期子宫内膜转化为分泌期而止血。又称为"药物刮宫"或"子宫内膜脱落法"。炔诺酮首剂量 5mg，8 小时 1 次，血止后每 3 日减量一次，每次不超过总量的 1/3，直至每日 2.5～5.0mg 的维持量，血止后 21 日停药，停药 3～7 日出现撤药性出血。

2）雌激素：急性大出血患者，大剂量使用雌激素可促使子宫内膜再生，修复创面而止血。有血栓性病史或血液高凝的患者，应禁用。苯甲酸雌二醇每日 3～4mg，分 2～3 次肌内注射，若血量无明显减少则加量，每日最多不超过 12mg。血止后每 3 日减量一次，每次不超过总量的 1/3。

3）雌孕激素联合用药：止血效果优于单一激素。治疗青春期和育龄无排卵性功血，口服避孕药有效。

4）雄激素：围绝经期妇女，雄激素能拮抗雌激素，减少盆腔充血，增强血管张力，减少出血。单独使用效果欠佳。

（3）止血药：用于辅助治疗，减少出血。氨甲环酸 1g，2～3 次 / 日，或维生素 K、酚磺乙胺等。

3．调整月经周期　青春期和育龄妇女血止后，需恢复正常内分泌，建立正常月经周期；绝经过渡期妇女血止后，防止功血复发。

1）雌、孕激素序贯疗法（人工周期）：适用于青春期及育龄功血内源性雌激素水平低下者。模拟月经周期中卵巢激素自然变化，序贯使用雌、孕激素，使子宫内膜发生周期性变化。撤药性出血第 5 日开始，戊酸雌二醇 2mg 或妊马雌酮 1.25mg，每晚 1 次口服，连用 21 日，最后 10 日加服醋酸甲羟孕酮 10mg。连用 3 个周期为 1 疗程。

2）雌、孕激素联合法：尤适合于有避孕要求的患者。撤药性出血第 5 日口服避孕药，每日 1 片，连用 21 日。连续 3 个周期为 1 个疗程。

4．促排卵　氯米芬促排卵。有生育要求的无排卵不孕症患者，针对病因促排卵；青春期不提倡使用促排卵药物。

5．手术治疗　经诊断性刮宫及药物治疗无效，或不宜用药、无生育要求，年龄较大不易随访，可选择子宫内膜切除术或子宫切除术。

二、排卵性功能失调性子宫出血

多发生于育龄期妇女，有排卵且月经周期正常。

【病因】

卵巢虽有排卵，但卵泡发育不良或下丘脑、垂体功能不全，导致月经过多或经期间出血。

（一）月经过多

【诊断】

月经周期及经期正常，经量增多＞80ml；妇科检查无器质性改变；子宫内膜活检呈分泌期内膜；性激素测定正常。

【治疗】

止血药、口服复方短效避孕药、孕激素内膜萎缩法。

（二）经间期出血

分为黄体功能异常及围排卵期出血。

1．黄体功能异常　含黄体功能不足和子宫内膜不规则脱落两类。

（1）黄体功能不足

【诊断】

月经周期缩短，不孕或孕早期流产；妇科检查，无器质性改变；BBT 呈双相型，高温相持续少于 11 日；子宫内膜活检，分泌改变至少落后 2 日。

【治疗】

促卵泡发育及排卵、补充孕激素、绒促性素、口服避孕药。

（2）子宫内膜不规则脱落

【诊断】

月经周期正常，经期延长，量多；BBT 呈双相型，下降缓慢；月经第 5 日诊断性刮宫的病理检查可诊断。

【治疗】

补充孕激素、绒促性素、口服复方短效避孕药。

2．围排卵期出血

【诊断】

排卵期有规律的阴道出血；BBT 呈双相型；出血发生在低、高温相交替之时。

【治疗】

口服复方短效避孕药，抑制排卵，控制周期。

第五节　痛　经

妇女正值经期或经行前后，出现周期性小腹疼痛，或痛引腰骶，甚至剧痛晕厥者，称为"痛经"，亦称"经行腹痛"。痛经的有关记载最早见于《金匮要略·妇人杂病脉证并治》。

知识链接

西医学关于痛经的认识

痛经分为原发性和继发性两类，原发性痛经是指生殖器官无器质性病变的痛经，又称为功能性痛经，占痛经 90% 以上，其发生主要与月经时子宫内膜前列腺素含量增高有关，常见于青年女性；继发性痛经是指由盆腔器质性疾病引起的痛经，如盆腔子宫内膜异位症、盆腔炎性疾病后遗症、子宫腺肌症、妇科肿瘤、宫颈口粘连狭窄等病变所致，多见于育龄期妇女。

本节所述主要指原发性痛经。

【病因病机】

痛经主要病机为冲任、胞宫气血阻滞"不通则痛"；或冲任胞宫失养，"不荣则痛"。其病之所以伴随月经周期而发生，是与经期冲任气血变化有关。非行经期间，由于冲任气血平和，致病因素尚不足以引起冲任、胞宫气血瘀滞或失养，故不发生疼痛。而值经期前后，血海由满盈到溢泄，冲任、胞宫气血变化较平时急骤，故易受致病因素干扰，导致痛经。

1．气滞血瘀　平素抑郁，或忿怒伤肝，肝郁气滞血瘀；或经期产后，余血内留，瘀滞冲任。每值经前经期，气血下注冲任，胞脉气血更加壅滞，经血运行不畅，"不通则痛"，发为痛经。

2．寒凝胞中　多因经期产后外感寒邪；或过食生冷，内伤于寒，血为寒凝；或素体阳虚，阴寒内盛,冲任虚寒,使血滞不行,"不通则痛",发为痛经。

3．湿热蕴结 素有湿热内蕴,或经期、产后感受湿热之邪,与血搏结,阻滞气血,流注下焦,蕴结胞中,气血凝滞,"不通则痛",发为痛经。

4．肝肾亏损 禀赋不足,肝肾素虚;或房劳多产,伤及肝肾,以致精亏血少,冲任失养,加之经行阴血下泻,血海更虚,冲任、子宫失于濡养,"不荣则痛",发为痛经。

5．气血虚弱 素体虚弱,气血不足,或大病久病,耗伤气血,或脾胃虚弱,化源不足,以致气虚血少,冲任失养,经后气血更虚,冲任、胞宫失于濡养,"不荣则痛"。加上气虚无力行血,血行迟缓,冲任经脉不利,亦可发为痛经。

【诊断要点】

1．临床表现 经行小腹痛,伴随月经周期性发作。腹痛多发生在经期第1～2日,行经第1日达高峰,疼痛可呈阵发性、痉挛性或胀痛,或伴下坠感,痛甚时波及腰骶或全腹,严重者面色苍白,肢冷汗出,恶心呕吐,甚至晕厥等。疼痛持续2～3日后缓解,偶有少数腹痛延续至经净,或为经血将净时始觉小腹隐痛。

2．检查

(1) 妇科检查:功能性痛经者,检查多无明显异常。部分患者有子宫体过度屈曲或宫颈口狭窄。器质性痛经者,阳性体征明显。如子宫内膜异位症者多有触痛性结节、子宫活动受限,或伴有卵巢囊实性包块;子宫腺肌症者,多有子宫均匀性增大、压痛明显等。

(2) 辅助检查:盆腔B超、腹腔镜、宫腔镜、血液检查等检查,可以明确诊断。

【鉴别诊断】

1．异位妊娠 异位妊娠多有停经史及早孕反应,腹痛不呈周期性,妊娠试验阳性;妇科检查、B超及阴道后穹隆穿刺等可助鉴别。

2．胎动不安 有停经史,阴道少量流血,腰酸腹痛或下腹坠胀。妇科检查,子宫体增大与停经月份相符;妊娠试验阳性;B超可见宫腔内有孕囊、胚芽,或见胎心搏动。痛经无妊娠征象。

【辨证论治】

痛经的辨证,应根据痛经发生的时间、部位、性质和程度,结合月经的期、量、色、质的变化及全身证候、舌脉来辨其虚实寒热。一般痛在经前、经初者多属实,痛在经后或经行将净者多属虚;腹痛拒按多为实,隐痛喜按多为虚。痛在少腹者病多在肝,痛连腰骶者病多在肾,痛在小腹正中者多为胞宫瘀滞。得热痛减多属寒,得热痛增多属热。胀甚于痛多为气滞,痛甚于胀多为血瘀。本病以实证居多,虚证较少,也有虚实夹杂者。

痛经的治疗原则,以止痛为核心,以调理气血为主。具体实施分两步:经期重在调血止痛以治标,及时缓解、控制疼痛,于经前3～7日用药为宜;平时辨证求因以治本。连续3个月1个疗程。

1．气滞血瘀证

主要证候:经前或经期,小腹胀痛拒按;经量少、血色紫暗有块,块下痛减;胸胁、乳房胀痛,平素抑郁或易怒;舌紫暗、或有瘀点,脉弦涩。

证候分析:肝失条达,经期冲任气血瘀滞,不通则痛,故经行小腹胀痛拒按,经行量少、经色紫暗有块;血块排出,气血稍畅,故腹痛减轻;肝气郁滞,乳络不畅,故乳房、胸胁胀痛;舌紫暗或有瘀点,脉弦涩,均为气滞血瘀之征。

治法:活血化瘀,行气止痛。

方药:膈下逐瘀汤(《医林改错》)。

当归 川芎 赤芍 桃仁 红花 枳壳 延胡索 五灵脂 乌药 香附 牡丹皮 甘草

方中桃仁、红花、川芎、赤芍活血化瘀;延胡索、五灵脂化瘀止痛;当归、牡丹皮养血凉血活血;香附、乌药、枳壳理气行滞;甘草调和诸药。全方具理气活血,祛瘀止痛之功。

若见肝郁化热之象,酌加栀子、黄柏、夏枯草清泄肝热;若痛剧伴见恶心呕吐者,酌加吴茱萸、生姜、半夏和胃降逆。

2.寒凝胞中证

(1)寒凝血瘀证

主要证候:经前或经期,小腹冷痛,得热痛减;经行量少或见推后、色暗有块;畏寒肢冷,面色青白;舌暗、苔白,脉沉紧。

证候分析:寒邪客于胞宫,寒凝血瘀,冲任气血不畅,故经前或经期小腹冷痛;得热则寒散,故得热痛减;血为寒凝,故经血量少或见推后、色暗有块;寒邪伤阳,故畏寒肢冷,面色青白;舌暗、苔白,脉沉紧,为寒凝血瘀之征。

治法:温经散寒,化瘀止痛。

方药:少腹逐瘀汤(《医林改错》)。

小茴香　干姜　延胡索　没药　当归　川芎　官桂　赤芍　蒲黄　五灵脂

方中官桂、干姜、小茴香温经散寒;延胡索、蒲黄、五灵脂、没药化瘀止痛;当归、川芎、赤芍养血活血行瘀。全方共奏散寒除湿,化瘀止痛之功。

若小腹冷痛甚者,加艾叶、吴茱萸散寒止痛;四肢逆冷,加附子、细辛、巴戟天回阳散寒;伴带下量多,肢体酸重者,宜加薏苡仁、羌活以增强散寒除湿之功。若伴肢体困重,带下淋漓或苔白腻,为寒湿阻于胞中,酌加茯苓、苍术健脾燥湿。

(2)阳虚内寒证

主要证候:经期或经后,小腹冷痛,喜揉喜按,得热痛减;经量少、色暗淡;腰酸腿软,大便溏薄,小便清长;舌淡胖、苔白润,脉沉。

证候分析:胞脉系于肾而络于胞中,肾阳虚弱,虚寒凝血,运行不畅,故经期或经后小腹冷痛,经量少、色暗淡;寒得热化,故得热痛减;脾肾阳虚,故腰膝酸软,小便清长,大便溏薄;舌淡胖、苔白润,脉沉为阳虚内寒之象。

治法:扶阳暖宫,温经止痛。

方药:温经汤(《金匮要略》)加艾叶、附子、小茴香。

吴茱萸　当归　芍药　川芎　人参　生姜　麦冬　半夏　牡丹皮　阿胶　甘草　桂枝

方中吴茱萸、桂枝温经散寒止痛;当归、川芎养血活血;人参、半夏、生姜益气温中和胃;芍药、甘草缓急止痛;阿胶、麦冬补血益阴;牡丹皮化瘀行血;加艾叶、附子、小茴香温肾扶阳,散寒止痛。全方共奏温经暖宫止痛之功。

若腰痛者,加杜仲、续断、菟丝子以补肾壮腰。

3.湿热蕴结证

主要证候:经前或经期,小腹灼热胀痛,拒按,痛连腰骶,或平时小腹疼痛,经前加重;经行量多或经期延长,经色暗红、质稠或夹黏液;平素带下量多,黄稠臭秽,小便黄赤;舌红、苔黄腻,脉滑数或濡数。

证候分析:湿热蕴结冲任,不通则痛,故经行小腹灼热胀痛,拒按;胞脉系于肾,故痛连腰骶;湿热扰血,故经行量多,或经期长,经色暗红、质稠或有黏液;湿热下注,故带下量多,黄稠臭秽,小便黄赤;舌红、苔黄腻,脉滑数或濡数,均为湿热内蕴之征。

治法:清热除湿,化瘀止痛。

方药:清热调血汤(《古今医鉴》)加红藤、败酱草、薏苡仁。

牡丹皮　黄连　生地黄　当归　白芍　川芎　红花　桃仁　延胡索　莪术　香附

方中黄连清热燥湿;当归、川芎、桃仁、红花、牡丹皮活血祛瘀通经;香附、莪术、延胡索行气化瘀止痛;生地黄、白芍清热凉血,缓急止痛。加红藤、败酱草、薏苡仁增强清热除湿之功。全方共具清热除湿,化瘀止痛之效。

若月经过多或经期延长，酌加槐花、地榆、仙鹤草止血；若带下量多，酌加黄柏、土茯苓清热止带。

4．肝肾亏损证

主要证候：经期或经后，小腹绵绵作痛，喜按；经行量少、色暗淡、质稀；头晕耳鸣，或有潮热，腰骶酸痛；舌淡、苔薄白或薄黄，脉细弱。

证候分析：肝肾精亏，胞宫于经期更失濡养，故经期或经后小腹绵绵作痛，喜按，经行量少、色暗淡、质稀；肝肾精亏，腰骶、清窍失养，故腰骶酸痛、头晕耳鸣；阴虚内热，故潮热；舌淡、苔薄白或薄黄，脉细弱，均为肝肾亏损之征。

治法：补肾益精，调肝止痛。

方药：调肝汤（《傅青主女科》）。

当归　白芍　山茱萸　巴戟天　阿胶　山药　甘草

方中巴戟天、山茱萸补肾填精；阿胶滋阴益血；当归、白芍养血柔肝，缓急止痛；山药、甘草补脾肾生精血。全方滋肾养肝，缓急止痛。

若伴有潮热、心烦者，酌加青蒿、地骨皮、鳖甲滋阴清热。

5．气血虚弱证

主要证候：经期或经后，小腹隐痛喜按，或小腹及阴部坠痛；月经量少、色淡、质稀；神疲乏力，头晕心悸，失眠多梦，面色无华；舌淡、苔薄，脉细弱。

证候分析：气血本虚，加之经期胞宫更加失于濡养，故经期或经后，小腹隐痛喜按，月经量少、色淡、质稀；气虚中阳不振，故神疲乏力；血虚心神、头面失养，故心悸，失眠多梦，头晕，面色无华；舌淡，脉细弱，均为气血虚弱之征。

治法：益气补血，和营止痛。

方药：圣愈汤（《医宗金鉴》）加香附、延胡索。

人参　黄芪　熟地黄　白芍　当归　川芎

方中人参、黄芪补脾益气；熟地黄、白芍、当归、川芎补血和血，白芍又可缓急止痛；加香附、延胡索理气止痛。全方益气补血，胞宫复得濡养，则疼痛自除。

若失眠多梦者，酌加茯神、远志、五味子养心安神；腰酸肢冷者，酌加杜仲、续断补养肝肾。

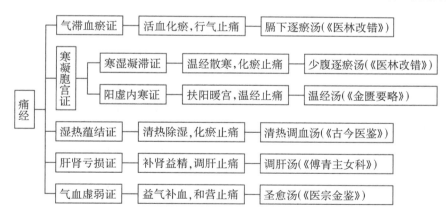

【急症处理】

1．针灸治疗

（1）体针：主穴：足三里、三阴交、中极、次髎；配穴：寒者，加归来、地机；气滞者，加太冲穴；腹胀者，加天枢、气海；胁痛者，加阳陵泉、光明。

（2）耳针：选取子宫、交感、内分泌、肾等穴。

2．前列腺素合成酶抑制剂　布洛芬（芬必得）200～400mg，2～3次/日。

【其他疗法】

1. 穴位敷贴　用麝香痛经膏外敷穴位,取穴子宫、三阴交、气海或腹部痛点,痛经发作时敷贴,1～3日更换1次,痛经消失后除去。适于气滞血瘀证。

2. 推拿按摩　在气海、关元穴各加麝香风湿油2～3滴,然后按摩3～5分钟。用于经行腹痛。

3. 中成药　田七痛经胶囊、元胡止痛片、少腹逐瘀胶囊等随证选用。

【预后转归】

中医药治疗痛经疗效良好。痛经的预后与痛经的类型有关,原发性痛经患者若得到有效的治疗,常能痊愈。继发性痛经患者的预后常与引起痛经的原发疾病有关,有的盆腔器质性病变用药物治疗疗效不佳时,则需手术治疗。

【预防调摄】

1. 宣传月经生理常识,消除恐惧焦虑心理,注意调节情绪,保持心情舒畅。

2. 经期注意保暖,忌冒雨涉水、游泳等以免受寒。

3. 经期禁房事,以免发生子宫内膜异位症及盆腔感染。

4. 不宜食用生冷、寒凉、油腻之品,以免妨碍气血畅行。

病案分析

患者,女,24岁。2011年12月11日初诊。

自诉痛经,甚则呕吐,泄泻,得温可缓解;月经量多,经期畏冷,手足尤甚,精神疲乏;舌苔薄白,脉细。中医诊断为虚寒性痛经。治宜温经散寒养血。方选温经汤加减。

处方:党参15g,肉桂6g,当归10g,白芍10g,川芎10g,牡丹皮10g,法半夏10g,麦冬10g,阿胶珠10g,吴茱萸5g,甘草6g。15剂。水煎服,每日1剂,分2次温服。自诉药后痛经缓解大半,诸症减轻,后守方加减治疗痊愈。

分析:此案患者,具有行经时腹部明显畏冷,得温可缓解的症状,辨证属冲任虚寒。拟温经汤温经散寒,养血化瘀治之,收效甚佳。

[姚欣艳,张维维.熊继柏教授辨治痛经医案3则[J].中医药导报,2015,21(19):78-79.]

附:子宫内膜异位症

具有活性的子宫内膜组织(腺体和间质)出现在子宫体以外部位时,称为子宫内膜异位症(endometriosis,EMT),简称内异症。本病是引发继发性痛经与不孕症的主要原因之一。异位内膜可侵犯全身任何部位,但绝大多数出现在盆腔脏器和壁腹膜,以卵巢及宫骶韧带最常见。该病多发于育龄期妇女,以25～45岁患者居多,为性激素依赖性疾病。近年来发病率呈明显上升趋势。

中医学古文献中并无"子宫内膜异位症"的病名记载,根据其临床表现,可归属在"痛经""不孕""癥瘕"等病证中。

【病因病理】

1. 病因　西医学对本病的发病机制尚不完全清楚,主要有下列几种学说:种植学说、体腔上皮化生学说、诱导学说,还可能与遗传因素、免疫与炎症因素等有关。

2. 病理　主要病理变化为异位内膜随卵巢激素的周期性变化而发生周期性出血,使周围纤维组织增生和囊肿、粘连,形成大小不等的紫蓝色结节或包块。病位主要在盆腔,其中以卵巢最为常见,可形成单个或多个囊肿,因囊肿内含暗褐色黏糊状陈旧血,状似巧克力液体,故又称为卵巢巧克力囊肿。病变可因发生部位和程度不同而有所差异。

【临床表现】

1. 疼痛　本病最典型的症状是继发性痛经、进行性加重。往往于经前 1～2 日开始，经期第 1 日最剧，常持续整个经期。疼痛多位于下腹或腰骶部，可放射至阴道、会阴、肛门或大腿内侧。疼痛的严重程度与病灶大小不一定成正比，有的盆腔内小的散在病灶可能引起剧痛。但亦有部分患者无痛经史，可出现性交痛，经前尤为明显。

2. 月经异常　多表现为周期短、经期长和经量多等症状。

3. 其他　部分患者可伴原发或者继发性不孕，或者自然流产。盆腔内异症可在局部出现周期性疼痛、出血和肿块等；肠道内异症可出现腹痛、腹泻、周期性便血等；膀胱、肺部内异症可发生周期性尿血、咯血。

【诊断】

1. 体征　本病病变多局限于盆腔。双合诊检查可见子宫多后倾固定，活动受限，在子宫后壁下方、宫骶韧带或子宫直肠窝处可扪及 1 个或数个触痛性结节。病变累及卵巢者，可于一侧或双侧附件触及囊实性包块，活动度差，有压痛。病变累及直肠阴道间隙时，可在阴道后穹隆触及，或直接看到局部隆起的小结节或紫蓝色斑点。病变在宫颈者，可见宫颈表面有稍突出的紫蓝色小点或出血点。

2. 辅助检查

(1) 血液检查：测定血清 CA125、CA19-9、抗子宫内膜抗体(EMAb)等可提高内异症诊断率。

(2) B 超检查：可诊断卵巢子宫内膜异位症和膀胱、直肠子宫内膜异位症，能确定异位囊肿的位置、大小和形状。

(3) 腹腔镜检查：是目前诊断子宫内膜异位症的最佳方法。疑为内异症的不孕症患者，妇科检查及 B 超检查均无阳性发现的慢性腹痛及痛经进行性加重者，应首选腹腔镜检查。在腹腔镜下对可疑病变进行活检，有助诊断。

【鉴别诊断】

1. 卵巢恶性肿瘤　腹痛、腹胀为持续性，早期无症状，但病情发展迅速，可扪及盆腔内包块，常伴有腹水。凡诊断不明确时应尽早剖腹探查。

2. 盆腔炎性包块　多有盆腔炎性疾病病史或反复感染发作史，腹痛无周期性，平时亦有下腹部隐痛。可伴有发热和白细胞增高，抗感染治疗对盆腔炎性疾病有效，但对内膜异位症无效。

3. 子宫腺肌病　痛经症状与子宫内膜异位相似，多位于下腹正中且更剧烈。检查可见子宫呈均匀性增大，质较硬，有压痛，经期尤为显著。此病常与子宫内膜异位症合并存在。

【治疗】

1. 药物治疗　目的是缩小和去除病灶、缓解疼痛、促进生育等。主要采用激素使患者假孕或假绝经。此法不适于卵巢异位囊肿。

(1) 口服避孕药：用法为口服复方炔诺酮片，每日 1 片，连续 6～9 个月。造成类似妊娠的人工闭经，称为假孕疗法。适用轻度子宫内膜异位症患者。

(2) 孕激素：口服甲羟孕酮 30mg/d，连续服用 6 个月。通过抑制垂体促性腺激素分泌，使子宫内膜及异位内膜萎缩而闭经。停药数月后月经恢复正常。

(3) 达那唑(danazol)：达那唑 200mg，每日 2～3 次，从月经第 1 日开始服用，连续服 6 个月。本药可暂时减少卵巢激素的分泌，使子宫内膜萎缩，导致闭经，因 FSH、LH 呈低水平，又称为假绝经疗法。适用于病变轻、中度内异症痛经明显的患者。此药大部分在肝脏代谢，服药期间应定期查肝功能。

(4) 孕三烯酮(gestrinone)：也是一种假绝经疗法。每周仅需用药 2 次，每次 2.5mg，于月经第 1 日开始服药，6 个月为 1 个疗程。孕三烯酮与达那唑相比，疗效相近，但不良反应较小，用药量少。

（5）促性腺激素释放激素激动剂（GnRH-a）：此疗法称为药物性卵巢切除。抑制垂体分泌促性腺激素，导致卵巢激素水平明显下降，出现暂时性闭经。目前常用药物有亮丙瑞林、戈舍瑞林等。

2．手术治疗 腹腔镜手术是治疗本病的首选手术方法。对于病变较重者，可根据病灶的基本性质和范围，是否希望保留生育能力等情况，选择手术方案。

3．手术与药物联合 即术前给予 3～6 个月的药物治疗，使病灶缩小、软化后，手术治疗；或术后可能复发者，应给予 6 个月的药物治疗，防止复发。

第六节　月经前后诸证

月经前后诸证是指女子在经行前后或行经期间，周期性反复出现乳房胀痛、泄泻、头痛、身痛、吐衄、瘙痒、发热、肢体浮肿、口舌糜烂、情志异常等一系列症状者。这些症状可单独出现，也可二三症同见，多在月经前 1～2 周出现，月经来潮后症状即减轻或消失。

西医学的经前期综合征可参照本病治疗。代偿性月经可参照经行吐衄治疗。

知识链接

经前期综合征

经前期综合征（premenstrual syndrome，PMS）是指反复在黄体期出现周期性以情感、行为和躯体障碍为特征的综合征。月经来潮后，症状自然消失。本病确切病因尚不清楚，可能与精神社会因素、卵巢激素失调和神经递质异常有关。主要症状可归纳为：①躯体症状；②精神症状；③行为改变。

【病因病机】

本病的发生，与经前、经期的生理变化、患者情志因素和体质因素有密切关系。脏腑功能失调，气血失和是导致本病的基本病机。常见的病因病机有：

1．肝气郁结 素体情志抑郁，经前或行经之时，肝失血养，肝气更郁，脉络壅滞，则致经行乳房胀痛、经行头痛、经行情志异常；肝郁化热，营卫失调，则经行发热；肝火夹冲气上逆，灼伤血络，则经行吐衄；肝郁脾湿，水湿内停，溢于肌肤，则致经行浮肿。

2．脾肾亏虚 禀赋不足，房劳多产伤肾，或劳倦伤脾，致脾肾亏虚，脾失运化，肾失化气行水，水湿内停，溢于肌肤，则致经行浮肿；湿渗大肠，水走肠间，则致经行泄泻。

3．阴虚 素体阴虚，或房劳多产，或久病大病，损伤阴血。经期阴血下注胞宫，营阴愈虚，乳络失养，则致经行乳房胀痛；阴虚火热，虚火上炎，灼伤肺络，则致经行吐衄；灼伤口舌，则致经行口糜；阴虚不能敛阳，虚热内生，则致经行发热；阴虚不制阳，肝阳上亢，则致经行头痛。

4．血虚 素体血虚，或大病久病，或经行量多耗伤气血，或脾虚气血化源不足，行经时阴血下注冲任，阴血愈虚。血虚清窍失养，则致经行头痛；营血亏虚，肢体筋脉失养，则致经行身痛；禀赋不足，阴血亏虚，营卫失调，则致经行发热。

5．血瘀 头部损伤，或宿有瘀血，或情志不畅，气滞血瘀等，皆可致血行不畅。行经时气血下注胞宫，瘀血阻络，气血运行受阻，加重脑络阻滞，则致经行头痛；情志内伤，肝失疏泄，经期冲任气血更滞，气机升降失常，水湿运化不利，泛溢肌肤，则经行浮肿。

6. 风热 素体阳盛，或内有伏热或痰热，经行血下，腠理疏松，风热之邪得以乘虚入侵，或风邪与内热相结，郁于肌表，发为风热感冒。

【诊断要点】

1. 临床表现 伴随月经周期反复发作，如乳房胀痛、头晕、头痛、身痛、感冒、发热、吐血衄血、口舌糜烂、泄泻、肿胀、情志异常、痤疮等症状。症状多出现在月经前1～2周，经前2～3日症状加重，经净后症状逐渐消失。

2. 检查

（1）体格检查：每随月经周期出现乳房有触痛性结节，或口腔溃疡，或颜面及下肢凹陷性水肿，或出现痤疮等，月经干净后逐渐消失。

（2）妇科检查：一般无器质性病变。

（3）辅助检查：B超、血清性激素测定、乳腺B超或红外线检查、BBT、血常规、尿常规、CT、MRI、胸部X线检查等均有助于诊断。

【鉴别诊断】

月经前后诸证与某些内、外科疾病的症状相似，如头痛、乳房胀痛、水肿、吐衄、感冒等，需加以鉴别。鉴别要点是月经前后诸证的症状均与月经关系密切，有明显周期性，相关辅助检查可助鉴别。

一、经行乳房胀痛

每于行经前后或正值经期，出现乳房作胀，甚则胀满疼痛不能触衣，或乳头痒痛，称"经行乳房胀痛"。

【辨证论治】

本病病性有虚、实之分。一般实证多痛于经前，乳房按之胀满，经后胀痛渐止；虚证多痛于经后，乳房按之柔软无块。

治疗以疏肝养肝，通络止痛为主。实者宜疏肝理气通络，常于经前用药；虚者宜滋补肝肾，佐以通络，重在平时调治。

1. 肝气郁结证

主要证候：经前或经期乳房胀满疼痛，或乳头痒痛，甚则痛不可触衣；胸胁胀闷，小腹胀痛，精神抑郁，善太息；经行不畅，血色暗红；舌淡红、苔薄白，脉弦。

证候分析：乳房、乳头及胸胁为肝胃二经分布之处，肝郁气滞，经前经期冲气偏盛，循肝脉上逆，肝郁更甚，乳络不畅，故经行乳房胀痛，或乳头痒痛，胸胁胀闷，精神抑郁，善太息；肝气郁结，冲任阻滞，故经行不畅，血色暗红，小腹胀痛；舌淡红、苔薄白，脉弦，均为肝郁之象。

治法：疏肝解郁，理气止痛。

方药：柴胡疏肝散（《景岳全书》）加生麦芽。

柴胡　枳壳　炙甘草　芍药　川芎　香附　陈皮

方中柴胡疏肝解郁；芍药柔肝养肝，配甘草缓急止痛；枳壳、陈皮、香附理气行滞；川芎活血，加生麦芽消滞散结。全方共奏疏肝解郁，理气止痛之功。

若乳房胀硬有结节者，则加橘叶、穿山甲以理气通络、软坚散结。

2. 肝肾阴虚证

主要证候：经期或经后两乳胀痛，按之柔软无块；腰膝酸软，两目干涩，咽干口燥，五心烦热；月经量少；舌质红、苔薄或少苔，脉细数。

证候分析：精血同源，素体肝肾不足，经期肝血亏虚，乳络失养，故经期或经后两乳胀痛，按之柔软无块；肝肾精血不足，腰府失养，则腰膝酸软，两目干涩；虚热内扰，故见五心烦热，口燥咽干；阴血虚，故月经量少；舌红、少苔，脉细数，皆肝肾阴虚之征。

治法：滋养肝肾，理气通络。

方药：一贯煎（《续名医类案》）。

沙参　麦冬　当归　生地黄　川楝子　枸杞子

方中重用生地黄滋养阴血；沙参、麦冬、当归、枸杞子滋肾养肝；川楝子疏肝理气。全方重在滋养肝肾，使肝气调达，乳络通畅，则乳胀自消。

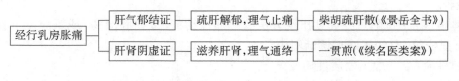

二、经　行　头　痛

每值经期或行经前后，出现以头痛为主要症状者，称为"经行头痛"。

【辨证论治】

本病病性有虚、实之分。一般实证多于经前或经期头痛，多为胀痛或刺痛；虚证多于月经将净时或经后头痛，多为隐痛。同时还应结合头痛部位进行辨证。

本病治疗以调理气血，通经活络为主。

1. 血虚证

主要证候：经期或经后，头痛绵绵；心悸失眠，面白无华；月经量少、色淡、质稀；舌淡、苔薄白，脉细无力。

证候分析：素体血虚，行经则血更虚，不能上荣清窍，故头痛绵绵，面白无华；血虚心神失养，则心悸失眠；冲任血虚，则月经量少、色淡质稀；舌淡、苔薄白，脉细无力，皆为血虚之象。

治法：补血益气，养血止痛。

方药：八珍汤（《正体类要》）加枸杞子、何首乌。

当归　川芎　白芍　熟地黄　人参　白术　茯苓　炙甘草

方中当归、熟地黄、白芍养血补血；人参、白术、茯苓、炙甘草益气健脾；川芎入血分而理气，使归、地补而不滞。加枸杞子、首乌养肝血，滋肾精。全方共奏补血益气止痛之功。

2. 肝火证

主要证候：经行头痛，甚或颠顶掣痛，头晕目眩；月经量偏多、色红、质稠；烦躁易怒，口苦咽干；舌质红、苔薄黄，脉弦细数。

证候分析：素体肝阳偏亢或肝郁化火，行经时冲气偏旺，冲脉附于肝，肝经与督脉上会颠顶，肝火随冲气上逆，而致经行头痛，甚或颠顶掣痛；肝火循经上攻头目，则头晕目眩，口苦咽干；火扰冲任，故月经量稍多、色红、质稠；肝失条达，则烦躁易怒；舌红、苔薄黄，脉弦细数，均为阴虚肝热之象。

治法：养阴清热，柔肝息风。

方药：杞菊地黄丸（《医级》）加钩藤、夏枯草、白蒺藜。

熟地黄　山茱萸　山药　泽泻　牡丹皮　茯苓　枸杞子　菊花

方以六味地黄汤滋肾养肝；辅以枸杞子、菊花养血平肝。加钩藤、夏枯草、白蒺藜以助清肝息风之力。诸药共用，肝肾得养，肝火平息，则头痛自除。

若肝火炽盛，头痛剧烈如劈，面红目赤者可选用羚角钩藤汤加龙胆草、石决明以清热平肝息风。

3. 血瘀证

主要证候：每逢经前、经期头痛剧烈，痛如锥刺；经色紫暗有块，伴小腹疼痛拒按；舌暗或边尖有瘀斑、瘀点、苔薄白，脉细涩或弦涩。

证候分析：素有瘀血内停，阻塞清窍，每逢经期，瘀随血动，欲行不得，故头痛剧烈，痛如锥刺；瘀阻胞宫，则经色紫暗有块，小腹疼痛拒按；舌暗或边尖有瘀斑、瘀点，脉细涩或弦涩，均为血瘀之象。

治法：活血化瘀，通络止痛。

方药：通窍活血汤（《医林改错》）。

赤芍　川芎　桃仁　红花　老葱　麝香　生姜　红枣

方中赤芍、川芎、桃仁、红花活血化瘀通络；老葱、麝香香窜以通上下之气，气通则血活；姜、枣调和营卫。诸药合用，共奏调气活血，化瘀通络之功。

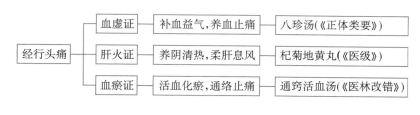

三、经 行 身 痛

每遇经行前后或正值经期，出现以身体疼痛为主症者，称"经行身痛"。

【辨证论治】

辨证要分清虚实。一般痛在经后者，多血虚证；痛在经前或经期，多血瘀证。

治疗以调气血，和经脉为主。

1．血虚证

主要证候：经期或经后，肢体疼痛麻木，肢倦无力；面白无华，心悸失眠；月经量少、色淡、质稀；舌淡、苔薄白，脉细弱。

证候分析：平素血虚，经期更虚，筋脉失养，则肢体疼痛麻木；血虚气弱，不能荣面养心，故肢软乏力，面白无华，心悸失眠；血虚冲任不足，则月经量少、色淡、质稀；舌淡、苔薄白，脉细弱，皆血虚气弱之象。

治法：补益气血，柔筋止痛。

方药：黄芪桂枝五物汤（《金匮要略》）加鸡血藤。

黄芪　桂枝　芍药　生姜　大枣

方中黄芪、白芍益气养血；桂枝和营通痹；生姜、大枣调和营卫。加鸡血藤补血通络。全方共奏补益气血，柔筋止痛之功。若血虚明显，亦可服用当归补血汤加白芍、鸡血藤、丹参、玉竹。

2．血瘀证

主要证候：经前或经期腰膝、肢体、关节疼痛，屈伸不利，得热痛减，遇寒痛甚；月经后期、量少、色暗红，或有血块；舌紫暗或有瘀斑、瘀点，苔薄白，脉沉迟而涩。

证候分析：经期寒邪凝滞经络，气血不畅，故腰膝、肢体、关节疼痛，屈伸不利；血得热则行，故得热痛减，遇寒痛甚；寒邪阻滞胞络，则月经推迟、经量少、色暗红有块；舌紫暗或有瘀斑、瘀点、苔薄白，脉沉迟而涩，皆为寒凝血瘀之象。

治法：活血化瘀，散寒通络。

方药：身痛逐瘀汤（《医林改错》）

当归　川芎　桃仁　红花　甘草　秦艽　羌活　没药　五灵脂　地龙　牛膝　香附

方中桃仁、红花、当归、川芎活血祛瘀；秦艽、羌活祛风除湿；没药、五灵脂、香附行气血、止痛；牛膝、地龙疏通经络以利关节；甘草调和诸药。

```
                   ┌─ 血虚证 ─ 补益气血,柔筋止痛 ─ 黄芪桂枝五物汤(《金匮要略》)
经行身痛 ─────┤
                   └─ 血瘀证 ─ 活血化瘀,散寒通络 ─ 身痛逐瘀汤(《医林改错》)
```

四、经行感冒

每值行经前后或正值经期,出现感冒症状,经后逐渐缓解者,称"经行感冒"。

【辨证论治】

发病虽有风寒、风热、邪入少阳之不同,但病本为虚。

治疗在经期解表祛邪之时,不宜发散太过。平时注意益气和血,扶正固表。

1. 风寒证

主要证候:每于行经之际,恶寒,发热,无汗,头痛身疼,鼻塞流涕,咽痒咳嗽,痰白清稀;舌淡红、苔薄白,脉浮紧。经血净后,诸症缓解。

证候分析:风寒之邪乘虚侵袭肌表腠理,卫阳被遏,故恶寒,发热,无汗;寒凝络脉,则头痛身疼;风寒袭肺,肺失宣降,则鼻塞流涕,咽痒咳嗽,痰白清稀;苔薄白,脉浮紧为表寒之象。经后气血恢复,正安邪去,则经后渐愈。

治法:解表散寒,和血调经。

方药:荆防四物汤(《张皆春眼科证治》)。

荆芥　防风　白芍　熟地黄　当归　川芎

方中四物汤养血和血,此为妇科调经之良剂;荆芥、防风辛温解表。诸药合用,有散寒解表,和血调经之效。

2. 风热证

主要证候:每于经期,发热,微恶风,头痛汗出,鼻塞浊涕,咳痰黄稠,咽痛或红肿,口渴欲饮;舌边尖红、苔薄黄,脉浮数。经血净后,诸症渐愈。

证候分析:素风热犯表,故发热,微恶风寒;风热上扰则头痛汗出;风热犯肺,肺失宣降,则鼻塞流浊涕,咽喉肿痛,咳痰黄稠;舌边尖红、苔薄黄,脉浮数均为风热犯表之征。经净气血平和,正气恢复,则诸症渐愈。

治法:清热疏风,和血调经。

方药:桑菊饮(《温病条辨》)加当归、川芎。

桑叶　菊花　连翘　薄荷　桔梗　杏仁　芦根　甘草

方中桑叶、菊花、连翘、薄荷辛凉解表;桔梗、杏仁宣降肺气,化痰止咳;芦根清热生津;甘草调和药性;当归、川芎养血活血。诸药合用有疏风清热,和血调经之功。

3. 邪入少阳证

主要证候:每于行经之际即出现寒热往来,胸胁苦满,不欲饮食,口苦咽干,心烦欲呕,头晕目眩;舌红、苔薄白或薄黄,脉弦或弦数。经净即愈。

证候分析:素体虚弱,行经之时,气血更虚,外邪犯表,客于半表半里之间,邪正交争,而寒热往来;邪犯少阳,胆胃不和,则胸胁苦满,不欲饮食,口苦咽干,心烦欲呕,头晕目眩;舌红,脉弦均为邪入少阳之征。

治法:调达少阳,和解表里。

方药:小柴胡汤(《伤寒论》)。

柴胡　黄芩　人参　半夏　甘草　生姜　大枣

方中柴胡疏邪透表;黄芩善清少阳相火;人参、半夏、甘草益气和胃;生姜、大枣调和营卫,全方具和解少阳之功。

	风寒证	解表散寒,和血调经	荆防四物汤(《张皆春眼科证治》)
经行感冒	风热证	疏风清热,和血调经	桑菊饮(《温病条辨》)
	邪入少阳证	调达少阳,和解表里	小柴胡汤(《伤寒论》)

五、经 行 吐 衄

每逢行经前后或正值经期,出现周期性的吐血或衄血者,称"经行吐衄",亦称"倒经""逆经"。首载于《医宗金鉴·妇科心法要诀》。出于口者为吐,出于鼻者为衄。临床以鼻衄为常见。

本病类似于西医学的"代偿性月经"。

【辨证论治】

本病是因血热气逆而发,但证有虚、实之分。

治疗以清热降逆,引血下行为主。但不可过用苦寒克伐之剂,以免耗伤气血。

1.肝经郁火证

主要证候:经前或经期吐血、衄血、量较多、色鲜红;烦躁易怒,或乳胁胀痛,口苦咽干,头晕耳鸣;月经常先期、量少甚或不行;舌红、苔黄,脉弦数。

证候分析:肝郁化火,行经冲气偏盛,冲气夹肝火上逆,灼伤血络,血随气升,故上逆而为吐血、衄血,量较多、色鲜红;热扰冲任,冲血上行,则经期超前,经行量少,甚或不行;肝郁化火,乳络不畅,则急躁易怒,乳胁胀痛;肝火炎上,上攻头目,故口苦口干,头晕耳鸣;舌红、苔黄,脉弦数,皆肝火内盛之象。

治法:疏肝清热,引血下行。

方药:清肝引经汤。

牡丹皮 栀子 当归 白芍 生地黄 黄芩 川楝子 茜草 牛膝 白茅根 甘草

方中当归、白芍养血柔肝;生地黄、牡丹皮清热凉血;栀子、黄芩清热泻火;川楝子疏肝理气;茜草、白茅根佐生地黄以增凉血止血之功;牛膝引血下行;甘草调和诸药。全方具清肝泻火,引血下行之功。

2.肺肾阴虚证

主要证候:经前或经期吐血、衄血,量少;腰膝酸软,咳嗽少痰,手足心热,颧红盗汗,咽干鼻燥;月经常先期而至,量少、色红;舌红、少苔,脉细数。

证候分析:经期冲脉气盛,冲气夹肺肾虚火上逆,损伤肺络,故为吐衄;腰府失养,故腰膝酸软;肺失清肃,则咳嗽少痰;虚热内扰冲任,故月经先期,经量少;虚热伤津,则手足心热,颧红盗汗,咽干鼻燥;舌红、少苔,脉细数,皆阴虚内热之象。

治法:滋肾润肺,引血下行。

方药:顺经汤(《傅青主女科》)加牛膝、侧柏叶、白茅根、墨旱莲。

当归 熟地黄 沙参 白芍 茯苓 黑芥穗 牡丹皮

方中当归、白芍养血调经;沙参润肺;熟地黄滋肾养肝,牡丹皮清热凉血;茯苓健脾宁心;黑荆芥引血归经;牛膝引血下行。加侧柏叶、白茅根、墨旱莲凉血止血。全方具滋阴润肺,平冲降逆,凉血止血之功。

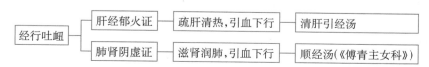

经行吐衄	肝经郁火证	疏肝清热,引血下行	清肝引经汤
	肺肾阴虚证	滋肾润肺,引血下行	顺经汤(《傅青主女科》)

【急症处理】

鼻衄量多时令患者仰卧，头低位，额部用冷毛巾敷，同时用拇指按压迎香穴，可用纱条压迫鼻腔部止血，加用1%麻黄素滴鼻。吐血可口服三七粉，或云南白药。

六、经 行 口 糜

每值临经或经行时，口舌糜烂，如期反复发作，经后渐愈者，称"经行口糜"。

【辨证论治】

本病以热证为主，需详辨虚实。治疗以清热为主，实者清热泻火；虚者养阴清热。

1．阴虚火旺证

主要证候：经期口舌生疮、糜烂；五心烦热，形体消瘦，口干咽燥；月经量少、色红；舌红、少苔，脉细数。

证候分析：阴虚火旺，经期冲脉气盛，夹虚火上犯，灼伤口舌，则发口舌糜烂；虚热内扰，滋养不足，故见形体消瘦，口干咽燥，五心烦热；阴血不足，则月经量少；舌红、苔少，脉细数，乃阴虚内热之象。

治法：滋阴降火。

方药：知柏地黄丸（《医宗金鉴》）。

熟地黄　山茱萸　山药　泽泻　茯苓　牡丹皮　知母　黄柏

方以熟地黄、山茱萸、山药滋补阴液；知母、黄柏、牡丹皮滋阴清肾中伏火；茯苓、泽泻引热由小便而解。全方滋养阴津，清降虚火。

2．胃热熏蒸证

主要证候：经前、经期口舌生疮，糜烂疼痛，渴喜冷饮，或口臭，大便秘结，小便短；月经量多、色深红；舌红、苔黄，脉滑数。

证候分析：口为胃之门户，胃有伏火，经前冲脉气盛，夹胃热熏蒸于上，则见口舌生疮、糜烂疼痛、口臭；热灼津液，则渴喜冷饮，大便秘结，小便短赤；热盛迫血妄行，故月经量多、色红；舌红、苔黄，脉滑数，皆胃热炽盛之象。

治法：清胃泄热。

方药：凉膈散（《太平惠民和剂局方》）。

大黄　朴硝　甘草　山栀　薄荷　黄芩　连翘　竹叶

方中朴硝、大黄清热泻火；连翘、栀子、黄芩清热解毒；竹叶清心利尿，甘草缓急和中，薄荷辛凉散热。全方配伍，清上与泻下并行，共奏清泻胃热之功。

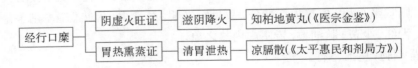

七、经 行 泄 泻

每值行经前后或经期，即见大便溏薄，甚或清稀如水，日解数次，经净即止者，称"经行泄泻"，亦称"经行而泻"。

【辨证论治】

本病病机有脾虚、肾虚之别，治疗原则是健脾温肾，除湿止泻。

1．脾虚证

主要证候：月经将潮或正值经期，大便溏薄；脘腹胀满，神疲乏力，少气懒言，或面浮肢肿；

月经量多、色淡、质稀；舌淡、苔白或白腻,脉濡缓。

证候分析：素体脾虚,经行脾气益虚,水湿内停,下渗大肠,泛溢肌肤,则大便溏薄,脘腹胀满,面浮肢肿；脾气虚,故神疲乏力,少气懒言；脾虚无力化血为赤,无力统血,则月经量多、色淡、质稀；舌淡、苔白或白腻,脉濡缓,均为脾虚湿停之候。

治法：健脾益气,渗湿止泻。

方药：参苓白术散(《太平惠民和剂局方》)。

人参　白术　扁豆　茯苓　甘草　山药　莲子肉　桔梗　薏苡仁　砂仁

方以人参、白术健脾益气燥湿；辅以扁豆、薏苡仁、茯苓、山药、莲子肉健脾渗湿止泻；甘草益气和中,砂仁和胃醒脾,理气宽胸；桔梗宣肺利气,载药上行。诸药合用,益气健脾,和胃渗湿,则泄泻自止。

2. 肾虚证

主要证候：经前或经期,大便泄泻,或五更泄泻；腰膝酸软,头晕耳鸣,畏寒肢冷；月经色淡、质稀；舌淡、苔白,脉沉迟无力。

证候分析：素体肾阳虚衰,命火不足,经行肾气益虚,不能上温脾阳,水湿不运,下注大肠,而成泄泻；五更之时,阴寒较盛,故为五更泄泻；腰府、脑髓脏腑失于温养,则腰膝酸软,头晕耳鸣,畏寒肢冷,经色淡而质稀；舌淡、苔白,脉沉迟无力,均为肾阳虚衰之候。

治法：温肾健脾,除湿止泻。

方药：健固汤(《傅青主女科》)合四神丸(《校注妇人良方》)。

健固汤：人参　白术　茯苓　薏苡仁　巴戟天

四神丸：补骨脂　吴茱萸　肉豆蔻　五味子

方中补骨脂温肾壮阳涩肠；巴戟天、吴茱萸、人参、白术温肾健脾,益气和胃；茯苓、薏苡仁健脾渗湿；肉豆蔻、五味子固涩止泻。二方合用,共奏温肾健脾止泻之功。

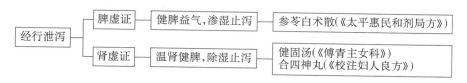

八、经 行 浮 肿

每逢经行前后,或正值经期,出现头面四肢浮肿者,称"经行浮肿"。《叶氏妇科证治》称"经来遍身浮肿"。

【辨证论治】

本病重在辨虚、实。若经行面浮肢肿,按之凹陷不起,为脾肾阳虚；若经行肢体肿胀,按之随手而起,则为肝郁气滞。

治疗原则,虚者温肾健脾利水,实者行气活血利水。

1. 脾肾阳虚证

主要证候：经行面浮肢肿,按之没指；脘闷腹胀,纳呆,便溏,腰膝酸软,小便不利,畏寒肢冷；经行量多、色淡红、质稀；舌淡胖、苔白滑,脉沉迟或濡细。

证候分析：脾肾阳虚,水湿内停,经行脾肾益虚,水湿外溢肌肤,则见面浮肢肿,按之没指；脾病及胃,则见脘闷腹胀,纳呆,便溏；肾虚腰府失养,则腰膝酸软；阳虚不布,膀胱气化不利,则畏寒肢冷,小便不利；脾肾虚损,冲任不固,故经行量多、色淡红、质稀；舌淡胖、苔白滑,脉沉细,皆脾肾阳虚之候。

治法：温肾健脾,利水消肿。

方药：苓桂术甘汤（《伤寒论》）加补骨脂、川芎、巴戟天。

　　茯苓　白术　桂枝　甘草

方中茯苓健脾渗湿，桂枝温阳化气行水，二药合用，消其已停之饮；白术健脾除湿；甘草益气和中；加补骨脂、巴戟天温补元阳，川芎行血中之滞。诸药合用，共奏温补脾肾，行气利水之功。亦可合用肾气丸。

2. 气滞血瘀证

主要证候：经行肢体肿胀，尤以下肢为甚；胸胁胀闷，善太息；月经延后，经量少、色紫暗有块；舌紫暗或有瘀斑、瘀点，脉弦涩。

证候分析：肝司冲脉血海，若素有肝郁，经行时冲任气滞益甚，水湿运化不利，溢于肌肤，则肢体肿胀；湿性重浊趋下，故以下肢为甚；肝气不舒，故胸胁胀闷，善太息；冲任阻滞，则经行后期、色暗有块；舌紫暗，脉弦涩，均为气滞血瘀之征。

治法：理气行滞，活血消肿。

方药：八物汤（《济阴纲目》）加泽兰、茯苓皮。

　　当归　川芎　芍药　熟地黄　延胡索　川楝子　炒木香　槟榔

方中川楝子、木香、槟榔疏肝理气；四物汤养血活血；延胡索行血中之滞。加泽兰活血消肿，茯苓皮利水消肿。诸药合用，共奏理气活血，利水消肿之效。

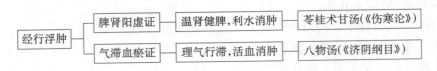

九、经行情志异常

每值经行前后，或正值经期，出现烦躁易怒，或情志抑郁，悲伤啼哭，喃喃自语，或彻夜不眠，经后复如常人者，称"经行情志异常"。

【辨证论治】

本病应根据经前或经期，周期性出现情志异常，月经后自行消失的特点，结合兼症、舌脉以辨其属肝郁或痰火。

本病的治疗是以养心安神为主。因于肝郁者，当养血疏肝；发于痰火者，宜清热涤痰。

1. 肝气郁结证

主要证候：经前或经期，精神抑郁不乐，坐卧不宁，或烦躁易怒，胸闷胁胀，心烦失眠，不思饮食；月经先后无定期、量或多或少、夹有血块；苔薄腻，脉弦细。

证候分析：素体肝郁，经行肝气更失条达，故经前或经期精神抑郁，情绪不宁；肝郁化火，扰动心神，则烦躁易怒，心烦失眠；肝经布胁肋，故胸闷胁胀；肝郁乘脾，则不思饮食；肝郁疏泄无常，冲任失调，故经行前后不定、量或多或少、夹有血块；苔薄腻，脉弦细，乃肝郁之象。

治法：疏肝理气，解郁安神。

方药：逍遥散（《太平惠民和剂局方》）加柏子仁、郁金、胆南星。

　　柴胡　当归　茯苓　白芍　白术　炙甘草　煨姜　薄荷

方中柴胡疏肝解郁；当归、白芍养血柔肝；茯苓、白术、煨姜健脾和中；薄荷助柴胡调达肝气；甘草调和诸药。加郁金、胆南星疏肝利胆，柏子仁养心定志。全方配伍，气血兼顾，肝脾同治，共奏疏肝解郁安神之功。

若肝郁化火，伴有口苦咽干者，可用丹栀逍遥散酌加川楝子、生龙齿、代赭石清肝泄热。

2. 痰火上扰证

主要证候：经前或经期，狂躁不安，烦躁谵语，心烦不寐，面红目赤；经量多、色红、质稠；舌红、苔黄腻,脉滑数。

证候分析:痰火素盛,经期冲气旺盛,夹痰火上逆,蒙蔽心窍,扰动心神,则狂躁不安,烦躁谵语,心烦不寐;痰火上扰头面,则面红目赤;痰火扰于冲任,迫血妄行,故经量多、色红、质稠;舌红、苔黄腻,脉滑数,均为痰火内盛之象。

治法:清热涤痰,宁心安神。

方药:生铁落饮(《医学心悟》)。

天冬 麦冬 贝母 胆南星 橘红 远志 连翘 茯苓 茯神 玄参 钩藤 丹参 朱砂 石菖蒲 生铁落

方中生铁落重镇降逆;胆南星、贝母、橘红清热涤痰;菖蒲、远志、钩藤、朱砂宣窍安神;茯苓、茯神、丹参宁心安神;二冬、玄参、连翘养阴清热。诸药合用,有清心安神,除痰定志之功。

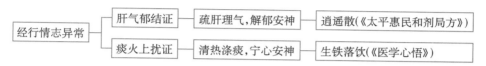

【预后转归】

月经前后诸证,一般预后较好;但若症状较重,不及时治疗者,会严重影响到工作和生活。中医治疗此类病症标本兼顾,临床疗效较好,远期效果亦较肯定。

【预防调摄】

1. 了解月经生理知识,做到经前精神放松,避免紧张,及时心理疏导。

2. 生活规律,经前注意劳逸结合,避免剧烈运动。

3. 饮食宜清淡,忌食辛辣香燥,或生冷寒凉之品。

病案分析

刘某,女,47 岁。2009 年 03 月 11 日初诊。

经前头痛半年,有时头胀痛欲裂,痛多在头顶,月经后痛止,且经色暗量少夹瘀块,月经周期正常;时常心烦、口干、舌边瘀斑、舌苔白腻,脉缓。有"子宫肌瘤"病史 5 年。中医诊断为瘀血阻络型经行头痛。治宜活血通经止痛。方选血府逐瘀汤加减。

处方:桃仁 10g,红花 6g,当归尾 10g,赤芍 10g,生地黄 10g,川芎 10g,川牛膝 15g,柴胡 10g,枳壳 10g,香附 10g,藁本 10g,白芷 12g。5 剂。水煎服。嘱月经前服药,经到即停,经后继进。

药后二诊自述此次月经前头痛很轻,嘱守方治疗,连续用药 3 个月经周期,病者头痛痊愈,至今未发。

分析:《医宗金鉴》云:"痛在经前气血凝。"本案经行头痛属于肝郁气滞,瘀阻脉络所致,故以血府逐瘀汤加藁本、白芷等药获效。

(李点.熊继柏医案精华[M].北京:人民卫生出版社,2019.)

第七节 绝经前后诸证

妇女在绝经前后,围绕月经紊乱或绝经出现如烘热汗出、烦躁易怒、潮热面红、眩晕耳鸣、心悸失眠、腰背酸楚、情志不宁、皮肤蚁行感等明显不适症状,称为绝经前后诸证,亦称"经断前后诸证"。这些症状往往是三三两两,轻重不一,参差出现,持续时间或长或短,短者仅数月,长者迁延数年。甚者可影响生活和工作，降低生活质量，危害妇女身心健康。

古代医籍无此病名，多散见于"年老血崩""脏躁""百合病"等病证中。

西医学的"绝经综合征"，包括切除双侧卵巢、卵巢功能损伤等，可参照本病治疗。

知识链接

绝经综合征

绝经综合征是指妇女绝经前后出现性激素波动或减少所致的一系列躯体及精神心理症状。绝经分为自然绝经和人工绝经两类。自然绝经是指卵巢内卵泡生理性耗竭所致的绝经；人工绝经是指双侧卵巢被切除或接受放射治疗后所致的绝经。临床以出现月经改变、血管舒缩症状、精神神经症状、泌尿生殖道症状、心血管疾病、骨质疏松为特征，其发病率为82.73%。

【病因病机】

女性将届经断之年，肾气渐衰，冲任虚衰，精血不足，月经逐渐停闭而致绝经，这是正常的生理衰退变化。多数妇女可以顺利渡过，但部分妇女由于体质较弱，或产育、疾病、劳逸、外界环境、精神因素等方面的影响，难以适应这一时期生理变化，易致肾阴阳平衡失调而导致本病。

肾之阴阳失调是本病病机之关键，本病也易波及其他脏腑，致使本病证候。

1. 肾阴虚 绝经前后，肾阴不足，天癸渐竭。若素体阴虚，或房劳、多产、久病等，皆可致阴血益亏，致脏腑功能紊乱，遂发绝经前后诸证。

2. 肾阳虚 绝经前后，肾气渐衰，肾阳虚衰，虚寒内盛，脏腑失于温煦，冲任失养，则出现绝经前后诸证。

3. 肾阴阳两虚 绝经前后，肾精亏虚，天癸渐竭，肾气不充，或肾阴损及肾阳，或肾阳损及肾阴，真阴真阳均不足，不能温煦、濡养脏腑，机体的生理活动失调，则出现阴阳俱虚诸证。

4. 心肾不交 绝经前后，肾水不足，不能上济于心，心火独亢，热扰心神，遂致绝经前后诸证。

【诊断要点】

1. 临床表现 月经不规律和与雌激素下降有关的症状，如潮热出汗、易怒激动、焦虑抑郁、记忆力减退、性交困难、阴道炎、排尿困难、心脑血管疾病、骨质疏松等。

2. 检查

（1）妇科检查：经断后期可见外阴及阴道萎缩、阴道分泌物减少，阴道皱襞消失，宫颈、子宫可有萎缩。

（2）辅助检查：性激素测定；血清 FSH、雌二醇（E_2）测定或行血清抗米勒管激素（AMH）检查了解卵巢功能。

【鉴别诊断】

癥瘕 子宫内膜癌、宫颈癌等妇科恶性肿瘤属于中医癥瘕范畴，好发于围绝经期，病变中、晚期时多出现不规则阴道出血，易与绝经前后月经紊乱混淆。但前者还有下腹疼痛，或五色带下，气味臭秽，或身体短时期内消瘦明显等症状。通过妇科检查、阴道镜、宫腔镜、宫颈组织或子宫内膜活体组织检查等，可助鉴别。

【辨证论治】

本病以肾虚为本，治疗以平调肾之阴阳为大法，若涉及他脏者，则兼而治之。

1. 肾阴虚证

主要证候：经断前后，头晕耳鸣，阵发性烘热汗出，五心烦热，腰膝酸痛，足跟疼痛；月经紊乱,量或多或少,经色鲜红,或皮肤干燥、瘙痒,口干,大便干结,小便短赤;舌红、少苔,脉细数。

证候分析:肾阴虚,头面、腰膝、足跟失养,故见头晕耳鸣,腰膝足跟疼痛;阴不敛阳,阳亢于上,故头面烘热,汗出;内热扰神,津液不足,则五心烦热,口干,便结,小便短赤;肾虚天癸渐竭,冲任失调,则月经周期紊乱,量或多或少、色鲜红;血燥生风,故皮肤干燥或瘙痒;舌红、少苔,脉细数,均为阴虚之象。

治法:滋养肾阴,佐以潜阳。

方药:左归丸(《景岳全书》)合二至丸(《医方集解》)。

左归丸:熟地黄　山药　枸杞子　山茱萸　川牛膝　菟丝子　鹿角胶　龟甲胶

二至丸:女贞子　墨旱莲

方中熟地黄、龟甲胶滋阴养血;枸杞子、山茱萸、菟丝子补肾养肝、益精血;山药健脾益精;鹿角胶温养精血;川牛膝引血下行;二至丸养血补肾。诸药合用,共奏滋肾潜阳之效。

若头痛、眩晕较甚者,加天麻、钩藤平肝息风;若烘热汗出明显,五心烦热者,加鳖甲、地骨皮、五味子、浮小麦收涩止汗。

2.肾阳虚证

主要证候:经断前后,腰膝酸软冷痛,面色晦暗,神疲乏力,形寒肢冷,大便溏薄;或经行量多,经色淡暗,或崩中漏下;或面浮肢肿,或夜尿多,小便频数或失禁,或带下清稀;舌淡或胖嫩边有齿印、苔薄白,脉沉迟无力。

证候分析:肾虚冲任不固,则经血量多,经色淡暗,或崩中漏下;肾阳虚衰,经脉失于温煦,故腰膝酸软冷痛,面色晦暗,神疲乏力,形寒肢冷;肾脾阳虚,水湿下注,则大便溏薄,夜尿多,小便频数或失禁;水湿泛溢肌肤,则面浮肢肿;舌淡或胖嫩边有齿印、脉沉细无力均为肾阳虚衰之象。

治法:温肾扶阳。

方药:右归丸(《景岳全书》)去当归、附子,加仙茅、淫羊藿、覆盆子。

肉桂　制附子　山药　枸杞子　熟地黄　杜仲　山茱萸　鹿角胶　菟丝子　当归

方中肉桂温补肾阳;熟地黄、山茱萸、山药、枸杞子、杜仲滋阴益肾,养肝补脾;鹿角胶、菟丝子温肾填精。当归养血调经,若便溏者,可去之。加仙茅、淫羊藿、覆盆子温肾扶脾,固涩止泻。

若兼见纳呆便溏,甚或五更泄泻等脾肾阳虚时,治宜温肾健脾,方用右归丸合理中丸去当归。

3.肾阴阳两虚证

主要证候:绝经前后,月经紊乱、量或多或少;腰背冷痛,头晕耳鸣,健忘,乍寒乍热,烘热汗出;舌淡、苔薄白,脉沉细。

证候分析:肾阴阳俱虚,冲任失调,则月经紊乱,量或多或少;肾阳不足,失于温煦,则腰背冷痛;肾精亏虚,脑髓失养,则头晕耳鸣,健忘;阴阳不调,营卫失和,则乍寒乍热,烘热汗出;舌淡、苔薄白,脉沉细,皆肾阴阳两虚之候。

治法:阴阳双补。

方药:二至丸(《医方集解》)合二仙汤(《中医方剂临床手册》)加生龙骨、生牡蛎。

二至丸:墨旱莲　女贞子

二仙汤:仙茅　淫羊藿　巴戟天　知母　黄柏　当归

方中仙茅、淫羊藿、巴戟天温补肾阳;墨旱莲、女贞子补肾益阴;知母、黄柏滋肾清热;当归养血和血。加生龙骨、生牡蛎滋阴潜阳敛汗。诸药合用,共奏阴阳双补之效。

若腰背冷痛较重者,加川椒、桑寄生、续断、杜仲补肾强腰。

4.心肾不交证

主要证候:绝经前后,心烦失眠,心悸易惊,甚至情志失常;月经周期紊乱,量少或多、色鲜红;头晕健忘,腰酸乏力;舌红、太少,脉细数。

证候分析：绝经前后，肾水不足，不能上制于心，心火过旺，扰动心神，故心烦失眠，心悸易惊，甚至情志失常；肾虚天癸渐竭，冲任失调，血海蓄溢失常，故月经周期紊乱、量少或多、色鲜红；天癸渐竭，肾阴不足，精血衰少，髓海失养，故头晕健忘；腰为肾之府，肾主骨，肾之精亏血少，故腰酸乏力；舌红、苔少，脉细数，为心肾不交之象。

治法：滋阴补血，养心安神。

方药：天王补心丹（《校注妇人良方》）。

人参　玄参　当归　天冬　麦冬　丹参　茯苓　五味子　远志　桔梗　酸枣仁　生地黄　朱砂　柏子仁

方中生地黄，上养心血以清心火，下滋肾阴以养肾水，可滋阴养血，清热安神；天冬、麦冬养阴清热；酸枣仁、柏子仁养心安神；人参、五味子补气敛阴，安神益智；茯苓、远志交通心肾，宁心安神；玄参滋阴降火；当归、丹参活血祛瘀，养血安神；朱砂镇心安神；桔梗载药上行，引药直入心经，诸药合用共奏滋阴养血，养心安神之功。

若失眠重者，可酌加龙骨、磁石以重镇安神；若心悸怔忡甚者，可酌加龙眼肉、夜交藤以养心安神。

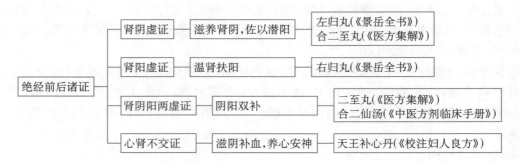

【其他疗法】

1. 中成药　六味地黄丸，适用于肾阴虚证；杞菊地黄丸、知柏地黄丸，适用于肝肾阴虚证；坤泰胶囊，适用于心肾不交证。

2. 针灸

（1）针刺：肾阴虚者主穴取肾俞、足三里、三阴交；配穴：太冲、百会、膻中。肾阳虚者取关元、肾俞、脾俞、章门、足三里。毫针平补平泻，留针20～30分钟，中间用小幅度捻转手法行针2次，每日针刺1次，连续6日，中间休息1日，4周为1个疗程。

（2）灸法：阳虚型患者可隔姜片艾灸神门、足三里、三阴交，1次3～5壮，每日1次。月经过多者可针灸断红穴，先针后灸，留针20分钟，有减少血量的作用。

知识链接

西医治疗

西医学对绝经综合征的治疗主要有：①一般治疗：注意心理疏导，必要时服用适量镇静药、谷维素等。②激素补充治疗（HRT）：如尼尔雌醇、替勃龙、醋酸甲羟孕酮等，可有效缓解绝经相关症状，从而改善患者生活质量，治疗期需定期检查。③非激素类药物：钙剂、维生素D等。

【预后转归】

绝经前后是妇女一生中的大转变时期，约2/3的围绝经期妇女会出现或轻或重的症状，但通过调治，大多可控制症状，预后较好。如未及时施治或因误治易发生心悸、情志异常等病。

【预防调摄】

1. 注意劳逸结合,避免过度劳累和紧张,保持心情舒畅。

2. 进行盆腔手术时,应尽量保留或不损伤无病变的卵巢组织。

3. 定期进行体格检查、妇科检查及防癌检查,发现问题,及早防治。绝经后应及时取出宫内节育器。

4. 饮食适当限制高脂、高糖类物质的摄入,注意补充钙、钾等矿物质。

病案分析

赖某,女,53岁,2014年12月1日初诊。

绝经1年,自觉烦躁半年余。末次月经时间约为2014年年初,近半年来自觉烦躁易怒,偶有心慌,易出汗,夜梦多,入睡难,自觉口干,纳可,二便正常;舌红、苔薄少,脉细数。婚育史及既往史:孕1产1,2007年行宫颈锥切术。中医诊断为绝经前后诸证,辨证为气阴两虚证。治宜益气养阴。方选生脉散加味。

处方:麦冬10g,太子参12g,五味子5g,甘草10g,黄芩10g,石斛10g,怀山药10g,白芍20g,墨旱莲10g,女贞子10g,款冬花10g。15剂。水煎,内服。

药进二诊烦躁易怒、汗多症状较前改善,但睡眠质量仍较差。舌淡红、苔薄,脉沉细。

处方:太子参15g,女贞子10g,益母草20g,甘草6g,怀山药20g,茯苓15g,百合15g,浮小麦20g,款冬花15g,合欢皮10g。15剂。水煎,内服。

1个月后随访,患者诉烦躁、易发脾气等情绪明显改善,无明显自汗盗汗,夜晚能安静入睡。

分析:七七任脉虚,太冲脉衰少,天癸竭。肾阴虚则出现潮热汗出、五心烦热、口干便结、尿少色黄等。故治疗以滋肾阴为主。

(陈慧侬,李卫红.全国名老中医陈慧侬教授妇科医案集[M].北京:化学工业出版社,2018.)

附:经断复来

绝经期妇女月经停止1年或1年以上,又再次出现子宫出血者,称为经断复来,也称为"年老经水复行"。本病首见宋代齐仲甫《女科百问》。

西医学的"绝经后出血"而无其他生殖器官器质性病变时,可参照本病治疗。

【病因病机】

绝经后妇女,肾气渐虚,天癸渐竭,太冲脉衰少,地道不通,故经水断绝。若素体肾阴虚或脾虚,或血热内扰,或瘀血留滞,均可致冲任受损,而致经断复来。

1. **脾虚** 素体脾胃虚弱,或饮食不节,或劳倦过度,损伤脾气,中气不足,冲任不固,血失统摄,致经断复来。

2. **肾阴虚** 绝经后肾阴亏虚,或久病、热病伤阴,或房劳多产,复伤肾阴,致阴虚血热,热伏冲任,迫血妄行,冲任不固,经断复来。

3. **血热** 素体阳盛,或嗜食辛辣温燥之品,或外感热邪,或情志郁结化火,致血热内盛,热伤冲任,迫血妄行,而致经断复来。

4. **血瘀** 年老体虚,气血运行不畅,复因内伤七情,肝气郁结,致气滞血瘀,瘀血留于冲任,血不归经而溢于下,则致经断复来。

【诊断要点】

1. **临床表现** 自然绝经1年后,发生阴道出血,出血量或多或少,一般为少量出血,持续时间长短不定，或白带呈血性或脓血样，或伴低热等。若出血反复发生，或经久不止，或伴腹胀、消瘦等，要考虑恶性病变。

2.检查

（1）妇科检查：应重点明确出血部位，如出血来自宫颈或宫腔；注意阴道黏膜、阴道流血及分泌物情况；检查宫颈、宫体、双侧附件大小，有无盆腔包块及压痛；注意腹股沟及其他淋巴结是否肿大等。

（2）辅助检查：宫颈刮片检查，分段诊断性刮宫，宫腔镜检查，盆腔 B 超、CT、MRI 检查等有助于诊断。

【鉴别诊断】

1.子宫颈炎　宫颈糜烂或有息肉时可发生接触性出血，与经断复来相似，通过妇科检查、宫颈刮片细胞学检查、宫颈赘生物病理检查等，不难鉴别。

2.妇科恶性肿瘤　宫颈癌、子宫肉瘤、子宫内膜癌好发于绝经后，此病可见子宫反复出血，量较多。采用妇科检查，或宫颈刮片细胞学检查、子宫内膜病理检查、B 超、CT、MRI 等方法即可鉴别。

【辨证论治】

主要根据出血的量、色、质、气味，结合全身症状、舌脉来辨证，尚须参考相关检查结果辨清良性或恶性。

本病治疗首先分清良、恶性病变。良性者，当以固摄冲任为主，或补虚，或攻邪，或扶正祛邪；恶性病变当采取手术、放疗、化疗综合治疗，配合中医调理。

1.脾虚证

主要证候：经断 1 年后阴道出血，量稍多、色淡、质稀；小腹空坠，神疲体倦，气短懒言，食少腹胀；舌淡、苔白，脉缓弱。

证候分析：年老体虚，又忧思过度伤脾，脾虚血失统摄，中气下陷，冲任失固，故经断复来，小腹空坠，经量稍多；脾虚运化无力，故食少腹胀；气血化源不足，则经色淡、质稀；中气不足，则神疲体倦，气短懒言；舌淡、苔白，脉弦或缓弱，为脾虚之象。

治法：补气养血，固冲止血。

方药：安老汤（《傅青主女科》）

人参　黄芪　白术　当归　熟地黄　山茱萸　阿胶　黑芥穗　制香附　木耳炭　甘草

方中人参、黄芪、白术补脾益气，固冲止血；熟地黄、山茱萸、当归、阿胶滋阴养血，收敛止血；制香附理气调经，与补气药通用，使补而不滞；黑芥穗、木耳炭入血分，疏风固涩止血；甘草调和诸药。全方共奏补气养血，固冲止血之功。

若兼心悸失眠者，加桂圆肉、炒酸枣仁以养心安神；若兼心烦易怒，胁肋胀痛者，加牡丹皮、生白芍养血柔肝。

2.肾阴虚证

主要证候：经断 1 年后阴道出血，血量不多、色鲜红、质黏稠；腰膝酸软，头晕耳鸣，潮热颧红，口干咽燥，阴部干涩，灼热隐痛，瘙痒；舌红、苔少，脉细数。

证候分析：肾阴不足，相火妄动，虚火扰动冲任，迫血妄行，致经断复来；阴虚内热，热灼阴血，则量少、色鲜红、质稠；肾虚腰失所养，故腰膝酸软；肾阴不足，髓海空虚，清窍失养，则头晕耳鸣；阴亏虚热外浮，故潮热颧红；阴虚津不上承，则口干咽燥；精亏血少，外阴失荣，血虚生风，故阴部干涩，灼热，隐痛，瘙痒；舌红、苔少，脉细数，皆阴虚内热之征。

治法：养阴清热，固冲止血。

方药：知柏地黄丸（《医宗金鉴》）加阿胶、生龟板、墨旱莲。

熟地黄　山茱萸　山药　泽泻　茯苓　牡丹皮　知母　黄柏

方中知母、熟地黄、山茱萸、山药滋补肝肾之阴，固冲止血；牡丹皮、黄柏清热凉血；茯苓、泽泻健脾利水，加阿胶养血止血；墨旱莲凉血止血；生龟板育阴潜阳。全方共奏滋阴清热，固冲止血之效。

若大便燥结者，加玄参、生地黄润肠通便；兼五心烦热者，加生牡蛎、地骨皮、白薇滋阴清虚热。

3．血热证

主要证候：经断 1 年后阴道出血，量较多、色深红、质黏稠；带下增多、色黄、有臭味；口苦咽干，大便秘结，小便短赤；舌质红、苔黄，脉滑数。

证候分析：热扰冲任，迫血妄行，故经断复来；血被热灼，则出血色红、质稠；热蕴化毒，热毒损伤胞脉，故带下增多、色黄、有臭味；火热伤津，故见口苦咽干，大便秘结，小便短赤；舌红、苔黄，脉滑数，均为血热之象。

治法：清热凉血，固冲止血。

方药：益阴煎（《医宗金鉴》）加生牡蛎、茜草根、地榆。

生地黄　知母　黄柏　生龟板　砂仁　炙甘草

方中生地黄滋阴凉血止血；知母、黄柏滋阴清热泻火；生龟板、生牡蛎固冲止血；砂仁养胃醒脾，行气宽中，加茜草根、地榆凉血化瘀止血。全方共奏清热泻火，固冲止血之效。

若带下量多者，酌加车前子、土茯苓、薏苡仁清热利湿；出血量多，或反复发作，气味臭秽者，酌加白花蛇舌草、七叶一枝花、半枝莲等清热解毒。

4．血瘀证

主要证候：绝经 1 年后复见阴道出血，血色紫暗有块、量或多或少；小腹刺痛拒按；舌质紫暗或有瘀斑、瘀点，脉细涩或结代。

证候分析：瘀阻冲任，血不归经，故见经断复行，且血色紫暗有块、量或多或少；瘀阻胞脉，不通则痛，故小腹刺痛拒按；舌紫暗或有瘀斑、瘀点，脉细涩或结代，皆瘀血内阻之象。

治法：活血化瘀，固冲止血。

方药：当归丸（《圣济总录》）

当归　芍药　吴茱萸　大黄　干姜　附子　细辛　牡丹皮　川芎　虻虫　水蛭　厚朴　桃仁　桂枝

方中当归、芍药、川芎，桂枝活血化瘀；虻虫、水蛭祛瘀消积；大黄、牡丹皮、桃仁凉血祛瘀；吴茱萸、干姜、附子，细辛温经散瘀；厚朴行气，以助散结之力。诸药共用，则瘀血去，冲任通，而出血自止。

本方攻破力猛，体实而瘀血内结者方可用。若久病体虚，面色苍白，形体羸瘦，气短纳少者，去虻虫、水蛭、大黄，加黄芪、白术、太子参补气扶正。

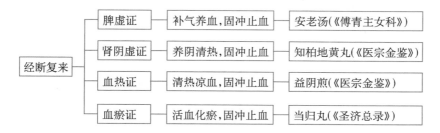

【预后转归】

属良性者，预后好。如为恶性病变，应早发现、早诊断、早治疗可提高生存率和延长生存期，对经检查未发现异常者，仍要定期追踪随访，防止癌变。

【预防调摄】

1. 注意劳逸结合，避免过度劳累和紧张，保持心情舒畅。

2. 定期进行体格检查、妇科检查及防癌检查，发现问题，及早防治。

第八节　经 水 早 断

女性 40 岁之前出现月经稀发甚或闭经，伴潮热汗出、性欲低下、性交痛、心烦失眠、不孕等绝经前后诸证症状者，称为"经水早断"。

古代医籍关于"经水早断"的记载，最早见于《傅青主女科·调经篇》云："女子七七而天癸绝。有年未至七七而经水先断者。"

西医学的早发性卵巢功能不全，可参照本病辨证治疗。

 ----------------------- 知识链接 -----------------------

早发性卵巢功能不全

早发性卵巢功能不全（premature ovarian insufficiency，POI）指女性在 40 岁以前出现的卵巢功能减退，主要表现为月经异常、FSH 水平升高、雌激素波动性下降。发病率为 1%～5%，近年有增加趋势。女性卵巢功能减退是一个逐渐进展的过程，POI 是卵巢功能减退至一定阶段所发生的疾病状态，与之相关的另外两个疾病状态分别是卵巢储备功能减退（diminished ovarian reserve，DOR）和卵巢早衰（premature ovarian failure，POF）。

【病因病机】

本病的发生主要是由于肾 - 天癸 - 冲任 - 胞宫生殖轴失衡，肾精肾气不足是其发病之根本，心肝脾功能失调是重要因素。

1. 肝肾阴虚　先天不足、早婚多产、房劳、劳倦过度等导致肾中精气不足或素体肝血不足，日久累及肾，致肝肾阴虚，冲任失养，血海不能满溢，遂致经水早断。

2. 肾虚肝郁　肾虚精血匮乏，水不涵木，肝失所养，又情志不舒，致肝失疏泄，气滞血瘀，气机不利，冲任失调，血海不能按时满溢，遂致经水早断。

3. 脾肾阳虚　感受寒邪，或过食寒凉生冷，损伤脾阳，脾阳不振，精血生化乏源，天癸匮乏；或肾阳不足，命火虚衰，不能温煦脾阳，而致脾肾阳虚，冲任胞宫虚寒，遂致经水早断。

4. 心肾不交　长期忧思，或久病伤阴，房劳等，导致阴精暗耗，肾水不足，不能上济于心，则心火独亢，心火不能下交于肾，致经水生化乏源，血海不满，而致经水早断。

【诊断要点】

1. 临床表现　一般于 40 岁之前出现月经稀发，甚或停止 3 个周期或 6 个月以上，伴有潮热汗出等绝经前后诸证症状。

2. 检查

（1）妇科检查：有乳房、生殖器官萎缩及阴毛、腋毛脱落等第二性征改变，阴道黏膜变薄、皱襞消失。

（2）辅助检查：内分泌激素测定，间隔 1 个月持续两次以上 FSH>40U/L 和雌激素水平下降。

【鉴别诊断】

1. 月经后期　月经周期延长 7 日以上，甚至 3～5 个月一行，连续出现 2 个周期以上。

2．经断前后诸证　指妇女在经断前后，出现烘热汗出，烦躁易怒，潮热面红，失眠健忘，精神倦怠，头晕目眩，耳鸣心悸，腰背酸痛，手足心热，或伴月经紊乱等与绝经有关的症状。

【辨证论治】

本病以肾虚为本，累及心、肝、脾多脏。辨证当审证求因，结合舌脉综合分析。

补肾为基本大法。在治疗中勿破血行气，应补中有通，通中有养，补肾兼顾养血、疏肝，健脾、清心之法。

1．肝肾阴虚证

主要证候：月经稀发或停闭；腰酸膝软，头晕耳鸣，两目干涩，五心烦热，潮热汗出，失眠多梦，阴户干涩；舌红、少苔，脉弦细数。

证候分析：肝肾阴虚，精血亏少，冲任气血不充，血海不能满盈，故月经稀发或停闭；腰为肾之府，肾虚外府不荣，故腰酸膝软；阴血不足，清窍失养，故头晕耳鸣，两目干涩；阴虚内热，热灼阴血，故五心烦热，阴户干涩；热邪迫津外泄，故潮热汗出；热扰心神，故失眠多梦；舌红、少苔，脉弦细数，为肝肾阴虚之象。

治法：滋补肝肾，养血调经。

方药：左归丸（《景岳全书》）或百灵育阴汤（《韩氏女科》）。

左归丸　山药　熟地黄　枸杞子　山茱萸　菟丝子　龟板胶　鹿角胶　川牛膝

百灵育阴汤：熟地黄　白芍　山茱萸　山药　川续断　桑寄生　怀牛膝　龟甲　牡蛎　阿胶　杜仲　海螵蛸　生甘草

方中熟地黄、山茱萸、山药、枸杞子、菟丝子滋补肝肾，填精益髓；龟板胶、鹿角胶血肉有情之品，能滋补肝肾、生精益髓；川牛膝补肝肾，活血祛瘀，引血下行。全方共奏滋补肝肾、养血调经之效。

若阴虚阳亢，头晕目眩，酌加石决明、木贼草、钩藤滋阴潜阳。

2．肾虚肝郁证

主要证候：月经稀发或停闭；腰酸膝软，烘热汗出，精神抑郁，喜叹息，烦躁易怒；舌质暗淡、苔薄黄，脉弦细尺脉无力。

证候分析：肾虚，精血亏少，冲任气血不充，血海空虚，故月经稀发或停闭；肾虚不能化生精血，腰府失养，故腰膝酸软；虚热迫津外泄，故烘热汗出；肝郁气滞，气机不利，故烦躁易怒，精神抑郁，喜叹息；舌质暗淡、苔薄黄，脉弦细尺脉无力，为肾虚肝郁之征。

治法：补肾疏肝，理气调经。

方药：一贯煎（《续名医类案》）。

沙参　麦冬　当归　生地黄　川楝子　枸杞子

方中当归、枸杞子滋养肝肾；沙参、麦冬、生地黄滋阴养血；川楝子疏肝理气。全方共奏补肾疏肝、理气调经之功。

若心烦，急躁易怒，胁痛或乳房胀痛，酌加柴胡、郁金疏肝清热；若口干渴，大便结，脉数，酌加黄芩、知母、大黄清热泻火。

3．脾肾阳虚证

主要证候：月经稀发或停闭；面浮肢肿，腹中冷痛，畏寒肢冷，腰酸膝软，性欲淡漠，带下清冷，久泻久痢或五更泻；舌淡胖、边有齿痕、苔白滑，脉沉迟无力或脉沉迟弱。

证候分析：脾肾阳虚精血化生乏源，血海空虚，故月经稀发或停闭；阳虚，水湿泛溢，故面浮肢肿；胞宫失于温煦，故腹中冷痛；肾虚外府不荣，故腰酸膝软；脾肾阳虚，命火不足，故畏寒肢冷，性欲淡漠，久泻久痢，或五更泻；湿邪下注任、带，故带下清冷；舌淡胖、边有齿痕、苔白滑，脉沉迟无力或脉沉迟弱，为脾肾阳虚之征。

治法：温肾健脾，养血调经。

方药：毓麟珠（《景岳全书》）。

鹿角霜 川芎 白芍 白术 茯苓 川椒 人参 当归 杜仲 炙甘草 菟丝子 熟地黄

方中四物汤补血、四君子汤补气；菟丝子、杜仲、鹿角霜温养肝肾；佐以川椒温督脉。全方共奏温肾健脾、养血调经之功。

若形体肥胖、痰涎壅盛，酌加半夏、陈皮健脾燥湿化痰；若大便溏薄，酌加薏苡仁健脾除湿。

4．心肾不交证

主要证候：月经稀发或停闭；心烦不寐，心悸怔忡，失眠健忘，头晕耳鸣，腰酸膝软，口燥咽干，五心烦热；舌尖红、苔薄白，脉细数或尺脉无力。

证候分析：肾水不足，心火偏亢，消烁阴液，血海不充，故月经稀发或停闭；水火不济，热扰心神，故心烦不寐，心悸怔忡；精血不充，髓海失养，故失眠健忘，头晕耳鸣；肾精亏少，外府不荣，故腰酸膝软；阴虚内热，煎烁津液，故五心烦热，口燥咽干；舌尖红、苔薄白，脉细数或尺脉无力，为心肾不交之征。

治法：清心降火，补肾调经。

方药：黄连阿胶汤（《伤寒论》）。

黄连 阿胶 黄芩 鸡子黄 芍药

方中黄连、黄芩泻心火，使心气下交于肾；阿胶、鸡子黄、芍药滋肾阴，使肾水上济于心。全方共奏清心降火、补肾调经之效。

若口干不欲饮，加北沙参、天花粉、石斛养阴清热以生津。

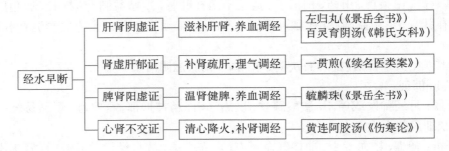

【其他疗法】

1．心理及生活方式干预。

2．中成药 知柏地黄丸，适用于肝肾阴虚证；坤泰胶囊，适用于心肾不交证。

3．雌-孕激素补充治疗。

【预后转归】

本病病因病机较复杂，治疗难度大，若及时治疗可改善症状，否则预后一般。

【预防调摄】

1．生活调摄 饮食有节、规律运动、起居有常、避免房劳多产，避免过度劳累。

2．心理调摄 调摄情志，保持心情舒畅。

第九节 绝经后骨质疏松症

妇女绝经后由于雌激素水平下降，骨量减少，骨微结构损坏，导致骨脆性增加，易发生骨折为特征的全身性骨病，称为绝经后骨质疏松症，属原发性骨质疏松。中医学有"骨痿"之病名，最早见于《素问·痿论》。绝经后5～10年为本病的发病高峰期。

骨质疏松症的分类

第一类原发性骨质疏松症：Ⅰ型，绝经后骨质疏松症。Ⅱ型，老年性骨质疏松症。

第二类继发性骨质疏松症：①内分泌性疾病；②骨髓增生性疾病；③药物性骨量减少；④营养缺乏性疾病；⑤慢性疾病（明显的实质器官疾病，结缔组织疾病）；⑥先天性疾病；⑦废用性骨丢失；⑧其他能引起骨质疏松的疾病和因素。

第三类特发性骨质疏松症：主要发生在青少年，病因尚不明。

【病因病机】

本病的主要病机是肾精亏虚，骨骼失于充养。绝经后肾气渐衰，肾精亏虚，骨髓化生乏源，无以充养骨髓，致髓枯骨脆，筋骨不坚，发为本病。

1. 肾虚肝郁　肝肾同源，肾精亏虚，致肝肾同亏，筋骨失养；或水不涵木，致肝郁不舒，气血运行不畅，血脉受阻，筋骨失养，发为本病。

2. 脾肾亏虚　脾胃虚弱，水谷不运，气血生化乏源，后天之精不能充养先天，以致骨骼失于充养，发为本病。

【诊断要点】

1. 临床表现　绝经后妇女出现腰背或腰腿疼痛，可因咳嗽、弯腰而加重，不耐久立和劳作；严重时活动受限，甚至卧床不起。部分可见脊柱侧弯或后凸畸形，身高变矮。

2. 检查

（1）骨密度测定：骨密度值低于本地区正常年轻人平均值 1 个标准差以内属正常，处于平均值 −2.5～−1 个标准差之间为骨量减少，低于平均值 2.5 个标准差以上为骨质疏松症，若同时伴有一处或多处骨折时为严重骨质疏松症。

（2）放射线检查：提示骨密度降低，脊柱、股骨颈或长骨端更为明显，或见胸腰椎有 1 至数个椎体压缩性骨折。

（3）实验室检查：骨钙素、尿钙、尿羟脯氨酸、尿Ⅰ型胶原吡啶胶联物及末端肽、抗酒石酸酸性磷酸酶等升高，血、尿生化检查一般正常。

【鉴别诊断】

1. 继发性骨质疏松症　指因疾病或长期服用某些药物导致的骨质疏松症，借助病史、体格及实验室检查可以鉴别。

2. 骨软化症　又称成人佝偻病，其特点是骨有机基质增多及钙化障碍引起骨质软化，患者血钙、血磷降低，血清碱性磷酸酶高，可与骨质疏松症鉴别。

3. 退变性骨质增生症　又称骨性关节炎，是以骨质增生导致关节疼痛、功能障碍、活动不利为特征的疾病，多发生在腰椎，其次在四肢关节。可作放射线检查鉴别。

【辨证论治】

主要病机是肾虚精亏，可偏于阴虚内热或阳虚外寒，涉及肝、脾两脏。治疗以补肾益精，强腰壮骨为主，酌情疏肝理气、活血化瘀、健脾益气等。

1. 肾虚肝郁证

主要证候：绝经后妇女腰背疼痛，不耐久立和劳作，胫酸膝软，头晕耳鸣，面色晦暗，心烦易怒；舌质暗红、苔薄白，脉沉细涩。

证候分析：肾精亏虚，不能生髓充骨，滋养腰膝，故腰背疼痛，胫酸膝软；肾精不足，髓海空虚则头晕耳鸣，面色晦暗；水不涵木，肝郁化火，则心烦易怒；舌质暗红、苔薄白，脉沉细涩均为肾虚肝郁之征象。

治法：补肾填精，疏肝解郁。

方药：左归丸（《景岳全书》）加柴胡、炒香附、炒续断。

熟地黄　山药　枸杞子　山茱萸　菟丝子　鹿角胶　龟板胶　川牛膝

方中熟地黄、山药、枸杞子、山茱萸补肝肾，益精血；菟丝子补肾固精；鹿角胶、龟板胶滋补精血，补益冲任；川牛膝补益肝肾，活血化瘀，引血下行。加柴胡、炒香附疏肝解郁；炒续断补肝肾，壮筋骨。全方共奏补肾填精，疏肝解郁之功。

2.脾肾亏虚证

主要证候：绝经后妇女腰背疼痛，不耐久立和劳作，胫酸膝软，发脱枯悴，齿摇稀疏，溺有余沥或失禁；舌淡红、苔薄白，脉沉细无力。

证候分析：肾精亏虚，兼脾虚无以化生水谷之精以充养骨髓，故腰背疼痛，胫酸膝软；肾其华在发，齿为骨之余，肾精亏虚则发脱齿摇，溺有余沥或失禁；舌淡红、苔薄白，脉沉细无力均为脾肾亏虚之征象。

治法：补肾健脾，养血生髓。

方药：右归丸（《景岳全书》）加炒白术、砂仁、陈皮。

熟地黄　制附子　肉桂　山药　山茱萸　枸杞子　菟丝子　鹿角胶　当归　杜仲

方中熟地黄、鹿角胶补肾而温督脉，兼生精血，强筋骨；山药、山茱萸、枸杞子滋养肝肾而涩精；菟丝子补阳益阴，固精缩尿；肉桂、附子温肾助阳；当归、杜仲养血强筋。加炒白术健脾益气，砂仁、陈皮理气健脾化湿。全方共奏补肾健脾，养血生髓之功。

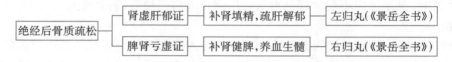

【其他疗法】

1.光照疗法　人工紫外线或日光疗法，促进体内维生素D的合成。

2.埋线法　首选肾俞穴，埋线时间为每次15～30日，3～6个月为1个疗程。

3.运动疗法　进行定期的有氧负重等练习可有效改善骨密度。

【预后转归】

轻度或中度骨质疏松症，若注意预防、调护，不发生骨折，一般预后良好。然许多骨质疏松症患者往往在骨折后才被发现，如胸、腰椎体压缩性骨折，导致脊柱后弯、胸椎畸形、驼背，进而影响脏腑功能，预后不良。如骨折后患者活动受限，长期卧床，常并发感染，则预后差。

【预防调摄】

1.加强营养　调整饮食，适当增加富含蛋白质、钙、磷、维生素及多种微量元素（镁、锰、锌、硼等）的食物。

2.适度运动　通过肌肉活动产生对骨的应力，刺激骨形成，增强机体的骨矿含量，使生理性骨量丢失减少。

3.日光浴　晒太阳可以促进维生素D的生成，有助于钙、磷的吸收，促进骨骼的形成。

病案分析

王某，女，65岁，自诉腰部酸痛间歇性发作2年余。伴见腰背酸痛，怕冷喜温，少气纳呆，肢体倦怠无力，夜尿5～6次，大便溏泄。舌红夹有瘀斑，边有齿痕，苔薄白，脉沉细。查体：轻度驼背，腰部活动受限，T12～L4脊旁2cm广泛性压痛（+），双下肢直腿抬高试验（−）。骨密度检查提示骨质疏松症。中医诊断为骨痿，辨属脾肾阳虚夹瘀证，治宜补肾健脾，活血化瘀,方选补虚壮骨方加减。

处方:补骨脂 30g,菟丝子 20g,黄芪 30g,淫羊藿 15g,狗脊 15g,茯苓 10g,骨碎补 20g,杜仲 15g,续断 20g,延胡索 10g,泽兰 10g,山药 10g,熟地黄 10g,白术 10g,当归 10g,大枣 6 枚。上 7 剂。日 1 剂,水煎服,早晚各 1 次。1 周后复诊诉腰部酸痛明显减轻,守上方去延胡索加白芍 10g 续服,并嘱患者适当锻炼。

分析:本能案为脾肾阳虚夹瘀型骨痿,选补虚壮骨丸方加减治疗,养肾精、补脾气,寓通于补达到治疗目的。

(王鹏,翁凤泉,陈述祥.翁凤泉教授治疗绝经后骨质疏松症临证经验[J].中国民族民间医药,2021,30(24):84-86.)

(杨红星　王立娜)

? 复习思考题

1. 月经病的治疗原则是什么?
2. 简述月经先期阴虚血热证的主要证候和辨证论治。
3. 简述崩漏的处理原则。"治崩三法"在临床上如何使用?
4. 试述闭经的辨证要点及分类。
5. 试述痛经的辨证要点。
6. 试述经行头痛的血瘀证的主要证候及治疗。
7. 何为绝经前后诸证?试述肾阴虚绝经前后诸证的主证及治疗。
8. 试述经水早断的肝肾阴虚证的主要证候及治疗。
9. 简述绝经后骨质疏松症的病因病机。

ER-7-3

扫一扫,测一测

ER-8-1

PPT 课件

ER-8-2

知识导览

第八章 带 下 病

带下病是指带下量明显增多或减少、色、质、味发生异常，伴有全身或局部症状者，分为带下过多和带下过少。

带下一词，首见于《素问·骨空论》云："任脉为病……女子带下瘕聚。"带下有广义、狭义之分。广义带下泛指妇产科疾病；狭义带下，有生理与病理之分。生理性带下属女性阴道排出的一种色白或透明、无特殊气味的黏液，其量适中，有润泽阴道的作用。病理性带下即本章讨论内容。

第一节 带 下 过 多

带下量明显增多、色、质、气味异常，或伴有局部及全身症状者，称为带下过多。

西医学的阴道炎、宫颈炎、盆腔炎性疾病、生殖器肿瘤、内分泌功能失调（尤其雌激素水平偏高）等引起的阴道分泌物异常与带下量增多，可参考本节论治。

知识链接

阴道分泌液

阴道分泌液又叫做巴氏腺液，是女性阴道流出的一种白色或透明状液体，具有润滑和保护阴道的作用。它主要由前庭大腺分泌液、宫颈黏液、子宫内膜分泌物、阴道黏膜的渗出液、脱落的阴道上皮细胞等混合而成。正常时多为透明或白色，有一定黏性，无特殊气味，pH 值为 $3.8\sim4.5$，呈弱酸性。若出现阴道炎、宫颈炎、盆腔炎、宫颈病变等生殖系统炎症时，表现为阴道分泌物异常增多，分泌物的颜色、黏度改变，并伴有局部瘙痒、气味异常等一系列证候。

【病因病机】

本病的基本病机为湿邪伤及任带二脉，任脉不固，带脉失约，主要病因是湿邪为患；湿邪有内外之分，内湿多因脾肾功能失调，以致水液代谢失常；外湿多因涉水淋雨，或久居湿地，或摄生不洁，或房事不洁等，以致感受湿热虫毒之邪。

1. 脾虚 饮食所伤，或忧思气结，或劳倦过度，损伤脾气，运化失司，水湿内生，流注下焦，伤及任带，而致带下过多。

2. 肾阳虚衰 素体肾阳不足，或年老体虚，或久病伤肾，或房劳多产，致肾阳亏虚，气化失常,水湿下注,任带失约;或因肾气不固,封藏失职,津液滑脱,出现带下过多。

3.阴虚夹热 素体阴虚,或年老阴亏,或久病伤阴,相火偏旺,阴虚失守,复感湿热邪气,伤及任带,导致带下过多。

4.湿热下注 经期产后,摄生不洁,湿热侵袭;或淋雨涉水、或久居湿地,外感湿邪,蕴而化热;或脾虚生湿,湿蕴化热;或肝郁乘脾,脾虚湿盛,湿郁化热,湿热注于下焦,损伤任带,发为带下过多。

5.热毒蕴结 摄生不洁,或房事不洁,或手术不慎,热毒乘虚直犯阴道、胞宫;或湿热蕴久成毒,热毒损伤任带,导致带下过多。

【诊断要点】

1.临床表现 带下量明显增多、色、质、味异常,或伴有阴部瘙痒、灼热、疼痛,或兼有尿频、尿痛、小腹痛、腰骶痛等局部及全身症状。

2.检查

(1)妇科检查:可见各类阴道炎,或急慢性宫颈炎,或盆腔炎性疾病的体征。

(2)辅助检查:阴道分泌物涂片、宫颈刮片或局部组织活检、B超及血常规等。

【鉴别诊断】

1.经间期出血、漏下 经间期出血是指月经周期正常,在两次月经中间,出现周期性少量阴道出血;漏下是经血非时而下,量少,淋漓不尽,无正常月经周期。而赤带则出现无周期性,为似血非血的黏液,来自阴道,但其月经正常。

2.子宫黏膜下肌瘤 子宫黏膜下肌瘤突入阴道伴感染时,可见脓性或赤白相兼的分泌物,伴臭味,通过妇科检查和B超可资鉴别。

3.白浊 白浊是指尿道流出混浊如脓的白色液体,多随小便排出,可伴有小便淋沥涩痛;而白带出自阴道。

【辨证论治】

本病的辨证要点主要是依据带下的量、色、质、味等异常,结合全身证候、舌脉以辨别寒、热、虚、实,必要时需进行妇科检查及防癌筛查。如带下量多、色淡、质稀者为虚、为寒;带下量多、色黄、质稠、有秽臭者为实、为热。

本病的治疗以除湿止带为基本原则。一般治脾宜运、宜燥、宜升;治肾宜补、宜固、宜涩;湿热和热毒宜清、宜利;阴虚夹湿则补清兼施。临证时,常内、外治法配合使用,以提高疗效。

1.脾虚证

主要证候:带下量多、色白或淡黄、质稀薄,或如涕如唾,绵绵不断,无臭;面色㿠白或萎黄,四肢倦怠,纳少便溏;舌淡胖、苔白或腻,脉细缓。

证候分析:脾虚失运,水湿下注,致任脉不固,带脉失约而致带下多;脾虚中阳不振,则面色㿠白或萎黄,四肢倦怠;脾虚失运,则纳少便溏;舌淡胖、苔白或腻,脉细缓脾虚之象。

治法:健脾益气,升阳除湿。

方药:完带汤(《傅青主女科》)。

人参　白术　白芍　山药　苍术　陈皮　柴胡　车前子　黑芥穗　甘草

方中人参、白术、山药、甘草健脾益气止带;苍术、陈皮燥湿健脾,行气和胃;白芍、柴胡疏肝解郁,升阳除湿;车前子利水渗湿;黑芥穗入血分,祛风胜湿。全方共奏健脾益气,升阳除湿止带之功。

若脾虚湿蕴化热,症见带下量多、色黄、质黏稠、味臭者。治宜健脾祛湿,清热止带,方用易黄汤(《傅青主女科》)。

2.肾阳虚证

主要证候:带下量多,绵绵不断,质清稀如水;腰酸如折,小腹冷感,畏寒肢冷,面色晦暗,小便清长,或夜尿多,大便溏薄;舌质淡、苔白润,脉沉迟。

证候分析：肾阳不足，气化失常，寒湿内盛，任带失约，而致带下量多，绵绵不断，质清稀如水；肾阳虚衰，不能温煦，则腰酸如折，小腹冷感，畏寒肢冷，面色晦暗，大便溏薄，小便清长，或夜尿多；舌质淡、苔白润，脉沉迟象。

治法：温肾培元，固涩止带。

方药：内补丸（《女科切要》）。

鹿茸　肉苁蓉　菟丝子　沙苑子　肉桂　制附子　黄芪　桑螵蛸　白蒺藜　紫菀茸

方中鹿茸、肉苁蓉、菟丝子温肾阳，益精血，固冲任；黄芪益气助阳；肉桂、制附子补火壮阳，温养命门；沙苑子、桑螵蛸涩精止带；白蒺藜祛风胜湿；紫菀茸温肺益肾；全方共奏温肾培元，固涩止带之功。

若便溏者，去肉苁蓉，加补骨脂、肉豆蔻温肾健脾；小便清长或夜尿频多者，加乌药、益智仁温肾固涩。

3. 阴虚夹湿证

主要证候：带下量多、色黄或赤白相兼、质稠、有气味，阴部灼热感，或阴部瘙痒；腰酸腿软，头晕耳鸣，五心烦热，咽干口燥，或烘热汗出，失眠多梦；舌质红、苔少或黄腻，脉细数。

证候分析：肾阴不足，复感湿邪，损伤任带二脉，致带下量多、色黄或赤白相兼、质稠、有气味，阴部灼热或瘙痒；腰府失养，则腰酸腿软；虚热内灼，则五心烦热，咽干口燥；虚阳上扰，则头晕耳鸣，烘热汗出；水火失济，则失眠多梦；舌质红、苔少或黄腻，脉细数为阴虚夹湿之象。

治法：滋阴降火，利湿止带。

方药：知柏地黄丸（《医宗金鉴》）加芡实、金樱子。

熟地黄　山茱萸　山药　牡丹皮　茯苓　泽泻　知母　黄柏

方中知母、黄柏滋阴降火；熟地黄、山茱萸、山药滋补肝肾，健脾涩精；泽泻清泻肾火；牡丹皮清肝泻火；茯苓健脾利湿；加芡实补脾除湿、益肾固精；金樱子固涩止带。全方共奏滋阴降火，利湿止带之功。

若失眠多梦者，加酸枣仁、茯神养心安神；咽干口燥者，加玄参、石斛、麦冬养阴生津；头晕目眩者，加钩藤、龙骨、石决明平肝潜阳。

4. 湿热下注证

主要证候：带下量多、色黄或呈脓性、质黏稠、有臭气，或带下色白质黏，呈豆渣样，外阴瘙痒；小腹作痛，口苦口腻，胸闷纳呆；舌质红、苔黄腻，脉滑数。

证候分析：湿热下注，损伤任带二脉，致带下量多、色黄或如脓，或如豆渣样，有臭气，外阴瘙痒；湿热蕴结，阻遏气机，则小腹作痛；湿困中焦，则口苦口腻，胸闷纳呆；舌质红、苔黄腻，脉滑数为湿热之象。

治法：清利湿热，佐以解毒杀虫。

方药：止带方（《世补斋不谢方》）。

猪苓　茯苓　车前子　泽泻　茵陈　赤芍　牡丹皮　黄柏　栀子　川牛膝

方中猪苓、茯苓、车前子、泽泻利水渗湿止带；赤芍、牡丹皮清热凉血；黄柏、栀子、茵陈清热解毒，燥湿止带；川牛膝利水通淋，引诸药下行，使热清湿除带自止。全方共奏清热利湿止带之功。

若肝经湿热下注，症见带下量多、色黄或黄绿，质黏稠，有臭气，烦躁易怒，口苦咽干，舌红、苔黄腻，脉弦滑，治宜清肝利湿止带，方用龙胆泻肝汤（《医方集解》）；若湿浊偏甚，症见带下量多、色白，如豆渣状或凝乳状，阴部瘙痒，治宜清热利湿，疏风化浊，方用萆薢渗湿汤（《疡科心得集》）加苍术、藿香。

5. 热毒蕴结证

主要证候：带下量多，黄绿如脓，或赤白相兼，或五色杂下，质黏如脓样，臭秽难闻；小腹、腰骶疼痛，烦热头晕，口苦咽干，小便短赤，大便干结；舌红、苔黄或黄腻，脉滑数。

证候分析：热毒损伤任带二脉，致带下赤白，或五色带下，质黏如脓样，臭秽难闻；热毒瘀阻，胞脉不通，则小腹、腰骶疼痛；热毒伤津，则烦热头晕，口苦咽干，尿黄便秘；舌红、苔黄或黄腻，脉滑数为热毒之象。

治法：清热解毒。

方药：五味消毒饮（《医宗金鉴》）加土茯苓、败酱草、薏苡仁。

蒲公英　金银花　野菊花　紫花地丁　紫背天葵

方中蒲公英、金银花、野菊花、紫花地丁、紫背天葵清热解毒。加败酱草、土茯苓、薏苡仁清热解毒，利水除湿。全方共奏清热解毒之功。

若腰骶酸痛，带下臭秽难闻者，加穿心莲、半枝莲、鱼腥草清热解毒除秽；若小便淋痛，兼有白浊者，加萆薢、车前子、虎杖、甘草梢清热解毒，除湿通淋。

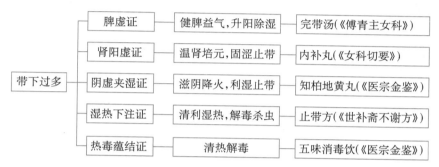

【预后转归】

带下过多经过及时正确治疗多可痊愈，预后良好。若失治误治，或病程迁延日久，致邪毒上客胞宫、胞脉，可导致月经病、癥瘕和不孕症等；若癥瘕恶疾复感邪毒所致之带下过多，五色杂下，气味秽臭，形体日渐消瘦者，预后差。

【预防调摄】

1. 保持外阴、阴道清洁，勤换内裤。经期或产后避免盆浴、游泳，防止感染。

2. 杜防湿邪，饮食有节，调畅情志。

3. 由假丝酵母菌引起的带下病，在治疗期间需禁止性生活，同时性伴侣也应接受治疗。

4. 做好计划生育工作，避免房劳多产及反复人工流产等。

5. 定期进行妇科普查，发现疾病及早治疗。妇科检查或手术时，应严格执行无菌操作，防止交叉感染。

病案分析

谢某，女，49岁，已婚，1974年9月6日初诊。

停经2年，带下量多、色白质稀如水，有腥臭气味，经常头晕，肢体倦怠，腰酸，少腹、小腹胀闷，二便正常；舌质淡、苔薄白、边有齿痕，脉沉细。中医诊断为肾阳虚型带下过多。治宜温肾健脾，佐以固涩。

处方：党参15g，怀山药15g，茯苓12g，熟附子9g，白术9g，白芍9g，巴戟天9g，乌药9g，益智仁6g，桑螵蛸5g。3剂。每日水煎服1剂。

二诊：带下减少，精神好转。上方去茯苓，加补骨脂9g，连服6剂。

三诊：诸症消失，脉细缓。上方加黄芪18g，再服6剂，以善其后。

分析：本案为肾阳虚型带下过多证，治宜温补脾肾，收涩止带，以缩泉丸温肾固涩，标本同治，促进下元恢复，达到治带目的。

（班秀文. 班秀文妇科医论医案选[M]. 北京：中国医药科技出版社，2014.）

附：子宫颈炎症

子宫颈炎症是常见的女性下生殖道炎症。包括子宫颈阴道部炎症及子宫颈管黏膜炎症。临床常见的子宫颈炎为急性子宫颈管黏膜炎，若未及时诊治，可致慢性子宫颈炎，也可引发上生殖道炎症，甚则引发子宫颈癌。

本病属于中医带下过多范畴。

【病因病理】

1．病因　多由病原体感染、机械性刺激或损伤引起。

2．病理

（1）急性子宫颈炎：多因阴道滴虫、霉菌及淋病感染导致子宫颈黏膜充血及程度不等的水肿。

（2）慢性子宫颈炎：生理性宫颈柱状上皮异位、宫颈上皮内瘤样变、子宫颈管黏膜炎、子宫颈息肉和子宫颈肥大。

【诊断要点】

1．病史　常有因分娩、流产、刮宫等，使子宫颈损伤或感染；或经期卫生不当、不洁性生活等，致病原体感染等病史。

2．临床表现　主要症状是白带增多，淡黄色或脓性，甚至出现血性白带，伴外阴瘙痒。急性宫颈炎常伴有尿频、尿急、尿痛等尿路感染症状；慢性宫颈炎严重者还可见腰骶部疼痛、下腹坠痛及痛经。

3．妇科检查

（1）急性宫颈炎：宫颈充血水肿、黏膜外翻，有脓性分泌物自宫颈口流出；擦拭宫颈管时，易诱发子宫颈管内出血。

（2）慢性宫颈炎：黄色分泌物覆盖子宫颈口或从子宫颈口流出，同时伴子宫颈糜烂样改变，或子宫颈息肉、或子宫颈肥大。

4．辅助检查

（1）急性宫颈炎：宫颈分泌物作涂片或培养可鉴别淋病奈瑟菌、假丝酵母菌、滴虫等感染。

（2）慢性宫颈炎：宫颈分泌物、阴道镜、B超检查可明确诊断。子宫颈糜烂样改变者需进行宫颈细胞学、HPV活组织病理等检查，排除癌性病变。

【治疗】

1．抗生素　针对病原体选用抗生素治疗。

（1）急性淋病奈瑟菌性子宫颈炎：头孢菌素类，如头孢曲松钠250mg，单次肌内注射。氨基糖苷类，如大观霉素4g，单次肌内注射。

（2）沙眼衣原体感染所致子宫颈炎：四环素类，如多西环素100mg，每日2次，连服7日；大环内酯类，如红霉素500mg，每日4次，连服7日；氟喹诺酮类，如左氧氟沙星500mg，每日1次，连服7日。

2．子宫颈糜烂样改变　若无明显不适，不采取特殊治疗，需定期复查；部分患者可采取局部物理治疗，包括电熨、冷冻、激光、微波治疗及红外线凝结法等。

3．子宫颈息肉　行息肉摘除术，做病理组织学检查，以明确性质。

4．子宫颈肥大　一般无须治疗。

5．外治法

（1）外洗法：可用1：1 000苯扎溴铵溶液或1：5 000高锰酸钾溶液灌洗。若创面表浅者可用棉签蘸5%～10%碘酊溶液局部腐蚀糜烂面。

（2）阴道纳药法：聚甲酚磺醛栓，适用于各类宫颈炎。

第二节 带下过少

带下量明显减少，甚或全无，导致阴中干涩痒痛，甚至阴部萎缩者，称为带下过少。

西医学的卵巢早衰、绝经后卵巢功能下降、手术切除卵巢后、盆腔放疗后、严重卵巢炎、希恩综合征及长期服用某些药物等导致雌激素水平低落而引起的阴道分泌物过少，明确诊断后，可参考本节辨证论治。

知识链接

希恩综合征

希恩综合征多由产后大出血，休克时间过长，垂体前叶缺血性坏死，垂体内分泌功能不足所致垂体前叶机能减退症。临床表现为产后体质虚弱，面色苍白，无乳汁分泌，闭经，阴部萎缩，性欲减退，并伴有畏寒、头昏、贫血、毛发脱落等症状。血清 FSH、LH 值明显降低，甲状腺功能（TSH、T3、T4）降低，尿 17-羟、17-酮皮质类固醇低于正常。

【病因病机】

本病的主要病机是精亏血少，任带失养，阴户失润。肝肾亏损、血枯瘀阻是导致本病的主要病因。

1.肝肾亏损 先天不足，或房劳多产，或大病久病，或年老体弱，或七情内伤，均可致肝肾亏损，精亏血少，任带失养，阴道失于濡润，而致带下过少。

2.血枯瘀阻 素体脾胃虚弱，或堕胎多产，或大病久病，或产后大出血，或经产感寒，导致精亏血枯，瘀血内阻，不循常道，阴津不得渗润胞宫、阴道，而致带下过少。

【诊断要点】

1.临床表现 带下过少，甚或全无，阴道干涩、痒痛，甚至阴部萎缩；或伴性欲低下，性交疼痛，烘热汗出，月经后期、经量偏少，甚则闭经、不孕等。

2.检查

（1）妇科检查：阴道黏膜皱襞明显减少或消失，或阴道壁薄且充血，分泌物极少，宫体或宫颈萎缩。

（2）辅助检查：阴道脱落细胞涂片、内分泌激素测定及 B 超等。

【鉴别诊断】

育龄期妇女带下过少，一般预示着卵巢功能低下，常见于卵巢早衰、卵巢手术或盆腔放疗后、希恩综合征等，应做进一步检查以明确诊断。但自然绝经后因卵巢功能下降而出现带下减少，属于生理现象。

【辨证论治】

带下过少分肝肾亏损、血枯瘀阻两型，治疗重在滋补肝肾之阴精，佐以养血、化瘀之法。

1.肝肾亏损证

主要证候：带下过少，甚至全无，阴部干涩灼痛，或伴阴痒，阴部萎缩，性交疼痛，甚则性交干涩困难；头晕耳鸣，腰膝酸软，烘热汗出，烦热胸闷，夜寐不安，小便黄，大便干结；舌红、少苔，脉细数或沉弦细。

证候分析：肝肾亏损，精亏血少，阴道失于润泽，发为带下过少；阴虚内热则带下更少，阴部萎缩、干涩灼痛、阴痒，伴见烘热汗出，烦热胸闷，夜寐不安，小便黄，大便干结；精血两亏，肾失所养，则头晕耳鸣，腰膝酸软；舌红、少苔，脉细数为肝肾阴虚之象。

治法：滋补肝肾，养血益精。

方药：左归丸（《景岳全书》）加知母、肉苁蓉、麦冬。

熟地黄　山药　枸杞子　山茱萸　菟丝子　鹿角胶　龟板胶　川牛膝

方中熟地黄、山药、枸杞子、山茱萸补肝肾，益精血；菟丝子补肾气；鹿角胶、龟板胶滋补精血，补益冲任；川牛膝补益肝肾，活血化瘀，引血下行。加肉苁蓉大补精血；麦冬养阴润燥；知母养阴清热；全方共奏滋补肝肾，养血益精之功。

若阴虚阳亢，头痛甚者，加天麻、钩藤、石决明平肝息风止痛；若烘热汗出甚者，熟地黄改为生地黄，加龟甲、鳖甲以滋阴清热；若大便干结者，加玄参、何首乌等润肠通便。

2. 血枯瘀阻证

主要证候：带下过少，甚至全无，阴中干涩，阴痒；面色无华，头晕眼花，心悸失眠，神疲乏力，或经行腹痛，经色紫暗，夹有血块，肌肤甲错，或下腹有包块；舌质暗、边有瘀点、瘀斑，脉细涩。

证候分析：精亏血枯，瘀血内阻，胞宫、阴道不得渗润，则带下过少，甚至全无，阴中干涩，阴痒；血虚不能荣养头面心神，则头晕眼花，面色无华，心悸失眠，神疲乏力；瘀血内阻，不通则痛，则经行腹痛；瘀血凝滞，则经色紫暗，伴有血块；瘀血内阻，肌肤失养，则肌肤甲错；舌质暗、边有瘀点、瘀斑，脉细涩为血枯瘀阻之象。

治法：补血益精，活血化瘀。

方药：小营煎（《景岳全书》）加丹参、桃仁、牛膝。

当归　白芍　熟地黄　山药　枸杞子　炙甘草

方中当归、白芍养血润燥；熟地黄、枸杞子滋阴养血填精；山药健脾滋肾；炙甘草益气健脾；加丹参、桃仁活血化瘀；牛膝补益肝肾，活血化瘀，引血下行。全方共奏补血益精，活血行瘀之功。

若小腹疼痛甚者，加五灵脂、延胡索活血化瘀止痛；若下腹有包块者，加鸡血藤、三棱、莪术消癥散结。

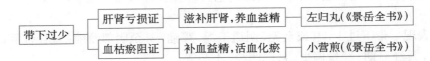

【预后转归】

非器质性病变者，经过及时正确治疗，一般可好转，预后良好。若因手术切除、放射、化疗或药物损伤引起卵巢早衰者，可伴见月经过少，甚至引起闭经、不孕等，则预后较差。

【预防调摄】

1. 及时诊治可能引起卵巢功能减退的原发病。

2. 预防与积极治疗产后大出血，防止脑垂体前叶缺血性坏死。

3. 对卵巢病变尽量采取保护性治疗。

4. 调节情志，保持心情愉悦。饮食有节，可适当增加豆制品饮食。

病案分析

吴某，女，37岁。2019年3月5日初诊。

主诉：带下过少2年。患者2年前出现带下量减少，阴道干涩时痒，同房不适，外阴无红肿热痛；伴晨起口干口苦，小便黄，大便干，2～3日一解；月经基本正常，纳食可，余无不适；舌红、苔稍薄，脉弦细数。中医诊断为肝经火旺型带下过少。治宜清肝泻火。方选小柴胡汤合龙胆泻肝汤。

处方：柴胡 12g，黄芩 10g，清半夏 10g，炙甘草 10g，龙胆草 10g，焦栀子 10g，木通 10g，泽泻 10g，车前子 15g，大黄 5g。7 剂，水煎服。每次服药时，加蜂蜜 2 勺。

二诊：服药后肠鸣，胃脘隐痛，带下量仍少，但晨起口苦明显缓解。上方龙胆草减为 6g，大黄改为熟大黄，加生姜 5 片，大枣 3 枚。7 剂。

三诊：带下量稍增，干涩较前缓解，守上方 7 剂。

分析：本案患者口干苦、溲黄便干为肝火内盛之象，带下过少、阴道干涩、脉弦细数，皆为肝经火旺，灼伤津液所致，故予小柴胡汤合龙胆泻肝汤，苦寒清肝泻火。

（黄鑫，高思宇，高智．高智运用小柴胡汤加减治疗妇科病的经验［J］.陕西中医药大学学报，2021，44（3）：31-35.）

（胡　盼）

❓ 复习思考题

1. 何谓带下病？如何区分生理性带下和病理性带下？
2. 何谓带下过多？其发病机理如何？其治疗原则是什么？
3. 脾虚型带下过多的主症、治法和方药各是什么？
4. 肾阳虚型带下过多的主症、治法和方药各是什么？
5. 湿热下注型带下过多的主症、治法和代表方各是什么？
6. 何谓带下过少？其发病机理如何？有何证型？各证型的治法和代表方。

ER-8-3

扫一扫，测一测

第九章 妊 娠 病

学习目标

　　掌握妊娠病的定义、病因病机、诊断、治疗原则及用药宜忌，掌握妊娠恶阻、异位妊娠、胎漏、胎动不安、堕胎、小产、滑胎、子肿、子晕、子痫的概念、病因病机、诊断及鉴别诊断、辨证论治；熟悉妊娠腹痛、妊娠贫血的概念、病因病机、诊断及鉴别诊断、辨证论治；了解胎萎不长、子满、鬼胎、妊娠咳嗽的概念、病因病机、诊断及鉴别诊断、辨证论治。

　　妊娠期间，发生与妊娠有关的疾病，称为妊娠病。妊娠病不但影响孕妇的身体健康，还可妨碍胎儿的正常发育，甚则威胁两者生命。因此，必须重视妊娠病的预防和发病后的治疗。

　　常见的妊娠病有妊娠恶阻、异位妊娠、胎漏、胎动不安、堕胎、小产、滑胎、胎萎不长、子肿、子晕、子痫、鬼胎、妊娠贫血等。

　　妊娠病的病因病机应结合致病因素和妊娠期母体改变来认识。常见的发病机理有四：一是阴血虚。阴血素虚，孕后血聚胞宫养胎，阴血益虚，易致阴虚阳亢而发病。二是脾肾虚。脾虚则气血生化乏源，肾虚则肾精匮乏，胎失所养；脾虚湿聚，泛溢肌肤或水停胞中为病，或肾气虚弱，胞失所系，胎元不固。三是冲气上逆。孕后经血不泻，聚于胞宫，冲脉气盛，上逆犯胃则呕恶。四是气滞。素体气机不畅，腹中胎体渐大，易致气机升降失常，血瘀水停而致病。

　　妊娠病的诊断，首先要明确妊娠的诊断。根据停经史、早孕反应、滑脉以尺脉尤甚等临床表现，结合辅助检查如妊娠试验、B超、基础体温等判断是否妊娠。自始至终要注意胎儿的发育情况及母体的健康状况，注意胎元已殒与未殒的鉴别，必要时注意排除畸胎等。

　　妊娠病的治疗原则以胎元的正常与否为前提。胎元正常者，宜治病与安胎并举。因母病而致胎不安者，重在治病，病去则胎自安；因胎不安而致母病者，重在安胎，胎安则病自愈。安胎之法以补肾健脾，调理气血为主。补肾为固胎之本，健脾乃益气血之源，理气以通调气机，理血以养血为主或佐以清热，使脾肾健旺，气血调和，本固血充则胎有所养。若胎元不正，胎堕难留，或胎死不下，则宜速下胎以益母。

　　妊娠期间用药原则：凡峻下、滑利、祛瘀、破血、耗气、散气及一切有毒之品，都应慎用或禁用。如病情需要可适当选用，所谓"有故无殒，亦无殒也"，但须严格掌握剂量和用药时间，"衰其大半而止"，以免动胎、伤胎。

第一节 妊 娠 恶 阻

　　妊娠期间，出现严重的恶心呕吐，头晕厌食，甚则食入即吐者，称为"妊娠恶阻"，又称"妊娠呕吐""阻病"等。《诸病源候论·妊娠恶阻候》首次提出恶阻病名，是妊娠早期常见的病证之一，若妊娠早期仅有恶心择食，头晕，或晨起偶有呕吐者，为早孕反应，不作病论，一般3个月后逐渐消失。

本病类似于西医学的"妊娠剧吐"。

知识链接

妊娠剧吐病因

妊娠剧吐（hyperemesis gravidarum）的确切病因不明，可能与体内激素作用机制和精神状态的平衡失调有关。鉴于早孕反应出现与消失的时间与孕妇血 HCG 值上升与下降的时间相一致，加之葡萄胎、多胎妊娠孕妇血 HCG 值明显升高，剧烈呕吐发生率也高，说明妊娠剧吐可能与 HCG 水平升高有关。妊娠剧吐常出现在平素精神紧张、焦虑及生活环境和经济条件较差的孕妇中，提示发病可能与精神、社会因素有关。心身症状及不良情绪相互影响，并易形成恶性循环，使症状不能有效缓解。此外，妊娠剧吐也可能与维生素 B_6 缺乏、过敏反应、幽门螺杆菌感染有关。

【病因病机】

本病的主要病机是冲气上逆，胃失和降。

1. 脾胃虚弱　脾胃素虚，孕后经血停闭，血聚冲任养胎，冲脉气盛，冲气乘虚夹胃气上逆，胃失和降，可致妊娠恶阻。

2. 肝胃不和　平素性躁易怒，肝火偏旺；孕后血聚冲任养胎，肝血更虚，肝火愈旺，加之冲脉气盛，并肝火上逆犯胃，胃失和降而致妊娠恶阻。

【诊断要点】

1. 临床表现　频繁呕吐，厌食，或食入即吐，甚则疲乏无力，精神萎靡，体重下降，皮肤、黏膜干燥，眼球凹陷，甚至出现血压下降、发热、黄疸、嗜睡和昏迷。

2. 检查

（1）妇科检查：妊娠子宫。

（2）辅助检查：尿妊娠试验阳性，尿酮体阳性，即可确诊。为识别病情轻重，可进一步测定血常规、电解质、二氧化碳结合力及肝肾功能等。

【鉴别诊断】

1. 葡萄胎　恶心呕吐较剧，阴道不规则流血，偶有水疱状胎块排出，子宫多较停经月份大，质软，血绒毛膜促性腺激素（HCG）显著升高；B超显示宫腔内呈落雪状图像，无妊娠囊或胎心搏动。

2. 妊娠期合并急性胃肠炎　多有饮食不洁史，除恶心呕吐外，常伴有腹痛、腹泻等，大便检查可见白细胞及脓细胞。

【辨证论治】

主要依据呕吐物的性状及患者的口感，结合舌脉综合分析，辨其寒热、虚实。口淡，呕吐清水涎沫，无酸腐气味者，多为虚证、寒证；口苦，呕吐酸水或苦水，或黄稠痰涎，气味酸臭者，多为实证、热证。

本病的治疗原则，以调气和中、降逆止呕为主。病情轻者，以中医辨证施治为主，注意治病与安胎并举；病情重者，需中西医结合诊治，均应重视饮食和情志的调节，忌用升散之品。

1. 脾胃虚弱证

主要证候：妊娠早期，反复恶心呕吐，吐出清水或食物，甚则食入即吐；纳少腹胀，不思饮食，神疲思睡；舌淡、苔白，脉缓滑无力。

证候分析：孕后血聚于胞宫以养胎元，冲气偏盛，脾胃素虚，失于和降，冲气夹胃气上逆则呕吐，或食入即吐；脾胃虚弱，运化失职，则脘腹胀闷，不思饮食；中阳不振，清阳不升，则神疲思睡；舌淡、苔白，脉缓无力为脾胃虚弱之征；滑脉，有妊娠之象。

治法：健脾和胃，降逆止呕。

方药：香砂六君子汤（《名医方论》）。

人参　白术　茯苓　甘草　半夏　陈皮　木香　砂仁　生姜

方中人参、白术、茯苓、甘草健脾养胃，益气和中；半夏、生姜降逆止呕；砂仁、木香、陈皮理气和中。全方补脾胃，降逆气，止呕吐。

若脾胃虚寒，酌加丁香、豆蔻以增强温中降逆之力；若吐甚伤阴，口干便秘者，去木香、砂仁、茯苓等温燥或淡渗之品，酌加石斛、麦冬、玉竹等养阴和胃。若孕妇唾液异常增多，时时流涎，古称"脾冷流涎"，可加益智仁、豆蔻温脾化饮，摄涎止唾。

2. 肝胃不和证

主要证候：妊娠早期，呕吐酸水、苦水，甚至咖啡样物；胸胁满闷，嗳气叹息，头晕目眩，烦渴口苦；舌红、苔黄燥，脉弦滑数。

证候分析：孕后冲气并肝火上逆犯胃，肝胆相表里，则呕吐酸水、苦水，甚至咖啡样物；肝气郁结，则胸胁满闷，嗳气叹息；肝火上逆，因而头晕目眩，烦渴口苦；舌红、苔黄燥、脉弦数，为肝热内盛之征；脉滑，为有妊娠之象。

治法：清肝和胃，降逆止呕。

方药：苏叶黄连汤（《温热经纬》）酌加半夏、陈皮、竹茹、乌梅。

苏叶　黄连

方中苏叶理气和胃；黄连苦寒清热降胃气。半夏、竹茹、陈皮佐苏叶降逆止呕；乌梅生津抑肝。全方清肝和胃，降逆止呕。

如呕甚伤津，五心烦热，口干舌红者，加沙参、石斛、玉竹以养阴清热；便秘者，加胡麻仁润肠通便。

以上二证均可因呕吐不止，不能进食，而导致阴液亏损，精气耗散，出现精神萎靡，形体消瘦，眼眶下陷，双目无神，四肢无力；严重者，出现呕吐带血样物，发热口渴，尿少便秘，唇舌干燥，舌红、苔薄黄或光剥，脉细滑数无力等气阴两亏的证候（查尿酮体常呈强阳性反应），治宜益气养阴，和胃止呕；方用生脉散（《内外伤辨惑论》）合增液汤（《温病条辨》）加乌梅、竹茹、芦根；呕吐带血样物者，加藕节、乌贼骨、乌梅炭养阴清热，凉血止血。必要时，采用中西医结合治疗，给予输液、纠正酸中毒及电解质紊乱。

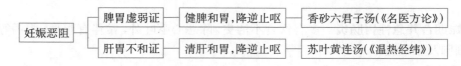

【其他疗法】

1. 中成药治疗　香砂养胃丸适用于胃虚证，左金丸适用于肝热证，生脉饮口服液适用于气阴两亏证。

2. 针灸治疗　用维生素 B_6 100mg 于足三里穴位进行封闭治疗，用维生素 B_1 0.1ml 于双耳肾穴、内分泌、交感穴封闭治疗。

3. 拔火罐　取中脘穴拔火罐，适用于胃虚证。

4. 敷脐　丁香、半夏加生姜汁熬成膏敷脐，适用于各证。

【预后转归】

本病经及时治疗，大多可治愈。若经治疗无好转，或体温超过 38℃，心率超过 120 次/min，出现持续黄疸或持续蛋白尿，精神萎靡不振等，应及时考虑终止妊娠。

【预防调摄】

1. 调和情志　向患者解释病情，消除其紧张情绪，保持心情舒畅，保证充足的休息与睡眠，避免精神刺激。

2. 饮食适宜　饮食宜清淡、易消化，少量多餐，忌肥甘厚味及辛辣之品，餐前可进食少量生姜汁。

3. 用药方法　服药应采取少量缓缓呷服之法，以获药力。

病案分析

费某，女，28岁，2003年4月12日初诊。

停经65日，恶心呕吐15日。半月前出现恶心呕吐，初服维生素B_6缓解，后加剧，甚则不能进食，呕吐黄水；伴胃脘疼痛，尿酮体阳性；患者拒在门诊补液对症治疗，3日后呕吐减轻，精神萎靡；舌红、苔薄，脉细数。诊断为妊娠恶阻，辨属肝胃不和。治宜抑肝和胃，降逆止呕。

处方：伏龙肝（包煎、先煎）15g，白术12g，白芍12g，麦冬12g，茯苓9g，党参9g，黄芪9g，紫苏叶9g，紫苏梗9g，姜半夏9g，姜竹茹9g，黄连6g，陈皮6g，砂仁（后下）3g，生姜3片，大枣3枚。日1剂，水煎服药，并嘱生姜汁滴于舌根。服3剂后呕吐明显好转。原方去砂仁，加沙参12g、石斛9g。7剂后呕吐基本消失，以原方服5剂调理而愈。

分析：全方抑肝和胃，降逆止呕，效果明显。二诊因呕吐久则伤阴，加石斛、沙参养阴生津，以前方加减调理，使之渐安。

（李祥云工作室.李祥云治疗妇科病精华[M].北京：中国中医药出版社，2007.）

第二节　妊　娠　腹　痛

妊娠期因胞脉阻滞或失养，发生小腹疼痛者，称为"妊娠腹痛"，亦称"胞阻"。首见于《金匮要略·妇人妊娠脉证并治》之"假令妊娠腹中痛，为胞阻，胶艾汤主之"。

本病类似于西医学的"先兆流产"。

【病因病机】

本病的主要病机是胞脉失养，不荣而痛；或胞脉阻滞，不通则痛。

1. 血虚　素体血虚，或脾虚化源不足等；孕后血聚胞宫以养胎，阴血愈虚，又因血虚气弱，气血运行迟滞，胞脉失养，不荣而痛。

2. 虚寒　素体阳虚，阴寒内生，不能生血行血，胞脉失于温煦，气血运行不畅，胞脉受阻，不通而痛。

3. 气滞　孕后阴血聚于胞宫以养胎，使肝血虚，肝失所养，其气易郁滞；孕后胎体渐长，胎阻气机；若素性忧郁或情志所伤，肝郁气滞，胞脉阻滞，不通而痛。

【诊断要点】

1. 临床表现　以妊娠期小腹部疼痛为主症，痛势较缓，反复发作，无阴道流血。

2. 检查

（1）妇科检查：子宫增大，与停经月份相符。

（2）辅助检查：尿妊娠试验阳性，B超提示宫内活胎。

【鉴别诊断】

1. 异位妊娠　异位妊娠与妊娠腹痛均有停经史、早孕反应、尿或血HCG检查阳性，异位妊娠在未破损期也可出现小腹疼痛,可通过 B 超、阴道后穹隆穿刺等检查以鉴别。

2．胎动不安 胎动不安也有小腹疼痛症状,但其腹痛之前多先有小腹坠胀,腹痛常与腰酸并见,或伴阴道少量流血。

3．妊娠合并卵巢囊肿蒂扭转 孕妇有卵巢囊肿病史,常在体位发生改变时突然发生一侧下腹部剧烈疼痛,甚者痛至昏厥,或伴恶心呕吐。可通过询问病史、妇科检查及 B 超检查做出鉴别。

【辨证论治】

本病主要根据腹痛的性质和程度,结合兼证及舌脉辨其寒热虚实。

治疗本着虚则补之,实则行之的原则,以调理气血为主,佐以补肾安胎,使胞脉气血畅通,则其痛自止。用药宜平和,以防伤胎。

1．血虚证

主要证候:妊娠后小腹绵绵作痛,喜揉喜按,按之痛减;面色萎黄,头晕心悸,失眠多梦;舌淡、苔白,脉细滑。

证候分析:素体血虚,孕后血聚胞宫养胎,阴血愈虚,胞脉失养,故小腹绵绵作痛;血虚髓海失养,则头晕;血不养心、神不安舍,则心悸、失眠多梦;舌淡、苔白,脉细滑均为血虚之征。

治法:补血养血,止痛安胎。

方药:当归芍药散(《金匮要略》)去泽泻,加党参、菟丝子、桑寄生。

当归　白芍　川芎　茯苓　白术　泽泻

方中当归、白芍、川芎养血和血,缓急止痛;党参、茯苓、白术健脾益气,以资生化之源;泽泻因渗利伤津,故不用;菟丝子、桑寄生补肾固胎。全方补血养血,止痛安胎。

若血虚甚者,酌加枸杞子、阿胶、制何首乌滋补精血,濡养胞脉;心悸失眠者,酌加酸枣仁、五味子养血宁心安神。

2．虚寒证

主要证候:妊娠后小腹冷痛,绵绵不休,喜温喜按,得热痛减;形寒肢冷,倦怠乏力,纳少便溏,面色㿠白;舌淡、苔白,脉沉细滑。

证候分析:素体阳虚,孕后胞脉失于温煦,血运不畅,故小腹冷痛,喜温喜按,得热痛减;阳气不能外达,故形寒肢冷,面色㿠白;脾肾阳虚,则纳少便溏,倦怠乏力;舌淡、苔白,脉沉细滑均为虚寒之征。

治法:暖宫止痛,养血安胎。

方药:胶艾汤(《金匮要略》)加杜仲、补骨脂。

阿胶　艾叶　当归　川芎　白芍　干地黄　甘草

方中艾叶温经散寒,暖宫止痛;杜仲、补骨脂温肾助阳,温通胞脉;阿胶、地黄、当归、川芎养血行滞;白芍、甘草缓急止痛;阿胶、干地黄养血安胎。全方暖宫止痛,养血安胎。

3．气滞证

主要证候:妊娠后小腹胀痛或胸胁胀满,情志抑郁,或烦躁易怒;舌红、苔薄,脉弦滑。

证候分析:素性忧郁,或情志所伤,肝失条达,又孕后胎阻气机,气机不畅,胞脉阻滞,故小腹、胸胁胀痛;气郁不达,或肝郁化火,故情志抑郁,或烦躁易怒;舌红、苔薄,脉弦滑,均为肝郁气滞之征。

治法:疏肝解郁,止痛安胎。

方药:逍遥散(《太平惠民和剂局方》)加苏梗、陈皮。

柴胡　当归　茯苓　白芍　白术　炙甘草　煨姜　薄荷

方中柴胡疏肝解郁;当归、白芍养血柔肝;茯苓、白术、煨姜健脾助运;薄荷辛散解郁;甘草配白芍缓急止痛,调和诸药;苏梗、陈皮理气和中。全方疏肝解郁,理气止痛。

若郁而化热,出现口苦、咽干者,加栀子、黄芩清肝泻火。

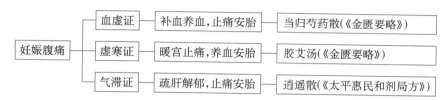

【预后转归】

妊娠腹痛是孕期常见病,病位在胞脉,尚未损及胎元,病情较轻浅,治疗及时,预后良好。若痛久不止,病势日进,可伤及胎元,发展为胎漏、胎动不安甚至堕胎、小产。

【预防调摄】

1. 劳逸有度　避免过于劳累,勿持重、登高、剧烈活动,宜卧床休息。

2. 调和情志　勿恼怒、少烦忧,消除紧张情绪,保持心情舒畅。

3. 饮食适宜　饮食营养、易消化,忌辛辣刺激之品,保持大便通畅。

4. 注意摄生　起居有常,禁房事。

第三节　异　位　妊　娠

异位妊娠是指受精卵在子宫体腔以外着床发育者,俗称"宫外孕"。但两者含义有所不同,宫外孕指子宫以外的妊娠,如输卵管妊娠、卵巢妊娠、腹腔妊娠、阔韧带妊娠。异位妊娠还包括在宫颈妊娠、子宫残角妊娠、子宫瘢痕妊娠等,较"宫外孕"的含义更广。

异位妊娠以输卵管妊娠最常见,占异位妊娠的95%左右,故本节以输卵管妊娠为例叙述。输卵管妊娠破裂或流产是妇科临床最常见的急腹症之一,可造成急性腹腔内出血,处理不当可危及生命。

中医古籍中没有"异位妊娠"的病名,但在"妊娠腹痛""少腹瘀血"及"癥瘕"等病证中有类似症状的描述。异位妊娠的发生部位(图9-1)。

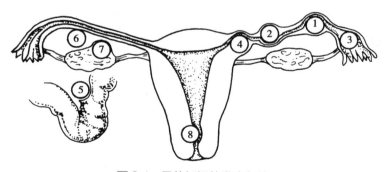

图9-1　异位妊娠的发生部位

1. 输卵管壶腹部妊娠;2. 输卵管峡部妊娠;3. 输卵管伞部妊娠;4. 输卵管间质部妊娠;
5. 腹部妊娠;6. 阔韧带妊娠;7. 卵巢妊娠;8. 宫颈妊娠

【病因病机】

主要病机是冲任不畅,少腹血瘀。少腹宿有瘀滞,冲任不畅,运送孕卵受阻;或先天肾气不足,后天脾气虚弱,运送孕卵无力,不能按时到达子宫体腔,在输卵管内着床发育而致本病发生。输卵管妊娠在未破损期有胎元阻络和胎瘀阻滞;在已破损期为气血亏脱、正虚血瘀和瘀结成癥。

1. 胎元阻络　素性抑郁,或忿怒过度,肝气不疏,血行不畅;或经期产后,余血未尽,房事不节;或感染邪毒,邪与余血搏结,致瘀血阻滞冲任;或先天肾气不足,或气虚运送无力,致孕卵不能运达子宫。

2.胎瘀阻滞　胎元停于子宫外,继而自殒,与余血互结成瘀,但未破损。

3.气血亏脱　胎元停于子宫外后渐长,致脉络破损,血液离经妄行,血亏气脱而致厥脱。

4.正虚血瘀　胎元停于子宫外,继而自殒,阴血外溢但量较少,气随血泄,离经之血积聚少腹。

5.瘀结成癥　胎元停于子宫外,自殒日久,离经之血与胎物互结成瘀,久积少腹成癥。

知识链接

异位妊娠的病因病理

西医学认为异位妊娠的主要病因是慢性输卵管炎。炎症可造成输卵管黏膜粘连、管腔狭窄、纤毛缺损、管形扭曲及管壁肌肉蠕动减弱等,阻碍受精卵的运行,致使受精卵不能按时到达宫腔,而在输卵管内着床,形成输卵管妊娠。输卵管管腔狭小,管壁薄弱,内膜的蜕膜反应差,限制了受精卵发育,当受精卵发育到一定程度时,便可发生输卵管妊娠流产或破裂。输卵管流产,多见于妊娠8~12周的输卵管壶腹部妊娠;输卵管妊娠破裂,多见于妊娠6周左右的输卵管峡部妊娠。输卵管妊娠流产或破裂后,胚胎死亡,腹腔内形成血肿,血肿机化与周围组织粘连,形成陈旧性宫外孕;若胚胎偶有存活,继续在腹腔内种植生长发育,成为继发性腹腔妊娠。

【诊断要点】

1.临床表现

(1)下腹痛:早期可有一侧下腹隐痛;输卵管妊娠流产或破裂时,突感一侧下腹疼痛或撕裂样剧痛,持续或反复发作,常伴有恶心呕吐、肛门坠胀和排便感。

(2)阴道流血:不规则阴道流血,量少,亦有阴道流血量较多者,可同时排出蜕膜样组织。

(3)晕厥与休克:由于腹腔内急性出血及剧烈腹痛,初始或轻者出现晕厥,严重者出现低血容量性休克,休克程度与腹腔内出血的速度及血量成正比,但与阴道流血量无明显关系。

(4)腹部包块:输卵管妊娠流产或破裂时所形成的血肿时间较久者,由于血液凝固并与周围组织粘连,形成包块。

2.检查

(1)全身检查:输卵管妊娠破裂或流产,腹腔内出血较多时,出现面色苍白,脉数而细弱,血压下降等;下腹部有明显压痛及反跳痛,以患侧为甚,但腹肌紧张不明显;叩诊移动性浊音阳性。

(2)妇科检查:输卵管妊娠未破损期有宫颈举摆痛;子宫略增大,小于孕月,质稍软;一侧附件可有轻度压痛,或可扪及质软有压痛的包块。若输卵管妊娠破损内出血较多时,阴道后穹隆饱满,宫颈举摆痛明显,子宫有漂浮感;一侧附件区或子宫后方可触及质软肿块,边界不清,触痛明显。陈旧性输卵管妊娠时,可在子宫直肠窝处触到半实质性压痛包块,边界较清。

(3)辅助检查:①血 HCG 测定:常低于同期的正常宫内妊娠水平;②B 超检查:宫内未见孕囊,一侧附件区见低回声或混合性回声包块,包块内或可见原始心管搏动;③阴道后穹隆穿刺:腹腔内出血较多时,可经阴道后穹隆抽出暗红色不凝血;④诊断性刮宫:刮出的宫内组织物未见绒毛。也可行腹腔镜检查,或剖腹探查协助诊断。

【鉴别诊断】

1.未破损期输卵管妊娠与胎动不安鉴别　两者均可有停经史,出现阴道不规则流血及下腹痛,血 HCG 阳性。常需根据动态测定血 HCG、B 超检查等鉴别。

2.已破损期输卵管妊娠的鉴别诊断 已破损期输卵管妊娠需与黄体破裂、流产、卵巢囊肿蒂扭转及急性阑尾炎相鉴别（表9-1）。

表9-1 已破损期输卵管妊娠的鉴别诊断

	输卵管妊娠	黄体破裂	流产	卵巢囊肿蒂扭转	急性阑尾炎
停经	多有	多无	有	无	无
下腹痛	突然撕裂样剧痛，一侧开始向全腹扩散	突发下腹一侧疼痛	下腹正中阵发性疼痛	常在体位变化时，突发下腹一侧疼痛	持续性疼痛，从上腹部转移至右下腹
阴道流血	量少色暗，可有蜕膜样组织排出	或无，或有，类月经量	量先少后增多，有小血块或绒毛排出	无	无
休克	多有	无或轻度休克	无	无	无
盆腔检查	宫颈明显举摆痛，患侧可触及不规则包块	无肿块触及，一侧附件压痛	宫口稍开，子宫增大变软	宫颈举痛，卵巢肿块边缘清晰，蒂部触痛明显	无肿块触及，直肠指检右侧高位压痛
后穹隆穿刺	可抽出不凝血	可抽出不凝血	阴性	阴性	阴性
妊娠试验	多为阳性	阴性	阳性	阴性	阴性
B超检查	一侧附件低回声区，宫内无妊娠囊	一侧附件低回声区	宫内多有妊娠囊	一侧附件低回声区，边缘清晰，有条索状蒂	子宫附件无异常回声
其他	血红蛋白下降	血红蛋白下降	无	可伴恶心呕吐	常伴发热、恶心呕吐、血象增高

【辨证论治】

辨证首先辨其亡血与虚实程度，根据腹痛程度、有无晕厥、休克等临床症状、B超检查等辨别输卵管妊娠有无破损，分未破损期和已破损期。其次判断异位胎元之存殒，并根据全身症状、舌脉进一步分辨气血虚实。先分期再辨证，未破损期可辨为胎元阻络证、胎瘀阻滞证；已破损期可辨为气血亏脱证、正虚血瘀证、瘀结成癥证。

本病的主要证候是"少腹血瘀"实证或虚实夹杂，治疗以化瘀为主，应随着病程发展的动态变化，根据病情轻重，及时采取恰当的中医、中西医结合或手术治疗。一旦出现休克应立即吸氧、输液、输血，同时进行手术治疗。中医治疗只适用于输卵管妊娠的某些阶段，有明确适应证，并在有输液及手术准备的条件下进行。

1.未破损期

（1）胎元阻络证

主要证候：停经，或有不规则阴道流血，或伴下腹隐痛；血HCG阳性，B超检查一侧附件区或有包块，但未发生破裂或流产；舌质暗、苔薄，脉弦滑。

证候分析：孕后故停经，血HCG阳性；在未破损早期，胎元不能运达子宫而停于宫外，瘀阻冲任，阻滞气机，故少腹隐痛，附件有包块；血不循经，溢于脉外，则有不规则阴道流血；舌质暗、苔薄，脉弦滑，为妊娠瘀阻之征。

治法：化瘀消癥杀胚。

方药：宫外孕Ⅰ号方（山西医学院附属第一医院经验方）。

丹参　赤芍　桃仁

方中丹参、赤芍血化瘀；桃仁消癥。可酌加蜈蚣（去头足）、紫草、天花粉、三七加强化瘀消癥杀胚之功。

（2）胎瘀阻滞证

主要证候：停经，可有小腹坠胀；B超检查或有一侧附件区局限性包块，血HCG曾经阳性现转为阴性；舌质暗、苔薄，脉弦细涩。

证候分析：孕后故停经；在未破损晚期，胎元自殒，则血HCG阴性；自殒的胎元与血互结成瘀，故有局限性包块；瘀阻冲任，气机不畅，故小腹坠胀不适；舌质暗、苔薄，脉细弦涩，为胎瘀阻滞之征。

治法：化瘀消癥。

方药：宫外孕Ⅱ号方（山西中医学院第一附属医院经验方）

丹参　赤芍　桃仁　三棱　莪术

方中丹参、赤芍、桃仁化瘀消癥；三棱、莪术消癥散结。可酌加三七、水蛭加强化瘀消癥。

若兼神疲乏力，心悸气短者，加黄芪、党参益气；兼见腹胀者，加枳壳、川楝子理气行滞。

2. 已破损期

（1）气血亏脱证

主要证候：停经，不规则阴道流血，突发下腹部剧痛；血HCG阳性，B超提示有盆腔、腹腔积液，后穹隆穿刺或腹腔穿刺抽出不凝血；面色苍白，冷汗淋漓，四肢厥逆，烦躁不安，甚或晕厥，血压明显下降；舌淡、苔白，脉细数。

证候分析：胎元停于宫外并破损，故突发下腹剧痛；络伤血崩，阴血暴亡，气随血脱，则面色苍白，四肢厥逆，冷汗淋漓；亡血则心神失养，故烦躁不安；舌淡、苔白，脉细微，为气血亏脱之象。

治法：益气止血固脱。

方药：四物汤（《太平惠民和剂局方》）加黄芪。

当归　熟地黄　白芍　川芎

四物汤主治营血虚滞之证。方中当归养血和血，熟地黄滋阴养血，白芍敛阴养血，川芎活血行气，加黄芪补气生血，使全方补而不滞。

（2）正虚血瘀证

主要证候：输卵管妊娠发生破损不久，腹痛拒按，不规则阴道流血；血HCG阳性，B超检查盆腔一侧有混合性包块，头晕神疲，但生命体征平稳；舌质暗、苔薄，脉细弦。

证候分析：输卵管妊娠破损后，血溢脉外成瘀，胎元与瘀互结，故有包块；瘀阻冲任，不通则痛，故腹痛拒按；头晕神疲，舌质暗、苔薄，脉细弦，为正虚血瘀之征。

治法：益气养血，化瘀杀胚。

方药：宫外孕Ⅰ号方（山西医学院附属第一医院经验方）加党参、黄芪、熟地黄、蜈蚣、紫草、天花粉。

丹参　赤芍　桃仁

丹参、赤芍、桃仁化瘀消癥，加党参、黄芪、熟地黄益气养血，蜈蚣、紫草、天花粉增强化瘀消癥杀胚之效。诸药合用，共奏攻补兼收之效。

（3）瘀结成癥证

主要证候：输卵管妊娠破损日久，腹痛减轻或消失，小腹坠胀不适；血HCG曾经阳性现转为阴性，盆腔检查一侧有局限的混合性包块；舌质暗、苔薄，脉弦细涩。

证候分析：络伤血溢于外成瘀，瘀积日久成癥，故见盆腔包块；瘀阻冲任，阻滞气机，故下腹坠胀不适；舌质暗、苔薄，脉细涩，为瘀血内阻之征。

治法：活血化瘀消癥。

方药：宫外孕Ⅱ号方（山西医学院附属第一医院经验方）加乳香、没药。

丹参　赤芍　桃仁　三棱　莪术

丹参、赤芍、桃仁、三棱、莪术化瘀消癥散结；加乳香、没药加强行气活血之效。

若气短乏力，神疲纳呆，加黄芪、党参、神曲益气扶正，健脾助运；若腹胀甚者，加枳壳、川楝子理气行滞。

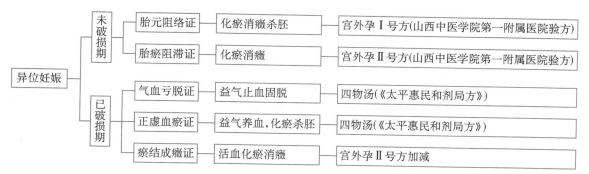

【其他疗法】

1．中成药治疗　血府逐瘀颗粒、散结镇痛胶囊适用于胎瘀阻滞证，丹参注射液 20ml 加入5% 葡萄糖注射液 500ml 静脉滴注，适用于血瘀证。

2．中药外敷　以侧柏叶、大黄、黄柏、薄荷、泽兰等研末，加适量蜂蜜调敷患侧下腹部，可活血化瘀消癥，促进包块吸收。

3．中药保留灌肠　以毛冬青、败酱草、忍冬藤、大黄等煎液保留灌肠，可促进包块吸收，适用于胎瘀阻滞证和瘀结成癥证。

【预后转归】

输卵管妊娠根据其是否早期诊断，处理是否正确、及时的不同，预后不同。早期多可以药物治疗，免去手术，更大机会保存生育能力。一旦输卵管妊娠发生破损，则可影响生育，严重者可危及生命。输卵管妊娠以后，10% 患者可再次发生输卵管妊娠，50%～60% 患者继发不孕症。

【预防调摄】

1．预防诱因　做好计划生育，减少人流等手术机会；注意经期及产后卫生，彻底治疗盆腔炎性疾病。

2．动态观察　应严密观察腹痛、血压、脉象等变化；急性腹腔内出血时，应绝对卧床休息，取头低足高位，出现休克应及时抢救。

3．避免破损　应卧床休息，减少体位改变和腹压增加的因素；严格控制饮食，保持大便通畅；避免不必要的妇科检查。

病案分析

蒋某，女，27 岁。2003 年 6 月 22 日初诊。

停经 50 日，近来自感左下腹隐痛，阴道流血，量不多，血色暗，神疲乏力，左下腹压痛及反跳痛明显。尿妊娠试验（+），B 超示子宫形态正常，宫内未见孕卵，左附件可见41mm×27mm 大小不规则低回声团。诊断为异位妊娠，收住妇产科。患者拒绝手术，要求保守治疗。口服米非司酮，终止妊娠。遂邀中医诊治，察其面色萎黄，舌淡稍暗、苔白偏厚，脉弦细数。诊断为异位妊娠，辨属瘀血阻滞，气血两虚证。治宜益气活血，化瘀止血。方选补阳还五汤加味。

处方：黄芪 30g，桃仁 10g，当归尾 10g，地龙 10g，红花 6g，赤芍 20g，川牛膝 15g，阿胶（烊化）15g，棕榈炭 15g。5 剂。日 1 剂，水煎服。药后阴道流血止，腹痛减轻，精神好转。守上方去棕榈炭，加莪术 10g，水蛭 6g。继服 7 剂，诸症消失。

分析：本例患者发生异位妊娠，用西药终止妊娠，病变早期，中医采用益气活血，化瘀止血法为主，继之则益气活血，辅以软坚散结，使包块消失而痊愈。

(罗远萍，陈罗庚.补阳还五汤妇科治验举隅 [J].陕西中医，2006，27（6）：744)

第四节　胎漏、胎动不安

妊娠期阴道少量流血，时出时止，淋漓不断，而无腰酸、腹痛、小腹坠胀者，称为胎漏，亦称"胞漏""漏胎"，首见于《脉经》。妊娠期间出现腰酸、腹痛、小腹下坠，或伴阴道少量流血者，称为"胎动不安"，首见于《诸病源候论》。

胎漏、胎动不安虽病名不同，但由于两者病因、治则、转归、预后等基本相同，临床难以截然分开，故一并论述。

西医学妊娠早期的先兆流产和妊娠中晚期的前置胎盘出血，可参照本病辨证治疗。

【病因病机】

本病主要发病机制是冲任气血不调，胎元不固。

1. 肾虚　素禀肾气不足，或房劳多产，或久病及肾，或孕后房事不节，损伤肾气，肾虚冲任不固，胎失所系，以致胎漏、胎动不安。

2. 气血虚弱　素体气血不足，或孕后饮食不节、过于劳倦，或大病久病，耗气伤血，使气血化源不足，不能载胎养胎，冲任不固，以致胎漏、胎动不安。

3. 血热　素体阳盛，或七情郁结化热，或孕后过食辛热，或外感邪热，或阴虚生热，热扰冲任；孕后气血下聚养胎，使阴血更虚，热更重，迫血妄行，损伤胎气，以致胎漏、胎动不安。

4. 血瘀　素有癥瘕居于胞宫或孕期手术创伤，或孕后跌仆闪挫，均可致瘀阻胞脉，孕后新血不能下达冲任以养胎，反离经而走，瘀阻冲任胞宫，以致胎漏、胎动不安。

【诊断要点】

1. 临床表现　妊娠期间出现阴道少量流血，时出时止，或淋漓不断，而无腰酸、腹痛、小腹坠胀者，为胎漏。若腰酸、腹痛、小腹坠胀，或伴有阴道不规则少量流血者，为胎动不安。

2. 检查

（1）妇科检查：子宫颈口未开，子宫大小与停经月份相符。

（2）辅助检查：①尿妊娠试验阳性；②血 HCG 定量测定；③ B 超检查提示宫内妊娠，胎儿存活。

【鉴别诊断】

1. 妊娠腹痛　妊娠腹痛不伴腰酸、小腹坠胀，亦无阴道流血。

2. 异位妊娠　两者均有早孕反应，阴道流血及腹痛，妇科检查和B超可资鉴别。

3. 堕胎、小产　常由胎漏、胎动不安发展而来，特点为阴道流血量多，超过月经量，腹痛、腹坠呈阵发性加剧。妇科检查可见宫口已开，或见羊水流出，或见胚胎组织堵塞于宫口，子宫大小与孕月相符或略小，B超检查无胎心。

4. 葡萄胎　两者均有停经、阴道流血，但葡萄胎早孕反应较重，阴道流血色暗红伴水疱样物，或伴阵发性腰痛。子宫大于孕月，HCG 阳性，B超提示宫腔内未见孕囊或胎心，见"落雪状"或"蜂窝状"回声。

此外，本病之阴道流血还要与各种原因所致的宫颈出血鉴别，若经保胎治疗仍流血难止者，应在严格消毒下做妇科检查，查看有无宫颈息肉或宫颈柱状上皮异位引起的出血。

【辨证论治】

临床应首辨胚胎、胎儿是否存活。胚胎存活者，根据腰酸腹痛的性质及阴道流血的量少、色、质及舌脉，辨其虚实、寒热、气血。针对病因安胎。

本病以补肾固冲为治疗大法，并依据不同证型采用固肾、益气、养血、清热、利湿、化瘀等。若经治疗阴道流血控制迅速，腰酸腹痛症状好转，多能继续妊娠。若发展为胎殒难留，宜从速下胎益母。治疗过程中若有他病，应遵循治病与安胎并举的原则。

1. 肾虚证

主要证候：妊娠期腰膝酸软，腹痛下坠，或伴有阴道少量流血，色淡暗，或曾屡孕屡堕；或伴头晕耳鸣，小便频数，夜尿多；舌淡、苔白，脉沉滑尺弱。

证候分析：胞络系于肾，肾虚则骨髓不充，故腰膝酸软；筋脉失于温蕴，则腹痛下坠；气不摄血，故阴道少量流血；血失阳化，故血色淡暗；肾虚，髓海不足，脑失所养，故头晕耳鸣；肾虚则膀胱失约，故小便频数；舌淡、苔白，脉沉弱，均为肾虚之候。

治法：固肾安胎，佐以益气。

方药：寿胎丸（《医学衷中参西录》）加党参、白术。

菟丝子　桑寄生　续断　阿胶

方中菟丝子补肾益精，固摄冲任为君；桑寄生、续断补益肝肾，养血安胎为臣；阿胶补血为佐使。四药合用，共奏补肾养血，固摄安胎之效。加党参、白术健脾益气，是以后天养先天，益气血以化精，加强安胎之功。

若小腹下坠明显者，加黄芪、升麻益气安胎；若大便秘结，加肉苁蓉、熟地黄、桑椹增液润肠。临证时结合肾之阴阳的偏虚，选加温肾（如补骨脂、狗脊）或滋阴（如女贞子、墨旱莲）安胎之品。

2. 气血虚弱证

主要证候：妊娠期阴道少量流血，色淡、质稀，腰酸，小腹空坠而痛；面色㿠白，神疲肢倦，心悸气短；舌质淡、苔薄白，脉细滑无力。

证候分析：气虚冲任不固，提摄无力，故腰酸，小腹空坠而痛，阴道少量流血；气虚不化，故血色淡、质稀薄；气虚中阳不足，故神疲肢倦，心悸气短；舌淡、苔薄白，脉细滑无力，均为气血虚弱之象。

治法：益气养血，固冲安胎。

方药：胎元饮（《景岳全书》）。

人参　白术　当归　白芍　熟地黄　杜仲　陈皮　炙甘草

方中人参、白术、炙甘草甘温益气，健脾调中，令气旺以载胎；当归、白芍、熟地黄补血养血安胎；杜仲固肾安胎；陈皮理气和中。全方有益气养血，固冲安胎之效。

若阴道流血量多者，加乌贼骨以固冲；若气虚明显，小腹下坠，加黄芪、升麻益气升提，固摄胎元。

3. 血热证

主要证候：妊娠期阴道少量流血、色鲜红、质稠或稀；或腰酸，小腹灼痛，或伴心烦少寐，咽干少津，便结溺黄；舌红、苔黄，脉滑数。

证候分析：热扰冲任，迫血妄行，损伤胎气，故阴道少量流血，腰酸腹痛；热伤心神，故心烦少寐；热伤津液，故咽干少津；舌红，苔黄，脉滑数，为血热之征。

治法：滋阴清热，养血安胎。

方药：保阴煎（《景岳全书》）。

生地黄　熟地黄　白芍　黄芩　黄柏　续断　山药　甘草

方中生地黄清热养血;熟地黄、白芍益血敛阴;黄芩、黄柏清热泻火;山药、续断补肝肾,固冲任;甘草调和诸药。全方共奏滋阴清热,养血安胎之效。

流血量较多,加阿胶、墨旱莲、仙鹤草、地榆炭养阴凉血止血;腰痛甚者,加菟丝子、桑寄生、杜仲固肾安胎;阴虚内热者,去黄柏,加女贞子、墨旱莲、山茱萸养阴清热安胎。

4.血瘀证

主要证候:孕期跌仆闪挫,或劳力过度,继而腰酸腹痛,胎动下坠或阴道少量流血;舌暗红,或有瘀斑、苔薄,脉弦滑或沉弦。

证候分析:孕后或跌仆闪挫,或为劳力所伤,瘀血阻滞冲任胞脉,故腰酸腹痛;血不归经,故阴道少量流血,色暗红;舌暗红,或有瘀斑、苔薄,脉弦滑或沉弦,为瘀血之征。

治法:益气和血,固肾安胎。

方药:加味圣愈汤(《医宗金鉴》)加菟丝子、桑寄生。

人参 黄芪 当归 川芎 熟地黄 白芍 杜仲 续断 砂仁

方中四物汤补血和血安胎;人参、黄芪益气升提安胎;续断、杜仲固肾安胎;砂仁理气安胎,加菟丝子、桑寄生增强补肾安胎之力。全方共奏益气和血,固肾安胎之功。

若阴道流血量多,去当归、川芎之辛窜动血,加阿胶、艾叶炭止血安胎。若宿有癥积,加服桂枝茯苓丸。

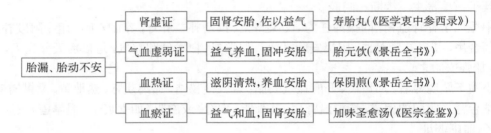

【其他疗法】

中成药治疗:滋肾育胎丸适用于阴虚内热证;孕康口服液适用于肾气虚证及气血虚弱证。

【预后转归】

本病经积极治疗后,多可继续正常妊娠,分娩健康胎儿。若安胎失败,均应尽快下胎益母,并积极查找病因。若因父母或胚胎基因缺陷引起的,则非药物或手术所能奏效。若其他病因,应经过药物或手术纠正后,方可再次怀孕,以免发生滑胎。

【预防调摄】

1.重视孕前检查 提倡婚前、孕前检查,及时发现异常并积极治疗,在夫妇双方身体最佳状态下妊娠。

2.注重孕期保健 孕期慎起居,适劳逸,防外感,调饮食,重营养,和情志,节房事,避外伤,勿负重。

3.做好病后调护 应卧床休息,避免精神紧张、焦虑不安,多吃蔬菜、水果,保持大便通畅,并密切观察病情,确保母儿平安。

病案分析

张某,女,22岁,已婚。2003年7月2日初诊。

停经50余日,阴道流血近20日。16岁初潮,既往月经一月一行,但量少,呈深咖啡色,有时伴腰酸下坠感,无明显腹痛,恶心纳差,乏力,大便干;舌质淡暗,苔薄黄,脉沉细。尿妊娠试验阳性,血HCG近1 500IU/L。B超示宫内见孕囊,有原始心管搏动。诊断为胎漏,辨证为肾虚脾弱,胎元不固。治宜补肾健脾,止血安胎。方选寿胎丸加减。

处方:菟丝子30g,黄芪30g,苎麻根30g,续断15g,桑寄生15g,阿胶(烊化)10g,党参10g,白术10g,黄芩炭10g,棕榈炭10g,艾叶炭6g,砂仁6g。5剂。每日1剂,水煎服。药后阴道流血渐止,偶有极少量淡红色分泌物,无腹痛下坠感,伴腰酸。上方去艾叶炭,加陈皮、生地黄炭各10g。服7剂后,无阴道流血,无其他不适。

分析:患者素体肾虚脾弱,孕后阴血偏虚,有阳气化热之象。全方谨守病机,有补有行,寒热适宜,故有显效。

(余靖.中国现代百名中医临床家丛书:韩冰[M].北京:中国中医药出版社,2007.)

第五节 堕胎、小产、滑胎

凡妊娠12周内,胚胎自然殒堕者,称为"堕胎"。妊娠12~28周内,胎儿已成形而自然殒堕者,称为"小产",亦称"半产"。堕胎或小产连续发生3次或3次以上者,称为"滑胎"。

堕胎、小产多由胎漏、胎动不安发展而来,也可直接发生堕胎、小产,均以自然殒堕、势有难留为特点,更由于两者病因、治则、转归、预后等基本相同,故一并论述。

堕胎、小产、滑胎类似于西医学的"早期流产""晚期流产""复发性流产"。

【病因病机】

本病主要发病机理是冲任损伤,胎元不固或胎结不实,而致胚胎、胎儿自然殒堕,或屡孕屡堕。

1.**肾虚** 素体肾气不盛,成胎不实。或孕后房事不节,耗伤肾气。或大病久病伤肾,肾精匮乏。肾虚胎元不固,气不固摄,胎失所系,以致堕胎、小产、滑胎。

2.**气血虚弱** 素体气血不足,或饮食、劳倦伤脾,气血化源不足,或大病久病,耗气伤血,致气血两虚,冲任不固,无以载胎养胎,以致堕胎、小产、滑胎。

3.**血热** 素体阳盛血热,或孕后感受时疫邪毒或热病温疟,或七情郁结化热,或阴虚生热,热扰冲任胞宫,损伤胎元,以致堕胎、小产、滑胎。

4.**血瘀** 母体胞宫素有癥瘕,或孕后跌仆闪挫,瘀滞于内,冲任损伤且瘀滞日久伤肾,胎元失养不固,以致堕胎、小产、滑胎。

【诊断要点】

1.**病史** 有早期妊娠史,或曾有胎漏、胎动不安病史,或有妊娠期热病史、外伤史等。注意是否合并全身性疾病,如高血压、慢性肝肾疾病等。

2.**临床表现** 妊娠28周内,或先出现阴道流血,继而小腹疼痛,或先小腹疼痛,继而阴道流血,且流血量及腹痛逐渐加重,或有羊水溢出,胎儿自然殒堕者。发生在妊娠12周内,诊为堕胎;发生在妊娠12~28周内,诊为小产。堕胎或小产连续发生3次或3次以上,诊为滑胎,多发生在同一妊娠月份。

3.**检查**

(1)妇科检查:阴道流血量多,宫口已开大,或见胚胎组织堵塞于宫口,可见羊水流出,或孕囊膨出于宫口。堕胎、小产病情不同,妇科检查结果各异。

(2)辅助检查:①尿妊娠试验阳性;②大量失血后,血常规检查可见血红蛋白及红细胞减少;③B超检查可见孕囊脱落,或未见孕囊,或蜕膜残留,可明确诊断堕胎、小产;④病原体相关检查、甲状腺激素、卵巢功能和夫妇双方染色体等检查有助诊断滑胎。

【鉴别诊断】

堕胎、小产、滑胎应与胎漏、胎动不安、异位妊娠等相鉴别。此外,本病还应与内、外科疾病所致的流血、腹痛相鉴别。

【辨证论治】

(一)堕胎、小产

主要根据阴道流血、腹痛、全身症状及舌脉辨气血虚实,并结合妇科检查、B超等辨证施治。

本病的治疗原则以下胎益母为主。一经确诊,应尽快终止妊娠,速去其胎。或行吸宫术或钳刮术;或在严密观察中辨证用药下胎;或中西医结合治疗。

1.胎堕难留

主要证候:多由胎漏、胎动不安发展而来;小腹坠胀疼痛加剧,会阴坠胀,阴道流血增多,色红有块,或有羊水溢出;舌质正常或紫暗,舌边尖有瘀点、苔薄,脉滑或涩。

证候分析:孕后因故伤胎,胎殒阻滞,故小腹疼痛;胎堕欲下,故会阴坠胀;新血不循其经,故阴道流血增多;胎气下迫愈甚,胎膜破损,故羊水外溢;舌紫暗,苔薄,脉沉滑或涩,为胎堕难留、瘀血内阻之象。

治法:祛瘀下胎。

方药:脱花煎(《景岳全书》)加益母草。

当归　川芎　红花　肉桂　川牛膝　车前子

方中当归、川芎、红花活血祛瘀,催生下胎;肉桂温通血脉,增强行血之功;川牛膝活血行血,引血下行;车前子滑利降泄。全方配伍,具有活血化瘀,祛瘀下胎之效。

2.胎堕不全

主要证候:胎殒后,尚有部分组织残留宫腔,腹痛阵阵,阴道流血不止,甚至出血如崩;伴心悸气短,面色苍白,头晕目眩;舌淡紫、苔白,脉沉细无力。

证候分析:胎殒已堕,堕而未尽,胞脉受阻,不通则痛,故腹痛阵阵;瘀阻子宫,新血不得归经,故阴道流血不止,甚则血崩;血液亡失,心脏、清窍失养,故心悸气短,头晕;血脉空虚,不得荣润,故面色苍白;舌淡紫、苔白,脉沉细无力,均为气虚血瘀之象。

治法:益气祛瘀。

方药:脱花煎(《景岳全书》)加人参、益母草、炒蒲黄。

当归　川芎　红花　肉桂　川牛膝　车前子

若胎堕不全,出血过多,或暴下不止,面色苍白,头晕眼花,甚则晕厥,不省人事,手足厥冷,唇舌淡白,脉芤或微细无力,为气随血脱之危候,应及时补液、输血、抗休克,并采用清宫术、钳刮术清除宫腔残留组织。可配合用独参汤(《增订十药神书》)或加味参附汤(《校注妇人良方》)益气固脱,回阳救逆。

(二)滑胎

主要以滑胎者伴随的全身脉症为辨证要点,根据相关检查,排除男方因素或女方非药物所能奏效的因素,针对病因辨证论治。

本病治疗本着"预防为主,防治结合"的原则。孕前需检查相关流产原因,治疗以补肾健脾、益气养血、调理冲任为主,预培其损。经不调者,当先调经;若因他病致滑胎者,当先治他病。再次受孕应与上次殒堕间隔1年左右,以利于恢复健康。一旦妊娠或怀疑有孕,应按"胎动不安"治疗。

1.肾虚证

主要证候:屡孕屡堕,甚或应期而堕;精神萎靡,头晕耳鸣,腰膝酸软,小便频数,目眶暗黑,或面色晦暗;舌质淡、苔白,脉沉弱。

证候分析:肾气亏虚,冲任不固,胎失所系,故屡孕屡堕;肾阳亏虚,命火不足,阳气不布,故精神萎靡，目眶暗黑，或面色晦暗；肾主骨生髓，肾虚故腰酸膝软；清窍失养，故头晕耳鸣；肾主水，司膀胱开阖，膀胱失约，故小便频数；舌质淡、苔白，脉沉弱，为肾虚之象。

治法：补肾益气固冲

方药：补肾固冲丸（《中医学新编》）。

菟丝子　续断　巴戟天　鹿角霜　杜仲　当归　熟地黄　枸杞子　阿胶　党参　砂仁　白术　大枣

方中菟丝子、续断、巴戟天、杜仲、鹿角霜补肾益精固冲；当归、熟地黄、枸杞子、阿胶滋肾填精养血；党参、白术、大枣健脾益气以资化源；砂仁理气调中，使补而不滞。全方补益肾气，固冲安胎。

若月经初潮晚，子宫发育不良，加鹿角胶补益肾气。

2．气血虚弱证

主要证候：屡孕屡堕；头晕眼花，神疲乏力，心悸气短，面色苍白；舌质淡、苔薄，脉细弱。

证候分析：气血虚弱，冲任不固，不能养胎载胎，故屡孕屡堕；气血两虚，上不荣清窍，则头晕眼花；外不荣肌肤，则面色苍白；内不荣脏腑，则神疲乏力，心悸气短；舌质淡、苔薄，脉细弱，为气血两虚之象。

治法：益气养血固冲。

方药：泰山磐石散（《景岳全书》）。

当归　熟地黄　川芎　白芍　续断　人参　黄芪　黄芩　白术　砂仁　糯米　炙甘草

方中人参、黄芪、白术、炙甘草健脾益气；四物汤补血和血；续断固肾强腰；砂仁、糯米调养脾胃，以助气血生化；佐黄芩清热凉血，防上药升阳化热。全方补气血，使胎有所养、所载；固肾气，使胎有所系，因而安如泰山矣。

3．血瘀证

主要证候：宿有癥瘕之疾，屡孕屡堕；时有少腹隐痛或胀痛，肌肤无华；舌质紫暗或有瘀斑、苔薄，脉细弦或弦。

证候分析：子宫宿有癥瘕，瘀血阻滞，冲任损伤，胎元受损，故屡孕屡堕；瘀血阻滞，冲任气血不畅，故时有少腹隐痛或胀痛；不能荣于肌肤，故肌肤无华；舌质紫暗，或有瘀斑，苔薄，脉弦或弦，为瘀血之征。

治法：祛瘀消癥固冲。

方药：桂枝茯苓丸（《金匮要略》）。

桂枝　芍药　桃仁　牡丹皮　茯苓

方中桂枝温经通阳，以促血脉运行散瘀为君；白芍养肝合营，缓急止痛，或用赤芍活血化瘀消癥为臣；牡丹皮活血化瘀为佐；茯苓健脾益气，宁心安神，与桂枝同用，通阳开结，祛邪安胎为使。诸药合用，共奏活血化瘀、消癥散结之效。

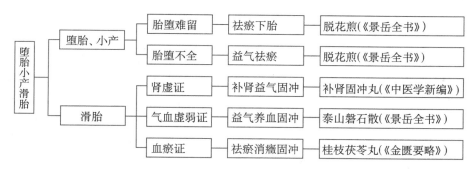

【预后转归】

若胎元不良，可根据下胎益母的原则，急下死胎。殒胎祛除，则母体预后良好；若胎堕不全，未及时处理可危及母体生命。

滑胎者,如非器质性因素引起,经过系统治疗,预后良好。如因宫颈功能不全引起者,可在孕前或孕后行宫颈内口环扎术。合并全身性疾病者,应审症求因,治疗得当,预后较好。

【预防调摄】

1. 积极治疗 堕胎、小产者,应卧床休息,保持外阴清洁,避免感染。密切观察腹痛、阴道流血情况,必要时尽快施行清宫术。

2. 重视预防 滑胎者,提倡夫妇双方进行全面检查,积极查找病因有针对性治疗,1 年内不宜再孕,确诊妊娠后及时安胎,以健固胎元。

病案分析

王某,女,33 岁。1981 年 4 月 2 日初诊。

结婚 7 年流产 4 胎(均在 50~60 日,末次流产 1980 年 1 月),兹经停四旬(末次月经 2 月 22 日)。轻厌食,腰背酸楚,小腹不适,动辄有腰酸坠感,白带多;舌质淡、苔薄,脉细;尿 HCG 阳性,基础体温呈梯形上升。诊断为滑胎(复发性流产),证属肾气不足,胎失安固。治宜补肾安胎。方选寿胎丸加减。

处方:杜仲 12g,续断 12g,桑寄生 12g,狗脊 12g,茯苓 12g,黄精 12g,炒白术 9g,菟丝子 9g,生地黄 9g(砂仁末 3g 拌炒),紫苏梗 9g,山茱萸 9g。5 剂。水煎服,日 1 剂。

药后二诊:腰酸显减,带多清稀,晨起呕恶,苔薄腻,脉微滑。原方去狗脊、茯苓、山茱萸,加姜竹茹 9g、炒黄芩 9g。服 5 剂诸症消失,后守上方加减固胎。

分析:本案患者屡孕屡堕,诊为滑胎。今经停四旬,有肾气不足,胎元受损之象。治用补肾健腰、益精固胎之法,辅理气化湿、和中清热治疗 2 个月后,诸症均减,当年 11 月中旬剖宫产得一健康女婴。

(裘笑梅.裘笑梅妇科临床经验选 [M].浙江:浙江科学技术出版社,1984.)

附:自然流产

妊娠未达到 28 周,胎儿体重不到 1 000g 而终止者,称为流产。发生在妊娠 12 周前者,称为早期流产,发生在 12 周或之后者,称为晚期流产。流产分为自然流产和人工流产,其中 31% 发生自然流产,在自然流产中 80% 为早期流产。在早期流产中,约 2/3 为隐性流产,即发生在月经期前的流产,也称生化妊娠。

【病因】

1. 胚胎因素 胚胎或胎儿染色体异常是早期流产最常见的原因,占 50%~60%。染色体异常包括数目异常和结构异常,前者以三体最多见,常见的有 13- 三体、16- 三体、18- 三体和 21- 三体等;后者引起流产不常见。

2. 母体因素 孕妇患全身性疾病,如严重感染、高热疾病、严重贫血或心力衰竭、慢性消耗性疾病等,可导致流产;子宫发育不良、子宫畸形、子宫肌瘤、宫腔粘连等可影响胎儿的生长发育而导致流产;子宫颈重度裂伤、宫颈内口松弛易因胎膜早破而引起晚期流产;女性内分泌功能异常(如黄体功能不全、高催乳素血症、多囊卵巢综合征等)、甲状腺功能减退、糖尿病血糖控制不良等,均可导致流产;孕期严重的躯体(如手术、直接撞击腹部)或心理(过度紧张、焦虑、恐惧等精神创伤)等因素的不良刺激可导致流产;免疫功能异常可导致自然流产或复发性流产。

3. 父亲因素 有研究证实精子的染色体异常可导致自然流产。

4. 环境因素 过多接触放射线和砷、铅、甲醛、苯、氯丁二烯、氧化乙烯等化学物质,均可引起流产。

【病理】

早期流产时胚胎多数先死亡，随后发生底蜕膜出血，胚胎的绒毛与蜕膜层分离，已分离的胚胎组织如同异物，引起子宫收缩而被排出。此时胎盘绒毛发育尚不成熟，与子宫蜕膜联系尚不牢固，因此妊娠8周以内的流产，妊娠产物多数可以完整地从子宫壁分离排出，出血不多；妊娠8～12周时，胎盘绒毛发育茂盛，与底蜕膜联系较牢固，此时若发生流产，妊娠产物不易完整分离排出，导致出血较多；妊娠12周以后，胎盘已完全形成，流产时往往先有腹痛，然后排出胎儿、胎盘。

【临床分类及其特征】

停经、腹痛及阴道流血是流产的主要临床症状。按自然流产发展的不同阶段，分为以下临床类型。

1. 先兆流产　表现为停经后先出现少量阴道流血，量比月经量少，有时伴有轻微下腹痛、腰痛、腰坠。妇科检查：子宫大小与停经月份相符，宫颈口未开，胎膜未破，妊娠产物未排出。经休息及治疗后，若流血停止或腹痛消失，且胎儿存活，妊娠可继续进行。

2. 难免流产　由先兆流产发展而来，流产已不可避免。表现为阴道流血增多，阵发性腹痛加重。妇科检查：子宫与停经月份相符或略小，宫颈口已扩张，但组织尚未排出，有时可见胚胎组织或羊膜囊堵于宫颈内口。

3. 不全流产　由难免流产发展而来，部分妊娠物排出宫腔，尚有部分残留于宫腔内，影响子宫收缩，导致阴道持续性流血，甚至发生休克。妇科检查：子宫小于停经月份，宫颈口已扩张，有时可见胎盘组织堵塞于宫颈口或部分妊娠产物已排出于阴道内。

4. 完全流产　指妊娠产物已完全排出，阴道流血逐渐停止，腹痛消失。妇科检查：子宫接近正常未孕大小或略大，宫颈口已关闭。

5. 稽留流产　又称过期流产，指胚胎或胎儿已死亡，滞留宫腔内未及时自然排出者。表现为早孕反应消失，有先兆流产症状或无任何症状，子宫不再增大反而缩小；若已至妊娠中期，孕妇腹部不见增大，胎动消失。妇科检查：子宫小于妊娠周数，宫颈口未开，未闻及胎心。

6. 复发性流产　指与同一性伴侣连续产生3次及3次以上的自然流产者。复发性流产中多数为早期流产，少数为晚期流产。早期复发性流产常见原因为胚胎染色体异常、免疫功能异常、黄体功能不全等；晚期复发性流产常见原因为子宫解剖异常、自身免疫异常等。

7. 流产合并感染　流产过程中，若阴道流血时间长，有组织残留于宫腔内或非法堕胎，有可能引起宫腔感染，常为厌氧菌及需氧菌混合感染，严重感染可扩展至盆腔、腹腔甚至全身，并发盆腔炎、腹膜炎、败血症及感染性休克。

【诊断】

1. 体格检查　测量体温、脉搏、呼吸、血压；注意有无贫血及感染征象。消毒外阴后行妇科检查，注意宫颈口是否扩张，羊膜囊是否膨出，有无妊娠物堵塞宫颈口；子宫大小与停经周数是否相符，有无压痛；双侧附件有无压痛、增厚或包块。操作应轻柔。

2. 辅助检查

（1）实验室检查：连续测定血HCG、胎盘生乳素（HPL）、孕激素等动态变化，有助于妊娠诊断和预后判断。

（2）B超检查：可明确妊娠囊的位置、形态及有无胎心搏动，确定妊娠部位和胚胎是否存活，以指导治疗。

【鉴别诊断】

首先，应分辨流产的类型（表9-2）。早期流产应与异位妊娠、葡萄胎及子宫肌瘤等相鉴别。

表 9-2　不同类型流产的临床表现

类型	病史			妇科检查	
	出血量	下腹痛	组织排出	宫颈口	子宫大小
先兆流产	少	无或轻	无	闭合	与妊娠周数相符
难免流产	中→多	加剧	无	扩张	相符或略小
不全流产	少→多	减轻	部分排出	扩张或有组织物堵塞	小于妊娠周数
完成流产	少→无	无	全部排出	闭合	正常或略大

【处理】

应根据流产的不同类型进行相应处理。

1. 先兆流产　应卧床休息，禁止性生活。黄体功能不全者，可肌内注射黄体酮 20mg，每日 1 次，或口服孕激素制剂；甲状腺功能减退者，可口服小剂量甲状腺片。经治疗，若阴道流血停止，超声检查提示胚胎存活，可继续妊娠。若临床症状加重，超声检查发现胚胎发育不良，血 HCG 持续不升或下降，表明流产不可避免，应终止妊娠。

2. 难免流产　一旦确诊，应尽早使胚胎及胎盘组织完全排出。早期流产应及时行清宫术，对妊娠物应仔细检查，并送病理检查。晚期流产时，子宫较大，出血较多，可用缩宫素 10～20U 加入 5% 葡萄糖注射液 500ml 中静脉滴注，促进子宫收缩。当胎儿及胎盘排出后检查是否完全，必要时刮宫以清除宫腔内残留的妊娠物。应给予抗生素预防感染。

3. 不全流产　一经确诊，应尽快行刮宫术或钳刮术，清除宫腔内残留组织。阴道大量流血伴休克者，应同时输血输液，并给予抗生素预防感染。

4. 完全流产　流产症状消失，超声检查证实宫腔内无残留妊娠物，若无感染征象，无需特殊处理。

5. 稽留流产　处理较困难。胎盘组织机化，与子宫壁紧密粘连，致使刮宫困难。晚期流产稽留时间过长可能发生凝血功能障碍，可引发弥散性血管内凝血（DIC），造成严重出血。处理前应检查血常规、血小板计数及凝血功能，并做好输血准备。若凝血功能正常，可先口服 3～5 日雌激素类药物，提高子宫肌对缩宫素的敏感性。子宫＜12 孕周者，可行刮宫术，术中肌内注射缩宫素，手术应特别小心，避免子宫穿孔，一次不能刮净，于 5～7 日后再次刮宫；子宫≥12 孕周者，可使用米非司酮（RU-486）加米索前列醇，或静脉滴注缩宫素，促使胎儿、胎盘排出。若出现凝血功能障碍，应尽早输注新鲜血、血浆、纤维蛋白原等，待凝血功能好转后，再行刮宫。

6. 复发性流产　应做全面检查，查明原因，针对病因进行治疗。

7. 流产合并感染　治疗原则为控制感染的同时尽快清除宫内残留物。若阴道流血量不多，先选用广谱抗生素 2～3 日，待感染控制后再行刮宫。若阴道流血量多，静脉滴注抗生素及输血的同时，先用卵圆钳将宫腔内残留大块组织夹出，使出血减少，切不可用刮匙全面搔刮宫腔，以免造成感染扩散。术后应继续用广谱抗生素，待感染控制后再行彻底刮宫。若已合并感染性休克者，应积极进行抗休克治疗，病情稳定后再行彻底刮宫。若感染严重或盆腔脓肿形成，应行手术引流，必要时切除子宫。

第六节　胎萎不长

妊娠 4～5 个月后，孕妇腹形与宫体形状小于相应妊娠月份，胎儿存活而生长迟缓者，称为"胎萎不长"，亦称"妊娠胎萎燥""妊娠胎不长"。本病首见于《诸病源候论》。

西医学的"胎儿生长受限"可参照此病辨证论治。本病如不及时治疗,不仅影响胎儿的发育,还会影响其儿童期、青春期体能与智能的发育,应予以重视。

胎儿生长受限(fetal grownth restriction,FGR)

指出生体重低于同孕龄同性别胎儿平均体重的两个标准差或第 10 百分位数,或孕 37 周后胎儿出生体重小于 2 500g。国内发生率为 3%～7%,美国发生率为 3%～10%。,其发生率的高低与采用的诊断标准、经济及社会状况有关。影响胎儿生长因素,包括母亲营养供应、胎盘转运和胎儿遗传潜能。FGR 围生儿死亡率为正常胎儿的 4～6 倍,占我国围生儿死亡总数的 42.3%,其新生儿的近期和远期并发症均明显升高。

【病因病机】

主要由于父母禀赋虚弱或孕后调养失宜,使胞宫虚损,胎养不足致胎儿生长迟缓。

1. 气血虚弱　素体气血不足,或久患宿疾,气血暗损,或孕后恶阻严重、胎漏下血日久等,耗伤气血,胞脉气血不足,胎失所养,而致胎萎不长。

2. 脾肾不足　素体脾肾不足,或孕后房事不节伤及肾气,或劳倦过度,损伤脾气,致精血化源不足,胎失所养,而致胎萎不长。

3. 血寒宫冷　素体阳气不足,或孕后过食寒凉生冷或大病久病损伤肾阳,寒自内生,生化之机被遏,致血寒宫冷,胎失温养,而致胎萎不长。

【诊断要点】

1. 临床表现　妊娠中晚期,其腹形与子宫明显小于相应妊娠月份。

2. 检查

(1)产科检查:宫底高度、腹围与孕周不符合,明显小于妊娠月份。宫高与腹围连续 3 周测量均在第 10 百分位数以下,或胎儿发育指数小于 –3。

(2)实验室检查:测定尿雌三醇可以判断胎盘代谢功能;取羊水做胎儿成熟度检查等。

(3)其他检查:B 超测量胎儿双顶径,孕 36 周前,若连续测量胎儿双顶径,发现每周增长少于 2mm,则考虑为本病。彩色多普勒超声检查,发现脐动脉舒张末期血液缺失或反流,对本病的诊断意义大。

【鉴别诊断】

1. 胎死不下　两病都有宫体小于正常妊娠月份。但胎死不下,或有胎动不安史,或阴道反复出血,无胎动、胎心音。B 超可助鉴别诊断。

2. 羊水过少　宫体小于正常妊娠月份,但胎动时常感腹痛;B 超测定羊水暗区在 3cm 以下,羊水和胎儿交界不清,胎儿肢体发育正常,与胎萎不长的肢体发育不同,B 超检查可资鉴别。

【辨证论治】

本病为虚证,主要依据全身证候及舌脉象,来辨证论治。

治疗重在补脾肾,养气血,益胎元。治疗越早,疗效越好。治疗中动态观察胎儿生长情况,若发现畸胎、死胎,应从速下胎益母,以防变生他病。

1. 气血虚弱证

主要证候:妊娠 4～5 个月后,其腹形明显小于正常妊娠月份,胎儿存活;身体羸弱,面色萎黄,气短懒言,头晕心悸;舌淡嫩、少苔,脉细弱。

证候分析:胎赖气血以养,血虚气弱,胎元失养,故胎虽存活,但生长迟缓而腹形小于正常妊娠月份;血虚心脑失养,故头晕心悸;气虚阳气不布,则气短懒言;气血亏虚,肌肤失养则面色萎黄,身体羸弱;舌淡嫩、少苔,脉细弱,均为气血虚弱之征。

治法:益气补血育胎。

方药:胎元饮(《景岳全书》)。

胎元饮方见胎漏、胎动不安。

2.脾肾不足证

主要证候:孕后腹形明显小于妊娠月份,胎儿存活;腰膝酸软,或形寒肢冷,手足不温,纳少,便溏,倦怠乏力;舌淡、苔白,脉沉迟。

证候分析:脾肾两虚,精血匮乏,胞脉失于温养,则胎儿虽存活,但生长迟缓,腹形小于妊娠月份;肾精不足,腰膝失养则腰膝酸软;脾肾阳虚失于温煦,则形寒肢冷,手足不温;脾虚失运,则纳少,便溏,倦怠乏力;舌淡、苔白,脉沉迟,均为脾肾不足之征。

治法:健脾温肾,养胎长胎。

方药:寿胎丸(《医学衷中参西录》)合四君子汤(《太平惠民和剂局方》)。

寿胎丸方见胎漏、胎动不安。

四君子汤:人参　白术　茯苓　炙甘草

方中人参为君,扶脾养胃,补益中气,资生气血;白术为臣,健脾燥湿,扶助运化;茯苓助白术健脾利湿;炙甘草甘温,补中和胃。寿胎丸合四君子二方共奏健脾补肾养胎之功。

3.血寒宫冷证

主要证候:妊娠腹形与宫体增大明显小于妊娠月份,胎儿存活;形寒怕冷,腰腹冷痛,四肢不温;舌淡、苔白,脉沉迟滑。

证候分析:素体阳气不足,或孕后过食寒凉,或大病久病,戕伐阳气,阴寒内盛,生化不足,以致胎萎不长;阴盛阳衰,失于温煦,则形寒怕冷,腰腹冷痛,四肢不温;舌淡、苔白,脉沉迟滑均为血寒宫冷之征。

治法:温肾扶阳,养血育胎。

方药:长胎白术散(《叶氏女科证治》)加巴戟天、艾叶。

炙白术　川芎　川椒　干地黄　炒阿胶　黄芪　当归　牡蛎　茯苓

方用白术、茯苓、黄芪健脾和胃,助气血生化,使胎元得养;阿胶、干地黄、当归、川芎养血益阴以濡养胞胎;川椒、巴戟天、艾叶温肾扶阳以温煦胞宫;牡蛎咸寒以引诸药入肾而养胎元。

若肾阳虚,腰腹冷痛明显者可加杜仲、鹿角片以增强温阳育胎之力。

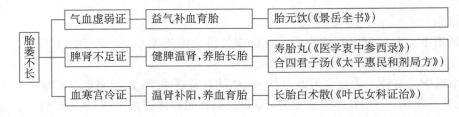

【预后转归】

本病越早发现,治疗效果越好,经过调治,胎儿可继续顺利正常发育、生长,足月分娩。若未及早诊治或治疗不当,则可导致过期不产、胎死腹中或胎儿畸形;或虽能足月分娩,但可影响儿童以后的体能与智力的发育。

【预防调摄】

1.加强产前检查,定期测量宫底高度、腹围、体重,做到早诊断、早治疗。

2.积极防治妊娠剧吐及妊娠合并症,如妊娠高血压综合征、妊娠合并贫血等。

3.孕妇忌烟、酒,避免接触有害物质,保持心情舒畅。

4.加强营养,食用高热量少、高蛋白、高维生素食品,叶酸、钙剂等营养丰富易于消化的食物。

5. 注意休息，睡眠时取左侧卧位，定期吸氧。

病案分析

病案：祁某，女，35岁，已婚。

患者结婚5年不孕，经治已怀孕7个月，胎萎不长，初经15岁，(5~7)/(30~40)天、量中偏少、色紫红、有小血块。妊娠早期出现恶心呕吐，通过调治而食，就诊时孕29周，腹围偏小，产前检查近一月宫高仅增长1cm；仍有腰酸腹胀，纳呆恶心，夜寐时好时差，时有矢气，神疲乏力，脉细滑带弦。中医诊断为脾肾不足型胎萎不长。治宜健运脾胃，养血安胎，补肾固宫。方选归芍六君子汤加减。

处方：丹参10g，白芍10g，白术10g，茯苓10g，党参12g，竹茹6g，陈皮6g，山楂9g，省头草9g，广木香9g，黄连3g，炒续断10g，桑寄生10g。7剂。日1剂，水煎服。

药后二诊，腰酸减轻，恶心呕吐亦轻，原方加入炒香谷芽10g继续调理，守原方进退，前后服用30余剂，后月足生产一女婴，重3kg。

分析：本案患者属于脾肾不足，无力养胎，治当健运脾胃，养血安胎，补肾固宫，故选用归芍六君子汤加减，进而达到足月顺产之效。

（夏桂成.中医妇科理论与实践[M].北京：人民卫生出版社，2003.）

第七节　子　满

妊娠5~6个月后出现胎水过多，腹大异常，胸膈胀满，甚或喘不得卧，称为"子满"，亦称"胎水肿满"。本病最早见于隋代《诸病源候论》。

西医学的"羊水过多"可参照本病辨证论治。

知识链接

B型超声检查羊水过多的诊断方法

B型超声是羊水过多重要的辅助检查方法。不仅能测量羊水量，还可以了解胎儿情况，如有无脑儿、脊柱裂、胎儿水肿及双胎等。诊断标准有：①羊水最大暗区垂直深度（AFV）≥8cm诊断羊水过多，其中AFV 8~11cm为轻度羊水过多，12~15cm为中度羊水过多，>15cm为重度羊水过多。②羊水指数（AFI）≥25cm诊断为羊水过多，其中AFI 25~35cm为轻度羊水过多，36~45cm为中度羊水过多，>45cm为重度羊水过多。

【病因病机】

本病主要病机在于水湿运化失常，湿聚胞中，而致"子满"。

1. 脾气虚弱　素体脾虚或孕后饮食不节、劳累过度，损伤脾气，脾虚不能运化水湿，湿聚胞中，发为子满。

2. 气滞湿郁　素体肝郁，孕后胎儿渐大，阻碍气机，气机不畅，气滞湿郁，蓄积胞中，遂成子满。

【诊断要点】

1. 临床表现　孕妇腹大异常，多为逐渐发生，胸膈胀满，甚或喘促不得平卧，或有下肢及外阴水肿。

2. 孕期检查 宫底高度、腹围大于正常月份；腹壁皮肤发亮变薄，触诊时感到皮肤张力大，有液体震颤感，胎位不清；胎心音遥远或听不到；下肢、外阴或腹部皮肤可有凹陷性水肿。

3. 辅助检查 B超检查可了解羊水量，是否多胎或胎儿畸形。

【鉴别诊断】

本病应与双胎妊娠、巨大胎儿相鉴别，B超检查可助诊断。

【辨证论治】

本病在辨证中应注意肢体和腹部皮肤肿胀的特征，若皮薄光亮，按之凹陷不起，为脾虚；若皮色不变，按之压痕不显，为气滞。

本病为本虚标实证，治疗应标本兼顾，以健脾消水而不伤胎为原则。本病常伴胎儿畸形，若发现胎儿畸形，应及时终止妊娠，下胎益母。

1. 脾气虚弱证

主要证候：孕期胎水过多，腹大异常，胸膈满闷，甚至喘息不得卧，腹部皮肤薄而发亮，或下肢及外阴水肿，按之凹陷；食少腹胀，神疲肢软，面色淡黄；舌淡、苔白，脉沉滑无力。

证候分析：脾虚湿聚，湿渗于胞，胎水过多，故腹大异常；妊娠中期后，胎体上升，加之湿浊上迫心肺，则胸膈满闷，甚或喘息不得卧；水湿泛溢肌肤，则下肢及外阴水肿，按之凹陷；脾气虚弱，则食少腹胀，神疲肢软；舌淡、苔白，脉沉滑无力，均为脾虚湿困之征。

治法：健脾养血，利水消肿。

方药：鲤鱼汤（《备急千金要方》）。

鲤鱼　白术　白芍　当归　茯苓　生姜

方中鲤鱼善行胞中之水而消肿；白术、茯苓、生姜健脾理气，渗湿以行水；当归、白芍养血安胎，使水行而不伤胎。全方具有健脾胃，利水湿，养气血，安胎元之功。

若下肢水肿，加大腹皮、猪苓、防己以利水消肿；腹胀喘满者，加桑白皮、杏仁宽中理气，泄肺行水；若兼肾虚腰痛，加杜仲、续断、菟丝子益肾安胎。

2. 气滞湿郁证

主要证候：孕期胎水过多，腹大异常；胸膈满闷，呼吸短促，肢体肿胀，皮色不变，按之压痕不显；舌淡、苔薄腻，脉弦滑。

证候分析：气机郁滞，水湿停聚，蓄积胞中，故胎水过多，腹大异常；湿浊上迫心肺，则胸膈满闷，呼吸短促，甚则喘不得卧；气滞湿郁，泛溢肌肤，则肢体肿胀，皮色不变，按之压痕不显；舌淡、苔薄腻，脉弦滑，为气滞湿郁之征。

治法：理气行滞，利水安胎。

方药：茯苓导水汤（《医宗金鉴》）去槟榔。

茯苓　槟榔　猪苓　砂仁　木香　陈皮　泽泻　白术　木瓜　大腹皮　桑白皮　苏叶

方中茯苓、猪苓、白术、泽泻健脾行水；木香、砂仁、苏叶醒脾理气；大腹皮、桑白皮、陈皮消胀行水；木瓜行气除湿；槟榔辛散苦泄，恐伤胎气，故去之。全方具理气行滞，利水除湿之功。

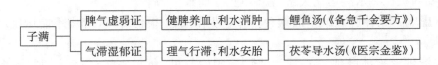

【预后转归】

本病常合并胎儿畸形，应及早诊断，如无畸形，及时治疗则预后良好；若为胎儿畸形，应及早终止妊娠。

【预防调摄】

1. 定期产前检查,注意宫底高度、腹围的变化,早发现、早治疗。

2. 病后宜低盐饮食,禁辛辣、生冷、暴饮暴食;注意休息,睡姿取左侧卧位;严密观察羊水量的变化。

3. 积极治疗糖尿病、母婴血型不合、妊娠期高血压等疾病。

第八节　子肿、子晕、子痫

妊娠中晚期,肢体、面目发生肿胀者,称为"子肿",又称"妊娠肿胀"。

若出现头晕目眩,甚则眩晕欲厥者,称为"子晕",又称"妊娠眩晕""子眩"。

妊娠晚期、临产时或新产后,发生眩晕倒仆,昏不知人,双目上视,牙关紧闭,四肢抽搐,全身强直,须臾自醒,醒后复发,甚或昏迷不醒者,称为"子痫",亦称"子冒""妊娠痫证"。

子痫是由子肿、子晕失治误治发展而来,是产科危急重症,严重威胁母婴生命,应尽快控制病情。子肿、子晕、子痫三者,在病症上可逐渐演变,在病因病机上有内在联系。西医学"妊娠期高血压疾病"不同阶段的临床表现,可参照该类疾病进行辨证论治。

【病因病机】

本病主要病机是脾虚、肾虚、气滞,导致湿泛肌肤而为子肿;肝阳上亢发为子晕;肝风内动,痰火上扰而发子痫。

1. 脾虚　脾气素弱,过食生冷等,内伤脾阳,运化失职,水湿停留,泛溢肌肤四肢,而为子肿。素体脾虚,化源不足,孕后益虚,肝失濡养,脾虚肝旺,而为子晕。精血益亏,遂肝阳上亢,肝风内动,发为子痫。

2. 肾虚　素体肾虚,孕后肾系胎元而益虚,肾阳虚,上不能温煦脾土,水湿不运,下不能温煦膀胱,气化失职,不能化气行水,以致水湿泛溢肌肤,而为子肿。肝肾阴虚,孕后肝肾精血益虚,肝阳上亢,而为子晕。肝肾益亏,血不养筋,肝风内动,而发子痫。

3. 气滞　素多忧郁,或肺气虚弱,孕后胎体逐渐增大,有碍气机升降,气滞湿阻,泛溢肌肤,遂发子肿。气滞湿聚,痰湿中阻,清阳不升,而发子晕。气滞痰壅,郁久化火,痰火交炽,上蒙清窍,发为子痫。

一、子　肿

子肿根据肿胀的部位不同,还有"子气""子满""皱脚""脆脚"等名称。自膝至足肿,小便清长者,属湿气为病,名曰"子气";妊娠5～6个月以后,胎水过多,遍身俱肿,腹大异常,胀满而喘,名曰"子满";但两脚肿,皮色不变而肤厚者,属湿,名曰"皱脚";皮薄光亮,压痕不起者,属水,名曰"脆脚"。

若妊娠7～8个月后,只有脚部水肿,休息后可缓解或消退,无其他不适,为妊娠时期常见现象,可不必治疗,产后自消。

类似于西医学的"妊娠期高血压疾病中的妊娠水肿"。

【诊断要点】

1. 临床表现　妊娠20周后,出现肢体、面目水肿,水肿多由踝部开始,渐延至小腿、大腿、外阴、腹部,甚至全身。

2. 孕期检查　双下肢对称性水肿,临床以"+"表示水肿程度:踝部及小腿有明显凹陷性水肿,休息后不消退,为"+";水肿延及大腿,为"++";水肿延及外阴和腹部,为"+++";全身水肿或伴腹水,为"++++"。有的患者体表水肿不明显,而体重递增,凡每周体重递增超过 0.5kg 者,要警惕"隐性水肿"。

3. 辅助检查 尿检可正常或蛋白偏高;血压可正常;眼底检查正常。B 超检查了解有无畸胎、双胎、多胎及羊水情况。

【鉴别诊断】

1. 妊娠合并慢性肾炎 孕前有急、慢性肾炎病史,孕前就有水肿,孕后加重,水肿首先发生在眼睑。尿检有蛋白或有管型。病变继续进展则多数除水肿以外,尚出现贫血、高血压和肾功能不全的症状和体征。

2. 营养不良性水肿 是由低蛋白血症引起的水肿,常伴有贫血、消瘦、乏力、头昏心悸、多尿等症状,血浆蛋白总量测定有助于鉴别诊断。

此外多胎妊娠、羊水过多、葡萄胎等亦可引起妊娠肿胀,B 超检查可资鉴别。

【辨证论治】

本病的辨证要根据肿胀的特点以辨水肿、气肿,并根据伴随的全身情况来辨脾虚、肾虚。水肿者,皮薄光亮,压痕明显,多为脾虚、肾虚引起。气肿者,皮色不变,压痕不显,为气滞所致。

治疗本着治病与安胎并举的原则,以运化水湿为主,佐以安胎。注意慎用温燥、寒凉、滑利之药,以免伤胎。

1. 脾虚证

主要证候:妊娠中后期,面浮肢肿,甚或遍及全身,皮薄光亮,按之凹陷;神疲乏力,胸闷,气短懒言,口中淡腻,纳差,便溏;舌体胖嫩边有齿痕,脉缓滑无力。

证候分析:脾主肌肉、四肢,脾虚运化失职,水湿停滞,泛溢肌肤四肢,则面浮肢肿,甚或遍及全身;水溢皮下,则皮薄光亮,按之凹陷;脾虚,气血生化乏源,故肢软无力,气短懒言;脾虚中焦不运,故口中淡腻,纳差,便溏;舌体胖嫩,边有齿痕,脉缓滑无力,均为脾虚湿盛之征。

治法:健脾理气,行水消肿。

方药:白术散(《全生指迷方》)加砂仁。

白术 茯苓 大腹皮 生姜皮 陈皮

方中白术、茯苓健脾行水;生姜皮温中理气;大腹皮下气行水;橘皮理气和中,加砂仁醒脾和胃。全方具健脾利水之功。

若肿势明显,小便短少者,加猪苓、泽泻以利水消肿;肿甚喘满者,加杏仁、厚朴宽中行气,降逆平喘;神疲乏力,气短懒言者,加党参、黄芪以健脾益气。

2. 肾虚证

主要证候:妊娠数月,面浮肢肿,下肢尤甚,按之没指;面色晦暗,腰膝酸软,畏寒肢冷,心悸气短,小便不利;舌淡、苔白滑,脉沉迟。

证候分析:肾阳不足,不能化气行水,水湿泛溢肌肤,则面浮肢肿,按之没指;湿性重着,则下肢尤甚;肾虚则面色晦暗,腰膝酸软;阳虚不达肢末,则畏寒肢冷;水气上凌心肺,则心悸气短;肾阳不足,膀胱气化失司,则小便不利;舌淡、苔白滑,脉沉迟,为肾阳不足之征。

治法:温阳化气,行水消肿。

方药:真武汤(《伤寒论》)。

附子 白术 茯苓 白芍 生姜

方中附子温肾助阳,化气行水;生姜、白术、茯苓健脾渗湿;白芍开阴结,与附子同用,引阳药入阴以消阴霾。诸药相伍,温中有散,利中有化,脾肾双补,阴水得制。附子有毒,应严格把握剂量,同时需先煎、久煎,减少毒性。

若腰痛甚者,加杜仲、续断、桑寄生固肾强腰安胎。

3．气滞证

主要证候：妊娠数月，肢体肿胀，先由脚肿，渐及于腿，皮色不变，压痕不显；头晕胀痛，胸胁胀满，纳少腹胀；苔薄腻，脉弦滑。

证候分析：气机郁滞，升降失司，清阳不升，浊阴下滞，则肿始双脚，渐及于腿；因气滞所致，故皮色不变，压痕不显；清阳不升，故头晕胀痛；气滞不宣，故胸胁胀满，纳少腹胀；苔薄腻，脉弦滑，均为妊娠气郁之象。

治法：理气行滞，化湿消肿。

方药：天仙藤散（《校注妇人良方》）合四苓散（《丹溪心法》）。

天仙藤散：天仙藤　香附　陈皮　甘草　乌药　生姜　木瓜　紫苏叶

四苓散：茯苓　猪苓　白术　泽泻

方中天仙藤、香附、陈皮理气行滞；白术、生姜温中健脾；苏叶宣上焦之气滞；乌药开下焦之郁滞；木瓜行气除湿；茯苓、猪苓、泽泻健脾利水；甘草调和诸药。二方合用，共奏理气行滞，健脾化湿之效。

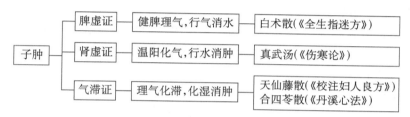

【预防调摄】

1．重视孕期保健，定期产前检查，注意体重、水肿、蛋白尿、血压等变化。

2．水肿严重者，卧床休息，取左侧卧位，低盐饮食，或住院治疗。

3．增加营养，摄入足够的蛋白质、维生素，禁生冷油腻之品。

病案分析

钱某，38岁，已婚。

患者来诊时，腹部膨大，面目浮肿，按脉沉紧，舌苔黄腻，已怀孕9个月。最近10日来开始浮肿，胸闷气急，饮食无味，内热心烦，小溲短少，大便溏薄，便次多，按其臂上皮肤，按处凹陷不起。中医诊断为子肿，证属脾虚湿热内停。治宜健脾利湿，固胎清热。方选白术散加减。

处方：黄芪9g，苍白术各4.5g，生地黄9g，焦山栀9g，淡子芩9g，青蒿6g，汉防己9g，新会陈皮9g，茯苓皮9g，地骨皮9g，炒枳壳4.5g。2剂。水煎服，日1剂。

服上方2剂后，小溲通畅，肿势顿减，因将临产期，旋即分娩而肿势全消。

分析：本案为子肿，乃脾胃虚弱，湿邪停滞，内有蕴热所致，故用白术散加减健脾利水，固胎清热，收效甚佳。

（朱南孙，朱荣达．朱小南妇科经验选［M］．北京：人民卫生出版社，2005．）

二、子　晕

子晕类似于西医学的"妊娠期高血压疾病"，属产科重症之一。

【诊断要点】

1．临床表现　以头晕目眩为主症，常伴有头痛、耳鸣、水肿、胸闷、呕恶等症，往往是子痫的先兆症状。

2.孕期检查 孕妇在20周前血压正常,20周后血压升高达140/90mmHg及以上;尿常规可见蛋白尿;血液检查尿酸可增高;眼底检查可见视网膜小动脉痉挛。

【鉴别诊断】

妊娠合并慢性高血压 非孕时即有高血压,或在妊娠20周前发现收缩压≥140mmHg和(或)舒张压≥90mmHg,妊娠期无明显加重,或妊娠20周后首次诊断高血压并持续到产后12周以后。

【辨证论治】

本病辨证应依据眩晕的特点、兼证及舌脉,辨清虚实。头胀痛而晕者,多属阴虚肝旺;眩晕头重如蒙者,多属脾虚痰浊;头晕眼花多属气血虚弱。

本病治疗以平肝潜阳为主,佐以滋阴健脾安胎。忌用辛散温燥之品,以免重伤阴血。

1.阴虚肝旺证

主要证候:妊娠中晚期,头晕目眩;颧红潮热,口燥咽干,五心烦热,心悸怔忡,多梦易惊;舌红或绛、苔薄黄,脉弦细滑数。

证候分析:素体肝肾阴虚,孕后肝血益虚,水不涵木,肝阳上亢,则头晕目眩;虚火上炎,则颧红潮热;阴虚内热,则咽干心烦;心失所养,虚热内扰,则心悸怔忡,多梦易惊;舌红或绛、苔薄黄,脉弦细滑数,均为阴虚肝旺之象。

治法:滋阴益肾,平肝潜阳。

方药:杞菊地黄丸(《医级》)加天麻、钩藤、龟板、何首乌。

熟地黄　山茱萸　山药　泽泻　牡丹皮　茯苓　枸杞子　菊花

方中六味地黄丸滋肾壮水;枸杞子、菊花清肝明目,加天麻、钩藤、龟板、何首乌育阴潜阳,镇肝息风。全方共奏滋养肝阴,镇摄浮阳之效。

2.脾虚肝旺证

主要证候:妊娠中晚期,头昏头重如眩冒状;面浮肢肿,胸胁胀满,脘闷纳差,大便溏泄;苔厚腻,脉弦滑。

证候分析:脾虚湿聚,肝阳挟湿浊上扰清窍,则头昏头重如眩冒状;脾虚水湿不化,泛溢肌肤,则面浮肢肿;脾虚肝郁,则胸胁胀满,脘闷纳差,大便溏软;苔厚腻,脉弦滑,为脾虚肝旺之象。

治法:健脾利湿,平肝潜阳。

方药:白术散(《全生指迷方》)加天麻、钩藤、石决明。

白术　茯苓　大腹皮　生姜皮　陈皮

方中白术散健脾理气,利水消肿。加天麻、钩藤、石决明平肝潜阳。全方共奏健脾行水,平肝潜阳之效。

3.气血虚弱证

主要证候:妊娠中后期,头晕眼花或头痛;心悸健忘,少寐多梦,神疲乏力,面色苍白或萎黄;舌淡、苔薄白,脉细弱。

证候分析:气血不足,清阳不升,髓海失养,则孕后头晕眼花或头痛;血虚心神失养,则心悸健忘,少寐多梦;气虚中阳不振,则神疲乏力;气血不足,不能荣润于颜面,则面色苍白或萎黄;舌淡、苔薄白,脉细弱,为气血不足之征。

治法:调补气血。

方药:八珍汤(《正体类要》)加钩藤、首乌、石决明。

当归　川芎　白芍　熟地黄　人参　白术　茯苓　炙甘草

方中四君子汤补脾益气;四物汤补血调血。加首乌滋肾补肝;钩藤、石决明平潜肝阳。全方共奏补气养血平肝之效。

若头晕眼花甚者，加枸杞子、菊花以养血平肝；心悸少寐者，加远志、酸枣仁、龙眼肉以养心安神。

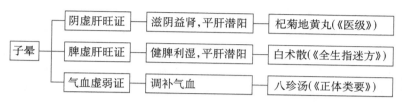

【预防调摄】

1．做好孕期保健，定期产前检查。对存在好发因素者，加强监护与指导，做到早发现，早治疗。

2．休息，充足的睡眠，睡姿取左侧卧位；住宿环境要安静；保持心情舒畅，勿受精神刺激。

3．禁辛辣，宜服高蛋白、维生素类及富含钙、铁的营养丰富的食物、低盐饮食。

4．测体重、血压，对血压较高，水肿严重者，需住院中西医结合治疗，以防子痫的发生。

三、子　痫

子痫类似于西医学的"妊娠期高血压疾病的子痫"范畴，是产科危急重症，严重威胁母婴生命，应尽快控制病情。

【病因病机】

本病的主要病机是肝阳上亢，肝风内动；或痰火上扰，蒙蔽清窍。

1．肝风内动　素体阴虚，孕后血聚养胎，精血益亏，肝失所养，则肝阳上亢，生风化火，风火相煽，发为子痫。

2．痰火上扰　脾虚湿盛，湿聚成痰，郁久化热；或阴虚热盛，炼液成痰，痰火交炽，上蒙清窍，发为子痫。

【诊断要点】

1．临床表现　本病在抽搐发作前，常有水肿、头晕、头痛、眼花、胸闷、恶心等症状，为重度子痫前期；若出现突然眩晕倒仆，双目上视，牙关紧闭，四肢抽搐，昏不知人，须臾自醒，醒后复发，甚或昏迷不醒者，为子痫。

2．孕期检查　孕妇在妊娠 20 周以前血压正常，妊娠 20 周以后血压逐渐升高，血压≥160/110mmHg 有诊断意义。

3．辅助检查　尿液分析可见 24 小时尿蛋白＞5.0g 或随机尿蛋白（+++）以上；眼底检查可见小动脉痉挛，视网膜水肿、出血或棉絮状渗出物；心电图检查、B 超检查等以了解母体及胎儿情况。

【鉴别诊断】

1．妊娠合并癫痫　孕前即有反复发作史，发作前一般无头痛头晕、眼花胸闷等症状，且多为突然发作，检查无高血压、蛋白尿和水肿等变化，脑电图可资鉴别。

2．妊娠合并脑出血　症状以昏迷为主，伴见口眼歪斜、半身不遂、语言不利。检查无高血压、蛋白尿、水肿等变化。颅脑 CT 检查可资鉴别。

【辨证论治】

本病辨证应严密观察昏迷、抽搐发作程度与频率，结合兼证和舌脉，确定证候。发作前头胀痛目眩，发作以抽搐为主，抽搐后颜面潮红者，多为肝风内动；发作前头重如蒙，胸闷泛恶，抽搐气粗痰鸣者，多为痰火上扰。

治法以清肝息风，安神定痉为主。本病病情危重，重在防治。一旦发作，应住院观察治疗，行中西医结合抢救。适时考虑终止妊娠。

1. 肝风内动证

主要证候：妊娠晚期，或临产时，或新产后，突然昏仆，不省人事，四肢抽搐，双目上视，牙关紧闭，腰背反张，须臾自醒，醒后复发，甚或昏迷不醒；颜面潮红，头痛眩晕；舌质红、苔薄黄，脉弦滑数。

证候分析：肝血不足，筋脉失养，肝风内动，则筋脉挛急，全身抽搐；阴亏水火失济，热扰神明，则昏不知人；肾精不足，肝阳上亢，则颜面潮红，头痛眩晕；舌质红、苔薄黄，脉弦滑数，均为心肝二经热甚之征。

治法：养阴清热，平肝息风。

方药：羚角钩藤汤（《重订通俗伤寒论》）。

羚羊角（后下） 钩藤 桑叶 菊花 贝母 竹茹 生地黄 白芍 茯神 甘草

方中羚羊角、钩藤平肝清热，息风镇痉；桑叶、菊花清肝明目；贝母、竹茹清热化痰；生地黄、白芍养阴清热；茯神宁心安神；甘草和中缓急。全方养阴清热，息风止痉。

2. 痰火上扰证

主要证候：妊娠晚期，或正值分娩时，猝然昏仆抽搐，腰背反张，牙关紧闭，口流涎沫，气粗痰鸣，时作时止；头晕头痛，胸闷泛恶，面浮肢肿；舌红、苔黄腻，脉弦滑而数。

证候分析：阴亏于下，火旺于上，临产前或分娩时及新产后，阴血下聚或阴血暴亡，心肝火旺，灼津伤液，炼液成痰，痰郁化火，痰火上扰清窍，则头晕头痛，气粗痰鸣，昏不知人；肝阳偏亢，肝风内动，则四肢抽搐，腰背反张，牙关紧闭；痰湿内盛，则胸闷泛恶，口流涎沫；湿浊泛溢肌肤，则面浮肢肿；舌红、苔黄腻，脉弦滑而数，均为痰火内盛之征。

治法：清热开窍，豁痰息风。

方药：牛黄清心丸（《痘疹世医心法》）加竹沥。

牛黄 朱砂 黄连 黄芩 郁金 栀子仁

方中牛黄清心化痰开窍；黄连、黄芩、山栀清心肝之火；朱砂安神镇惊；郁金疏肝解郁宽胸。加竹沥增强清热豁痰之力。全方使气通脉畅，痰热清除，抽搐自止。

若抽搐甚者，加天麻、钩藤、僵蚕以镇肝息风止痉。

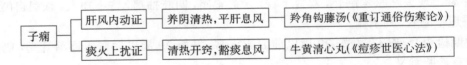

【急症处理】

1. 西医治疗

（1）一旦抽搐发作，药物首选硫酸镁，必要时加用镇静药以尽快控制抽搐；若血压过高应加用降压药静脉滴注；用甘露醇静脉滴注降低颅内压；使用抗生素预防感染。

（2）及早发现与处理脑出血、肺水肿、急性肾衰竭等并发症。

（3）于抽搐控制后2小时，可考虑终止妊娠。

2. 中成药

（1）羚羊角粉3g，用竹沥水送服。适用于痰火上扰证。

（2）止抽粉：羚羊角粉5g，地龙30g，天竺黄12g，郁金12g，胆南星12g，琥珀9g，黄连10g。共研细，装入胶囊，每次服15粒，每日服3～4次。适用于痰火上扰证。

【预后转归】

子肿、子晕和子痫可视为同一疾病的不同阶段，病情初期，子肿、子晕为中药治疗的有效时间，若此时治疗不及时，病情进一步发展，可出现先兆子痫。如疾病未得到及时有效控制，可随时发为子痫。子痫一旦发作，需中西医结合抢救。若治疗恰当，可控制抽搐，母婴平安；若抽搐反复、长时间发作，往往预后不良，危及母婴生命。

【预防调摄】

1.孕期保健 饮食宜高蛋白、高维生素、减少脂肪、盐的摄入。保证充足休息和调节情志。定期产前检查，发现异常，及时处理，防患于未然。

2.子痫护理

（1）患者置单人房间，避光、声、触痛刺激，绝对安静；护理操作要轻、快、准。

（2）防止外伤：床边加挡，防止跌落。抽搐时放置开口器或压舌板，以免咬伤唇舌。

（3）保持呼吸道通畅：昏迷时取头低侧卧位，及时清除口中痰液和呕吐物，以防窒息及吸入性肺炎。

（4）病情观察：严密监测血压、脉搏、呼吸和体温。记录抽搐、昏迷次数与时间。留置导尿管，记录出入量等。

（5）产后子痫多发生于产后24小时直至10日内，故产后不应放松对子痫的预防。

附：妊娠期高血压疾病

妊娠期高血压疾病是妊娠与血压升高并存的一组疾病。本病多发生在妊娠20周后，临床以高血压、蛋白尿为主要特征，严重时出现抽搐，可伴全身多器官功能损害或功能衰竭，分娩之后症状消失。该病严重影响母婴健康，是导致孕产妇死亡的第二大原因，发病率在我国为5%～12%。

【病因】

关于本病的发病原因，至今尚未阐明，其机制仍不清楚。

1.流行病学调查 ①孕妇年龄小于18岁或大于40岁；②有妊娠期高血压病史及家族史、慢性高血压、慢性肾炎、糖尿病、抗磷脂综合征、血管紧张素基因$T235$阳性、营养不良等；③子宫张力过高（多胎妊娠、羊水过多、巨大儿等）者；④低社会经济状况。

2.病因学说 目前与免疫学说、胎盘浅着床、血管内皮细胞损伤、营养缺乏、胰岛素抵抗及遗传因素有一定的关联。

【病理】

1.基本病理变化 是全身小动脉痉挛。全身各系统、各脏器灌注不足，对母儿造成危害，甚至导致母儿死亡。

2.主要脏器病理组织学变化

（1）脑：脑部小动脉痉挛，引起脑组织局部缺血、充血、脑水肿、颅压增高，严重者可出现脑组织点状或局限性斑状出血。

（2）肾：肾小球扩张，内皮细胞肿胀，体积增大，血流阻滞；胞质肿胀，使管腔狭窄，血流减少，正常的血管结构及完整的毛细血管壁减少，导致血流减少及肾小球滤过率下降，出现尿少、水肿、蛋白尿及管型等，严重者可出现肾衰竭。

（3）肝：小动脉痉挛，缺氧，肝细胞线粒体内所含的谷丙转氨酶被释放，以致这些患者常有血清谷丙转氨酶升高的表现。如小动脉痉挛持续超过2小时，肝细胞可因缺血而发生不同范围的组织梗死和坏死。

（4）心：心外周血管阻力增加，心脏后负荷加重。主要为左心室负荷加重，致使心脏排出量降低。失代偿时，则有肺充血，肺水肿。冠状小动脉痉挛可引起冠状动脉血液灌注量不足致心肌缺血，间质水肿及心肌点状出血、坏死，肺水肿，可引起心力衰竭。

（5）血液：由于全身小动脉痉挛，血管壁渗透性增加，血液浓缩，红细胞比容上升。当红细胞比容下降时，多合并贫血或红细胞受损或溶血。某些患者可伴有一定量的凝血因子缺乏或变异所致的高凝血状态，特别是重症患者可发生微血管病性溶血，主要表现血小板减少、肝酶升高、溶血（即 HELLP 综合征），反映了凝血功能的严重损害及疾病的严重程度。

（6）子宫胎盘血流灌注：当绒毛浅着床及血管痉挛时则导致胎盘灌流减少，出现胎盘功能下降，胎儿生长受限，胎儿窘迫。若胎盘床血管破裂，则易导致胎盘早剥。

【临床表现】

妊娠期高血压疾病患者的病情轻重各有不同，临床表现及体征亦不同，可单独存在，亦可两三种症状与体征同时存在。

1. 病史 患者有以上的高危因素及上述临床表现，特别应询问有无头痛、视力改变、上腹不适等。

2. 高血压 妊娠 20 周后出现高血压。轻度：血压持续升高，收缩压≥140mmHg 和（或）舒张压≥90mmHg，血压升高出现两次以上，间隔≥6 小时；重度：血压持续升高，收缩压≥160mmHg 和（或）舒张压≥110mmHg。

3. 尿蛋白 轻度尿蛋白≥0.3g/24h，或随机尿蛋白≥(+)；重度尿蛋白≥5.0g/24h 或随机尿蛋白(+++)。蛋白尿反映肾小动脉痉挛引起肾小管细胞缺氧及其功能受损的程度。

4. 水肿 体重异常增加是许多患者的首发症状，体重突然增加＞0.9kg/周，或 2.7kg/4 周，是子痫前期的信号。

孕妇出现水肿的特点是自踝部逐渐向上延伸的凹陷性水肿，休息后不缓解。水肿局限于膝以下为"+"，延至大腿为"++"，涉及腹壁及外阴为"+++"，全身水肿，有时伴腹水为"++++"。

5. 尿少 尿排出量减少表示肾脏排泄功能障碍，可＜500ml/24h。

6. 自觉症状 包括明显头痛、头晕、视物不清、恶心、呕吐、上腹疼痛等，表示病情的发展已进入子痫前期，应及时作出相应检查与处理。

7. 抽搐及昏迷（子痫） 是本病最严重的阶段。子痫发生前可有不断加重的重度子痫前期，但子痫也可发生于血压升高不显著、无蛋白尿或水肿的病例。

子痫的典型发作过程为眼球固定，瞳孔放大，牙关紧闭，直视前方或斜向一侧，随即全身肌肉强直，剧烈抽动，呼吸停止，意识丧失，抽搐持续约 1 分钟后暂停，随即肌肉松弛，呼吸恢复，但伴鼾音，患者进入昏迷状态。抽搐频繁持续时间长者，往往陷入深昏迷。在抽搐过程中易发生舌咬伤、摔伤，甚至骨折；昏迷中由于呕吐可致窒息或吸入性肺炎。

【实验室及其他检查】

1. 尿液检查 应测尿比重、尿常规、24 小时蛋白定量检查等。

2. 血液检查 可有血液浓缩（血细胞比容≥35%），血浆及全血黏度增加。

3. 肝肾功能检查 肝细胞功能受损，可致 AST、ALT 升高；低蛋白血症，白/球蛋白比值倒置；总胆红素和碱性磷酸酶水平升高。肾功能受损时，血清尿素氮、肌酐、尿酸增加；尿酸增高可作为与慢性高血压的鉴别诊断的依据。测定二氧化碳结合力，及时发现酸中毒。

4. 眼底检查 眼底视网膜小动脉可以反映体内各主要器官小动脉的情况，因此眼底检查是反映本病严重程度的重要指标。可见视网膜小动脉痉挛、视网膜水肿、絮状渗出或出血，严重时可发生视网膜剥离。

5. 其他检查 心电图、超声心动图，胎儿超声检查，胎儿心电图羊膜镜检查及胎儿成熟度检查等，视病情而定。

【诊断】

详细了解患者在孕前及孕 20 周前有无高血压、蛋白尿及水肿、抽搐等征象及有无家族史；了解此次妊娠的临床症状、体征出现的时间及程度，结合患者的年龄、胎次、体型，并参考本病的好发因素不难得出初步诊断。妊娠 20 周后发生高血压伴有蛋白尿，可能兼有水肿，且有明显的自觉症状，一般不难诊断。

【治疗】

妊娠高血压疾病治疗目的是防止发生子痫、降低围产儿死亡率、降低母婴严重并发症的发生率。

本病治疗的基本原则是：镇静、解痉、降压、利尿、扩容，适时终止妊娠。

（一）妊娠期高血压

可住院或在家治疗。

1.休息 保证充足的睡眠，取左侧卧位，休息不少于 10 小时。

2.镇静 对于精神紧张、焦虑、失眠者可给予镇静剂，如地西泮等。

3.饮食 宜选含蛋白质、钙、铁、维生素丰富的食物，除重度水肿外，一般不严格控制食盐。

4.间断吸氧 每日 2 次，每次 30 分钟，可增加血氧含量，改善全身主要脏器和胎盘功能。

5.密切监护母儿状态 嘱患者每日测体重和血压，隔日复查尿蛋白，定期监测血液、胎儿发育状况和胎盘功能。

（二）子痫前期

应住院治疗，防止子痫及并发症出现。

1.休息 保证充足的睡眠，取左侧卧位。

2.解痉 硫酸镁是有效的解痉首选药物。用法：硫酸镁可采用肌内注射和静脉给药。25% 硫酸镁 20ml（5g）加 2% 利多卡因 2ml，臀肌深部注射，每 6 小时 1 次。静脉给药：25% 硫酸镁 20ml 加入 10% 葡萄糖液 20ml 中，缓慢静脉推注（5～10 分钟），继以 25% 硫酸镁 60ml 加入 5% 葡萄糖液 500ml 中静脉滴注，速度以 1g/h 为宜，最快不超过 2g/h。

注意事项：用药前及用药过程中均应注意以下事项：定时查膝反射，膝反射必须存在；呼吸每分钟不少于 16 次；尿量 24 小时不少于 600ml 或每小时不少于 25ml。当出现镁中毒时，立即静脉注射 10% 葡萄糖酸钙 10ml。

3.镇静 当使用硫酸镁有禁忌或疗效不佳时，可适当应使用镇静药物，应选用对胎儿危害小的药物为宜。

（1）地西泮：具有较强的镇静、抗惊厥、肌肉松弛，并对胎儿和新生儿影响较小，口服，每日 3 次，每次 2.5～5mg。

（2）冬眠合剂：具有解痉降压、控制子痫的作用。哌替啶 50mg、异丙嗪 25mg 肌内注射，估计 6 小时内分娩者禁用。或哌替啶 100mg、氯丙嗪 50mg、异丙嗪 50mg 加入 10% 葡萄糖 500ml 中静脉滴注。若病情紧急，可用 1/3 量加入 25% 葡萄糖液 20ml 中，缓慢（5～10 分钟）静脉推注，余下 2/3 量加入 10% 葡萄糖液 250ml 中静脉滴注。

4.降压 肼屈嗪口服 10～20mg，每日 2～3 次；或 40mg 肼屈嗪加于 5% 葡萄糖液 500ml 中静脉滴注。妊娠高血压疾病、心脏病、心力衰竭者不宜应用。甲基多巴口服 250mg，每日 2～3。

5.利尿 如出现心血管负担过重，心力衰竭、急性肺水肿、全身性水肿、肾功能不良伴尿少者，及时应用利尿剂，但伴有血液浓缩者不宜采用。呋塞米 20～40mg 溶于 25% 葡萄糖液 20ml 中缓慢静脉推注，最大剂量每次可达 60mg；20% 甘露醇 250ml 静脉推注，15～20 分钟内注射完。急性心衰、肺水肿时禁用。

6.扩容 一般不主张扩容治疗，仅用于严重的低蛋白血症、贫血，可选用人血白蛋白、血浆、全血等。

7.适时终止妊娠 经治疗后妊娠高血压疾病仍不缓解，适时终止妊娠对母婴均有利，故为极重要的措施之一。

（1）终止妊娠指征：①子痫前期患者经积极治疗 24～48 小时（疗效）仍不满意；②胎龄大于 34 周者；③胎龄不足 34 周，胎盘功能减退时，胎儿已成熟；④子痫前期患者胎龄不足 34 周，胎盘功能减退，胎儿未成熟者，可于羊膜腔内注射地塞米松促胎儿成熟；⑤子痫控制后 2 小时，可考虑终止妊娠。

（2）终止妊娠方式：宫颈条件成熟，可人工破膜加缩宫素静滴引产。凡病情严重者；子痫抽搐发作经积极治疗，病情控制 2～4 小时，或经足量的解痉、降压药物治疗仍未能控制者；重症患者而宫颈条件不成熟，或人工破膜引产失败，估计不能在短期内经阴道分娩者；胎盘功能明显低下或疑有胎儿宫内窘迫者，都可考虑采用剖宫产术。

（三）子痫

子痫是妊娠期高血压疾病最严重的阶段，是妊娠期高血压疾病所致母儿死亡的最主要的原因，应积极处理。立即左侧卧位，减少误吸，开放呼吸道，建立静脉通道。

1. 控制抽搐 首选 25% 硫酸镁 20ml（5g）溶于 25% 葡萄糖溶液 20ml 缓慢静脉推注，或置小瓶中缓慢静脉滴注，再将硫酸镁以 1～2g/h 速度静脉滴注，同时加用冬眠合剂或地西泮等。血压高时静脉给降压药；颅内压高时，20% 甘露醇 250ml 快速静脉滴注；出现水肿时则用呋塞米 20～40mg 静脉注射。

2. 防止受伤 暗室避光，专人护理，床沿置挡板以防跌落。如有义齿应取出并以纱布缠的压舌板置于上下臼齿间以防咬伤唇舌。减少各种刺激以免诱发抽搐。

3. 严密观察病情变化 及时进行必要的检查了解母儿状态，及早发现与处理并发症。抽搐控制后即可考虑终止妊娠。如不能短时间内阴道分娩、病情有可能加重者，应作剖宫产结束分娩。

第九节 鬼 胎

妊娠数月，腹部异常增大，隐隐作痛，阴道反复流血或下水疱如虾蟆子者，称为"鬼胎"，亦称"伪胎"。

本病相当于西医学的葡萄胎、侵蚀性葡萄胎。

知识链接

B 型超声检查葡萄胎诊断方法

B 型超声是诊断葡萄胎的一项可靠和敏感的辅助检查，通常采用经阴道彩色多普勒超声。完全性葡萄胎的典型超声图像为子宫大于相应孕周，无妊娠囊或胎心搏动，宫腔内充满不均质密集状或短条状回声，呈"落雪状"，水疱较大时则呈"蜂窝状"。常可测到双侧或一侧卵巢囊肿。彩色多普勒超声检查可见子宫动脉血流丰富，但子宫肌层内无血流或仅稀疏血流信号。部分性葡萄胎可在胎盘部位出现由局灶性水疱状胎块引起的超声图像改变，有时还可见胎儿或羊膜腔，胎儿通常畸形。

【病因病机】

主要机理是素体虚弱，七情郁结，湿浊凝滞不散，精血虽凝而终不成形，遂为鬼胎。常见病因有气血虚弱、气滞血瘀、寒湿郁结、痰浊凝滞。

1. 气血虚弱 素体虚弱，气血不足，孕后忧思不解，血随气结而不散，冲任滞逆，胞中壅瘀，腹部胀大，胎失所养则胎死，瘀伤胞脉则流血，发为鬼胎。

2．气滞血瘀　素性抑郁，孕后情志不遂，肝郁气滞，冲任不畅；瘀血结聚胞中，腹大异常；瘀血伤胎则胎坏，瘀伤胞脉则流血，发为鬼胎。

3．寒湿郁结　孕后久居湿地，或因感寒饮冷，寒湿郁结，客于冲任，气血凝滞胞宫，腹大异常；寒湿伤胎，瘀伤胞脉则流血，发为鬼胎。

4．痰浊凝滞　素体肥胖，或恣食厚味，或脾虚不运，湿聚成痰，痰浊内停，冲任不畅。痰浊气血结聚胞中，腹大异常；痰浊凝滞伤胎，瘀伤胞脉则流血，发为鬼胎。

【诊断要点】

1．临床表现

（1）阴道流血：不规则阴道流血，开始量少，逐渐增多，或突然大出血，排水疱状物，严重者可出现失血性休克。

（2）腹痛：腹大异常，隐痛或胀痛，或阵发性下腹痛。

（3）妊娠呕吐：出现较早且较严重。

（4）其他症状：少数患者早期出现高血压、水肿和蛋白尿等妊娠高血压疾病症状，容易发展为子痫前期，也可发生心力衰竭、贫血或宫腔感染。

2．检查

（1）妇科检查：阴道出血中偶可查见水疱状物，多数患者子宫大于妊娠月份，质软。有时可触及一侧或双侧附件区呈囊性包块，边界清、活动度好，一般无明显压痛，此为卵巢黄素化囊肿。

（2）实验室检查：妊娠试验、血β-HCG测定，其值高于相应孕周的正常值，在1 000ku/L以上，常超过1 000ku/L，且持续不降。

（3）B超检查：B超检查可以确诊。

【鉴别诊断】

鬼胎应于胎漏、胎动不安、胎水肿满、双胎相鉴别。妇科检查、血HCG、B超有助于明确诊断。

【辨证论治】

辨证以孕期阴道流血、腹大异常为主，结合全身症状及舌脉等，综合分析。治疗以下胎祛瘀为主，佐以调补气血，以善其后。

1．气血虚弱证

主要证候：孕期阴道不规则流血、量多、色淡红，可有水疱状物排出，质稀，腹大异常，时有腹部隐痛，无胎动、胎心；神疲乏力，头晕眼花，心悸失眠，面色苍白；舌淡嫩，脉细弱。

证候分析：素体气血虚弱，冲任滞逆，胞中壅瘀，故腹大异常；瘀伤胞脉，且气血不足，或鬼胎孕久，故阴道流血量多、色淡、质稀，腹部隐痛；胎失所养则无胎动、胎心；血虚不荣，气虚不布，故头晕眼花，面色苍白，心悸失眠；中气不足，故神疲乏力；舌淡嫩，脉细弱，为气血两虚之征。

治法：益气养血，活血下胎。

方药：救母丹（《傅青主女科》）加枳壳、牛膝。

人参　当归　川芎　益母草　赤石脂　荆芥穗（炒黑）

方中以人参大补元气，当归、川芎补血、行血中之气；枳壳理气行滞，使气行则血行，助排胎外出；益母草活血又可下胎；赤石脂化恶血而下胎；荆芥穗引血归经，使胎得下而不致流血过多；牛膝引败血下行，助排瘀下胎。全方有补益气血，下死胎之效。

2．气滞血瘀证

主要证候：孕期阴道不规则流血，时多时少，淋漓不断，血色紫暗有块或水疱状，腹大异常，时有腹部刺痛，拒按，无胎动、胎心；胸胁胀满，烦躁易怒；舌紫暗或有瘀点，脉涩或沉弦。

证候分析：素多抑郁，郁则气滞，血随气结，冲任不畅，瘀血结聚胞中，故腹大异常；瘀伤胞脉，故阴道不规则流血，腹部胀痛拒按，月经量少不爽，或量多色紫暗有块；瘀结伤胎，故无胎动、胎心；情志抑郁，气滞不宣，经脉不利，故胸胁胀满，烦躁易怒；舌紫暗、有瘀点，脉涩或沉弦，为气血瘀滞之征。

治法：理气活血，祛瘀下胎。

方药：荡鬼汤（《傅青主女科》）。

人参　当归　大黄　川牛膝　雷丸　红花　牡丹皮　枳壳　厚朴　桃仁

方中枳壳、厚朴理气行滞；桃仁、红花、牡丹皮、川牛膝活血化瘀以下胎；大黄、雷丸行瘀血、荡积滞以下胎；人参、当归补气养血，使攻积不伤正。全方共奏行气活血，祛瘀下胎之效。

若阴道出血量多，可加益母草、炒蒲黄以祛瘀止血。

3．寒湿郁结证

主要证候：孕期阴道不规则流血、量少、色紫暗有块或夹水疱状物，腹大异常，小腹冷痛，无胎动、胎心；形寒肢冷；苔白腻，脉沉紧。

证候分析：寒湿内侵，客于冲任，凝聚胞中，故腹大异常；瘀伤胞脉，故阴道流血、色紫暗而有瘀块；瘀浊伤胎，则无胎动、胎心；血为寒凝，运行不畅，故常有小腹冷痛，形寒肢冷；苔白腻，脉沉紧，为寒湿凝滞之征。

治法：散寒除湿，逐水下胎。

方药：芫花散（《妇科玉尺》）。

芫花　吴茱萸　秦艽　白僵蚕　柴胡　川乌　巴戟天

方中芫花泻水逐饮下胎为君；柴胡、吴茱萸疏肝下气为臣；川乌、巴戟天、秦艽、白僵蚕温暖下元，祛寒湿，散风止痛。全方共收散寒祛湿，逐水下胎之效。

4．痰浊凝滞证

主要证候：孕期阴道不规则流血、量少、色暗，腹大异常，无胎动、胎心；形体肥胖，胸胁满闷，呕恶痰多；舌淡、苔腻，脉滑。

证候分析：痰浊内停，与血结聚胞中，故腹大异常；瘀伤胞脉，故阴道流血、量少、色暗；痰浊内停，气机不畅，故胸胁满闷，呕恶痰多；形体肥胖，舌淡苔腻，脉滑，为痰湿之征。

治法：化痰除湿，行气下胎。

方药：平胃散（《太平惠民和剂局方》）加芒硝、枳壳、川牛膝。

苍术　厚朴　陈皮　甘草　生姜　大枣

方中以苍术为君药，辛香苦温，能燥湿健脾；厚朴为臣药，芳化苦燥，长于行气除满，且可化湿，与苍术相伍，行气除湿，燥湿运脾，使气得行，湿浊去；陈皮为佐药，理气和胃燥湿，助苍术、厚朴之力；甘草调和诸药，亦可益气健脾和中；加姜、枣，以温散水湿、补脾益气以助甘草培土制水之功。临证酌加枳壳、芒硝以行气下胎，川牛膝引败血下行，助排瘀下胎。

若药物治疗不便时，可以结合清宫、预防性化疗等治疗手段。

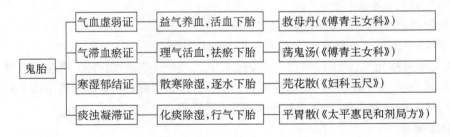

【预后转归】

本病经过积极正确治疗，预后较好；若伴有严重并发症，如高血压、重度贫血等，应积极处理并发症，中西医结合治疗以善其后，防止恶变。

【预防调摄】

1．精神调理　避免精神紧张、焦虑、烦躁、悲观等情绪，保持心情愉悦。

2. 生活节制　注意休息、劳逸结合，生活有序。

3. 合理膳食　可多摄入一些高纤维素食物，以及新鲜的蔬菜和水果，营养均衡。

第十节　妊 娠 咳 嗽

妊娠期间，咳嗽或久咳不已，称"妊娠咳嗽"，亦称"子嗽"。

早在《诸病源候论》中就有"妊娠咳嗽候"的记载。若久咳不愈，精神倦怠，形体消瘦，潮热盗汗，痰中带血，则属痨咳，俗称"抱儿痨"，除久咳不愈外，还伴有一系列肺痨证候，应按痨瘵处理，不在本节讨论范围。

西医学之妊娠合并上呼吸道感染，急、慢性支气管炎，肺炎等引起的咳嗽可参照本病治疗。

【病因病机】

本病病位在肺，多由阴虚、痰饮、外感导致肺失清肃，肺气不宣而引起。

1. 阴虚　素体阴虚，肺阴不足，孕后血聚下养胎，则阴血愈亏，阴虚火旺，灼肺伤津，肺失濡养，肃降失职，而致咳嗽。

2. 痰饮　素体脾胃虚弱，痰湿内生，孕后过食生冷寒凉，更易伤脾，脾失运化，水湿内停，聚湿生痰，上犯于肺，肺失肃降，而发咳嗽。

3. 外感　素体虚弱或孕期起居不慎，外感风寒或风热之邪，外邪犯肺，肺气壅遏不宣，清肃之令失常，肺失宣降，而致咳嗽。

【诊断要点】

1. 临床表现　妊娠期间，咳嗽或久咳不已，或干咳无痰，口干咽燥，甚则痰中带血；或咳嗽痰多，胸闷气促，甚至喘不得卧；或咳嗽伴有发热恶寒等。

2. 检查　胸透、胸部摄片等有助诊断，但不宜在妊娠早期进行此项检查。

【鉴别诊断】

抱儿痨　孕前多有痨病史，未治愈即孕或孕后复发。除久咳不愈外，可见形体消瘦，潮热盗汗，痰中带血等痨咳的特征，痰培养或在妊娠中晚期做胸部 X 线摄片有助诊断。

【辨证论治】

本病以咳嗽为主症，发生在孕期。应根据咳嗽的特点和病程长短，结合全身症状及舌脉进行辨证。

治疗以清热润肺、化痰止咳为主，因其发生在妊娠期间，应循治病与安胎并举的原则，不能过用降气、豁痰、滑利等可能伤胎的药物。

1. 阴虚证

主要证候：妊娠期间，咳嗽不已，干咳无痰，甚或痰中带血，口干咽燥；失眠盗汗，手足心热；舌红、少苔，脉细滑数。

证候分析：素体阴虚，孕后阴血聚下养胎，则阴血愈亏，阴虚火旺，灼肺伤津，肺失濡养，肃降失职，故咳嗽不已，干咳无痰；肺络受损，则痰中带血；口干咽燥，失眠盗汗，手足心热，舌红、少苔，脉细滑数均为阴虚内热之象。

治法：养阴润肺，止咳安胎。

方药：百合固金汤（《医方集解》）去当归、熟地黄，加桑叶、阿胶、黑芝麻、炙百部。

百合　熟地黄　生地黄　麦冬　白芍　当归　贝母　生甘草　玄参　桔梗

方中百合、百部润肺止咳；玄参、麦冬养阴清肺；生地黄、芝麻以补肝肾之阴；贝母化痰止咳；桑叶、桔梗、甘草清肺利咽；阿胶、白芍养血敛阴止血，且能安胎。全方养阴、润肺、滋肾，使金水相生，阴津充足，虚火自平，热退肺润，则咳嗽自愈。

若痰中带血，加侧柏叶、仙鹤草、墨旱莲以养阴清热止血；潮热盗汗加地骨皮、白薇养阴清热；若伴腰酸、腹坠等胎动不安之兆，应酌加杜仲、桑寄生、菟丝子等以固肾安胎。

2．痰饮证

主要证候：妊娠期间，咳嗽痰多，胸闷气促，甚至喘不得卧，神疲纳呆；舌质淡胖、苔白腻，脉濡滑。

证候分析：素体脾虚，运化失职，水湿停聚，聚湿成痰，上逆犯肺，肺失肃降，故咳嗽痰多，胸闷气促，喘不得卧，神疲纳呆；舌质淡胖、苔白腻，脉濡滑均为痰饮内停之象。

治法：健脾除湿，化痰止咳。

方药：六君子汤（《校注妇人良方》）加紫菀、桔梗。

党参　白术　茯苓　甘草　法半夏　陈皮　生姜　大枣

方中党参、白术、茯苓、甘草健脾和胃，脾胃健运，痰湿自除，法半夏、陈皮、紫菀、桔梗化痰止咳，标本同治，子嗽自愈。

若痰湿郁久化热，甚至痰火犯肺，证见咳痰不爽，痰液黄稠，面红口干，舌红、苔黄腻，脉滑数。治宜清肺化痰，止咳安胎。方用清金化痰汤（《医学统旨》）。

3．外感证

（1）外感风寒证

主要证候：妊娠期间，咳嗽痰稀；头痛恶寒，声重喉痒，鼻塞流涕，骨节酸疼；舌苔薄白，脉浮紧。

证候分析：风寒犯肺，郁遏气道，肺气不能宣畅则咳嗽，声重喉痒，鼻塞流涕；风寒束于肌表，腠理闭塞，阻遏经络，故头痛恶寒，骨节酸疼；舌苔薄白，脉浮紧主风寒在表。

治法：疏风散寒，宣肺止咳。

方药：桔梗散（《妇人大全良方》）。

麻黄　紫苏　桔梗　桑白皮　赤茯苓　天门冬　贝母　人参　甘草

方中麻黄、紫苏辛温解表散寒；桔梗、甘草宣肺利咽；天门冬、贝母润肺化痰；桑白皮、赤茯苓清痰利湿；人参益气扶正。共奏疏风散寒、宣肺止咳之功。

（2）外感风热证

主要证候：妊娠期间，咳嗽不爽，痰黄而稠；口渴咽痛，身热头痛，汗出恶风；舌苔薄黄，脉浮数。

证候分析：风热犯肺，肺失清肃，热灼津液，故咳嗽不爽，痰黄而稠，口渴咽痛；邪客皮毛，正邪相搏，故恶风身热；风热上扰则头痛，汗出；舌苔薄黄，脉浮数为风热在表之征。

治法：疏风清热，宣肺止咳。

方药：桑菊饮（《温病条辨》）。

桑叶　菊花　薄荷　杏仁　桔梗　连翘　芦根　甘草

方中桑叶、菊花、薄荷、连翘辛凉解表而清风热；杏仁、桔梗、芦根、甘草化痰止咳。诸药配合，有疏风清热、宣肺止咳之效。

若咽痛重者酌加牛蒡子以清热利咽；若痰黄稠不易咯出者，可加瓜蒌、黄芩、贝母以清热化痰。

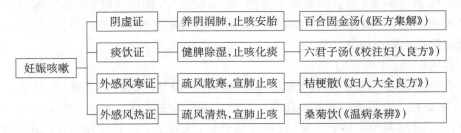

【预后转归】

子嗽经过适当的治疗和休息，一般预后良好。若久咳不愈，可损伤胎气，导致胎漏、胎动不安,其则堕胎、小产。

【预防调摄】

1. 妊娠期间勿贪凉或取暖太过,以免招致外邪犯肺。

2. 饮食宜清淡富有营养,勿暴饮暴食,禁辛辣燥热之品。

3. 注意精神调理,保持心情舒畅。

病案分析

冯某,女,26 岁,1977 年 2 月 10 日初诊。

妊娠 3 个月,咳嗽阵作,妨于睡眠。病起于外感风邪,身热微寒,喘促气急,痰黄不爽,声音嘎哑,咳则遗溺,咽红肿痛,时或泛恶,纳谷不馨,间有心悸;苔薄黄,舌边尖红,脉滑数,两尺脉弱。诊为子嗽,辨为风邪袭表,热郁肺胃证。治宜清疏宣降,宁嗽利咽,佐以安胎。

处方:炙麻黄 4.5g,嫩紫苏 4.5g,忍冬花 12g,板蓝根 12g,炙白前 12g,肥知母 12g,浙贝母 12g,云茯苓 12g,苦桔梗 6g,南射干 6g,粉甘草 6g,姜竹茹 6g,淡条芩 4.5g,原寸冬 12g。3 剂。水煎服。

药尽二诊:药后得微汗,身热渐减,咳嗽痰黄、气急泛恶如故,舌苔淡黄薄腻,乃里热内遏,守前方加减。

处方:炙麻黄 4.5g,紫苏子 4.5g,肥知母 9g,浙贝母 9g,天门冬 9g,麦门冬 9g,板蓝根 12g,忍冬花 12g,炙白前 9g,苦桔梗 6g,粉甘草 6g,姜竹茹 6g,淡条芩 4.5g,南射干 4.5g,云茯苓 12g,香佩兰 9g。3 剂。水煎服。

随后以此方随证化裁 5 剂,诸症悉解,食眠尚可,遂停药。

分析:本案乃风邪袭表,热郁肺胃,表里同病之子嗽,故以疏风解表,清泻里热,降逆止咳而收效。

(哈荔田.哈荔田妇科医案医话选[M].天津:天津科学技术出版社,1982.)

第十一节 妊娠贫血

妊娠期间出现倦怠乏力、心悸气短、面色苍白、水肿、食欲不振等,检查血红蛋白或者是红细胞降低,红细胞比容下降,称妊娠贫血。相当于西医的妊娠合并贫血。

中医无此病名,但有涉及妊娠血虚的论述。据其临床表现,属"虚劳""血虚""血证"等病证范畴。《景岳全书·妇人规》云:"妊娠胎气本乎血气,胎不长者,亦为血气不足耳。"又云:"凡妊娠之数堕胎者……血虚则灌溉不周。"说明妊娠贫血可导致胎儿宫内发育迟缓、胎死宫内、妊娠肿胀、妊娠眩晕、胎漏、胎动不安,甚至堕胎、小产及难产。

知识链接

妊娠合并贫血的诊断标准

妊娠合并贫血是妊娠期最常见的合并症,属于高危妊娠范畴。目前国内确定妊娠合并贫血的标准为红细胞计数 $<3.5×10^{12}/L$、血红蛋白 $<100g/L$、血细胞比容 <0.30。最近世界卫生组织(WHO)资料表明,50% 以上孕妇合并贫血,以缺铁性贫血最常见,巨幼红细胞性贫血较少见,再生障碍性贫血更少见。

【病因病机】

本病的发病机制主要为冲任血虚,母胎失养。常见病因有气血两虚、心脾两虚及肝肾不足。

1. 气血两虚　素体气血虚弱,或脾虚化源不足,或大病久病失养,暗耗营阴均可使气血不足,胚胎或胎儿失于濡养而影响正常妊娠。

2. 心脾两虚　心主血,脾生血统血,若孕后久病失调,或慢性出血,或思虑劳倦,暗耗营血,致心脾血虚,可致胚胎或胎儿失于濡养而影响正常妊娠。

3. 肝肾不足　素体肝肾不足或孕后房事不节,损伤肝肾,而致精血不足,冲任血虚,母胎失养。

【诊断要点】

1. 临床表现　早期表现为疲倦、乏力、头晕、心悸、气短、纳呆、低热等,甚至出现四肢、面目水肿,并可见面色无华、萎黄或苍白,爪甲不荣等。

2. 检查　血液检查是重要依据。红细胞计数、血红蛋白含量少、血细胞比容低下。骨髓穿刺,血清铁、叶酸、维生素 B_{12} 含量测定可协助诊断贫血的类型。

【鉴别诊断】

1. 妊娠肿胀　单纯的妊娠肿胀以水肿为主要表现,无贫血现象。实验室检查可明确诊断。若为妊娠高血压疾病的水肿,则伴高血压、蛋白尿。

2. 妊娠合并心脏病　为心脏器质性病变,心脏检查有助于诊断。

【辨证论治】

本病多为虚证,根据全身症状并结合舌脉进行辨证,治疗以调理脏腑,补益气血为主。

1. 气血两虚证

主要证候:孕后面色萎黄,少气懒言,四肢倦怠,乏力,口淡,纳差,腹胀便溏,或见妊娠水肿或腹痛下坠;舌淡胖、苔白,脉缓无力。

证候分析:素体气血不足,孕后血聚养胎,气血益虚。气血亏虚,肌肤失于充养则面色萎黄,气虚机体失养,无力升举则少气懒言,四肢倦怠,腹痛下坠;脾气虚弱,运化失司,则纳差、腹胀、便溏;舌淡胖、苔白,脉缓无力为脾胃虚弱、气血不足之象。

治法:补气养血。

方药:八珍汤(《正体类要》)加减。

人参　茯苓　白术　当归　白芍　川芎　熟地黄　甘草

方中四君子汤健脾益气,四物汤养血活血。若血虚甚者,重用当归,酌加枸杞子、山茱萸养血安胎;兼气滞,加陈皮、苏叶理气行滞;伴肠燥便秘,加玄参、生首乌润肠通便。

2. 心脾两虚证

主要证候:孕后面色不华,心悸怔忡,失眠多梦,头昏眼花,唇甲色淡;舌淡、苔少,脉细弱。

证候分析:素体脾虚血少,孕后期阴血下聚养胎,致心血不足,心神失养,故心悸怔忡,失眠多梦;脾虚血少则面色无华,唇甲色淡;舌淡、苔少,脉细弱,均为心脾两虚之证。

治法:益气补血,健脾养心。

方药:归脾汤(《济生方》)。

人参　黄芪　当归　白术　茯神　龙眼肉　远志　枣仁　木香　甘草　生姜　大枣

方中当归、龙眼肉补养心血;人参、黄芪、白术、甘草益气生血;远志、茯神、枣仁宁心安神;木香行气,使补而不滞。全方共奏补益心脾、养血安神之效。

3. 肝肾不足证

主要证候:孕后头晕目眩,腰膝酸软,或肢麻或痉挛,或胎儿小于孕月;舌暗红少苔,脉细弦滑。

证候分析:素体肝肾不足,孕后阴血养胎,肝失所养,肾精失藏,肝肾精血不足故头晕目眩,腰膝酸软,或肢麻或痉挛。胎儿失于濡养,故胎儿小于孕月;舌暗红、苔少,脉细弦滑均为肝肾不足的表现。

治法：滋补肝肾。

方药：大补元煎（《景岳全书》）加首乌、桑寄生。

大补元煎方见月经后期。

若肾阴虚甚，加女贞子、墨旱莲、玄参滋养肾阴；若阴虚有热，去菟丝子、杜仲，加牡丹皮、知母、生地黄滋阴清热。

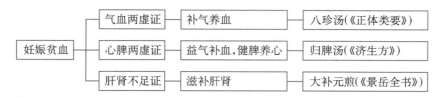

【西医治疗】

1. 缺铁性贫血　可补充铁剂，以口服给药为主。硫酸亚铁 0.3g，每日 3 次，同时口服维生素 C 0.3g 促进铁的吸收。补充叶酸，每日口服叶酸 15mg，或每日肌内注射叶酸 10～30mg，直至症状消失、贫血纠正。维生素 B_1 100～200mg 肌内注射，每日 1 次，2 周后改为每周 2 次，直至血红蛋白值恢复正常。

2. 再生障碍性贫血　主要以支持疗法为主。注意休息，增强营养，间断吸氧，少量、间断、多次输新鲜血，提高全血细胞。出现明显出血倾向给予肾上腺皮质激素治疗。

再生障碍性贫血患者在病情未缓解之前应避孕，若已妊娠，在妊娠早期应做好输血准备的同时行人工流产。妊娠中、晚期孕妇，因终止妊娠有较大危险，应加强支持治疗，在严密监护下妊娠直至足月分娩。

3. 血红蛋白<60g/L　接近预产期或短期内需行剖宫产手术者，应少量、多次输红细胞悬液或全血。

4. 避免产伤、预防产后出血　出血多时应及时输血，时及产后应用广谱抗生素预防感染。

【预后转归】

妊娠轻度贫血可以通过饮食调护、适当补充铁剂、叶酸及配合中医辨证治疗得以改善。重度贫血可引起胎漏、胎动不安、胎萎不长，甚至胎死腹中、堕胎、小产。

【预防调摄】

1. 孕后应注意补充铁剂、叶酸。定期做血常规检查。贫血患者孕前应咨询是否适合妊娠，孕后定期检查。

2. 饮食调护尤为重要，应以富有营养易消化的食物为主，少食辛辣刺激、肥腻、生冷之品。

3. 保持心情舒畅，防止过度思虑，以免损伤心脾，暗耗精血。

（向罗珺　张晓慧）

？　复习思考题

1. 何为子肿？脾虚子肿的主要证候及治疗如何？

2. 鬼胎的病因病机如何？

3. 如何对妊娠贫血进行中医辨证论治？

4. 子痫急症如何处理？

5. 胎萎不长与胎死不下、羊水过少如何鉴别？

6. 妊娠咳嗽阴虚证如何用中医辨证治疗？

ER-9-3

扫一扫，测一测

第十章　产　后　病

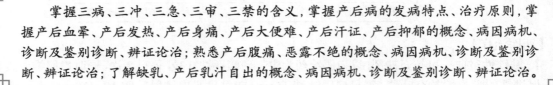

> ## 学习目标
>
> 　　掌握三病、三冲、三急、三审、三禁的含义，掌握产后病的发病特点、治疗原则，掌握产后血晕、产后发热、产后身痛、产后大便难、产后汗证、产后抑郁的概念、病因病机、诊断及鉴别诊断、辨证论治；熟悉产后腹痛、恶露不绝的概念、病因病机、诊断及鉴别诊断、辨证论治；了解缺乳、产后乳汁自出的概念、病因病机、诊断及鉴别诊断、辨证论治。

　　产妇在新产后及产褥期内所发生的与分娩或产褥有关的疾病，称为"产后病"。一般认为，产后 7 日为"新产后"。

　　临床常见的产后病有：产后血晕、产后发热、产后腹痛、恶露不绝、产后身痛、产后大便难、产后排尿异常、产后汗证、缺乳和产后乳汁自出等。产后诸病，多数发生于新产之后，其中产后血晕、产后发热等属产后危急重症。历代医家把产后常见病和危急重症概括为产后"三病""三冲""三急"。产后"三病"是指痉、郁冒、大便难；产后"三冲"是指败血上冲，即冲心、冲肺、冲胃；产后"三急"为呕吐、盗汗、泄泻。在前人所论的产后病中，涉及范围较广，从今天的认识来说，产后"三冲"，与西医学的羊水栓塞有相似之处，为分娩时的危急重症；而产后"三急"之呕吐、泄泻，以及产后痢疾、产后疟疾等，已不再属于妇产科病范围。

　　产后病的病因病机，可归纳为三个方面：一是亡血伤津。由于分娩用力、产时出汗和产伤出血，汗出伤津，致阴血骤虚，阳气浮越，变生他病。二是瘀血内阻。产后余血浊液易生瘀滞，或因产后元气亏虚，运血无力，或胞衣残留，或感染邪毒，均可导致瘀血内阻。三是外感六淫或饮食房劳所伤。产后元气津血俱伤，腠理疏松，即所谓"产后百节空虚"，生活稍有不慎或调摄不当，均可致气血不调，营卫失和，脏腑功能失常，变生诸病。

　　产后病的诊断，在运用四诊八纲的同时，还需根据产后特殊的生理变化和病理特点，注意产后"三审"：即先审小腹痛与不痛，以辨恶露有无停滞；次审大便通与不通，以验津液之盛衰；三审乳汁的行与不行和饮食多少，以察胃气的强弱。同时，还应参看分娩情况、产妇体质、症状、舌脉等，必要时配合妇科检查及相应的实验室等辅助检查，进行综合分析，方能作出正确的诊断。

　　产后病的治疗，应根据产后亡血伤津、瘀血内阻、多虚多瘀的特点，本着"勿拘于产后，勿忘于产后"的原则，按照"补虚不滞邪，攻邪勿伤正"的思路来选方用药。注意祛寒勿过于温燥，清热勿过用苦寒，开郁勿过于耗散，消导必兼扶脾。此外，古人提出产后"三禁"，即禁大汗，以防亡阳；禁峻下，以防亡阴；禁通利小便，以防亡津液。对产后病的危急重症，如产后血晕、产后发热等，要及时明确诊断，必要时应中西医结合救治。总之，应因人因证，灵活掌握。

第一节　产　后　血　晕

　　产妇分娩后，突然头晕眼花，不能起坐，或心胸满闷，恶心呕吐，或痰涌气急，甚则神昏口噤，不省人事，称为"产后血晕"，又称"产后血运"。本病首见于《诸病源候论》，是产后危急重症之一，若救治不及时，往往危及产妇生命，或因气血虚衰而变生他病。

本病类似于西医学的"产后出血""产后心衰""羊水栓塞"等病。

知识链接

产后出血

产后出血（postpartum hemorrhage）指在胎儿娩出后24小时之内失血量超过500ml者，为分娩期严重并发症，其发病率占分娩总数的2%～3%，多发生在产后2小时内，在我国目前产妇死亡原因中居于首位。子宫收缩乏力是引起产后出血的最主要原因，此外尚有：胎盘因素、软产道裂伤和凝血功能障碍等。上述因素可共存，也可相互影响。临床表现：胎儿娩出后阴道出血量过多、失血性休克、重度贫血等。

【病因病机】

导致产后血晕的病机不外虚、实两端。虚者，多由阴血暴亡，心神失养而发；实者，多因瘀血停滞，气逆攻心所致。

1. 血虚气脱　产妇素体气虚血弱，复因产时或产伤失血过多，以致营阴下夺，气随血脱，心神失养，而致血晕。

2. 瘀阻气闭　产后胞宫、胞脉空虚，寒邪乘虚入中，血为寒凝，瘀滞不行，致恶露涩少，瘀阻气逆，扰乱心神，而致晕厥。

本病虽有虚实之分，但以产后失血过多，心神失养之虚证多见。

【诊断要点】

1. 临床表现　以产后数小时内，突然头晕目眩，不能起坐，或晕厥，不省人事为主要特点；同时伴见面色苍白，手撒肢冷，冷汗淋漓，或心下满闷，恶心呕吐，痰涌气急，或面色青紫，唇舌紫暗。

2. 检查

（1）产科检查：注意检查胎盘、胎膜是否完整；子宫收缩是否良好；有无子宫内翻及软产道损伤；观察阴道流血量的多少（分娩后，尤其在24小时内的大量出血），或恶露甚少。

（2）实验室检查：血常规、血小板计数、凝血酶原时间、纤维蛋白原定量等化验，对凝血功能障碍引起的出血可明确诊断。

（3）辅助检查：B超、心电图、心脏功能检测、肾功能检测、血压测量等可辅助诊断，并有助于及时发现休克。

【鉴别诊断】

1. 产后中暑　两者都可有头晕，甚则昏不知人，但产后中暑是发生于盛夏酷暑季节，产妇除突然晕闷，或昏不知人外，并出现体温高、汗多、恶心等中暑症状，但恶露多无改变。

2. 产后痉证　口噤不开为两者的相似之处，但产后痉证多有产伤或感染史，其发病时间较产后血晕缓慢，其症状以四肢抽搐，项背强直，角弓反张为主，面呈苦笑，但神志尚清。

3. 产后子痫　两者都发生于新产之际，都可有神昏口噤，但产后子痫者，产前有肢体面目水肿、高血压、蛋白尿等病史，尚有典型的抽搐症状可资鉴别。

【辨证论治】

本病应根据晕厥的特点、恶露的多少、有无胸腹胀痛等临床表现分辨虚、实。虚者为脱证；实者为闭证。

本病属危急重症，不论虚实均应立即抢救，必要时中西医结合治疗。对神昏者，首当开窍促其苏醒，然后再进行辨证施治。血虚气脱者，以益气固脱为主；瘀阻气闭者，以行血逐瘀为主。

本病临床以虚证居多，不可妄投攻破之品。

1. 血虚气脱证

主要证候：产时或产后失血过多，突然晕眩，心悸，烦闷不适，甚则昏不知人，面色苍白，眼闭口开，手撒肢凉，冷汗淋漓；舌质淡、无苔，脉微欲绝或浮大而虚。

证候分析：由于产时或产后失血过多，血不养心，心神失守，故晕眩、心悸、烦闷不适，甚则昏不知人；阴血暴脱，不能上荣，则面色苍白、眼闭；气随血脱，脾阳衰微，故口开、手撒肢冷；营阴暴虚，阴不内守，虚阳外越，则冷汗淋漓；舌质淡、无苔，脉微欲绝或浮大而虚，均为血虚气脱之象。

治法：益气固脱。

方药：独参汤（《十药神书》）。

人参

人参性甘温，入肺脾经，擅补元气，生津固脱，安神益智。

如汗出肢冷者，加制附子以回阳救逆；阴道出血不止者，加附子炭、炮姜炭以温经止血；出血量多兼有口渴多饮自汗出者，加阿胶、五味子、麦冬、煅龙牡以养阴固脱。

2. 瘀阻气闭证

主要证候：产妇分娩后，恶露不下或量甚少，小腹疼痛拒按，突然头晕眼花，不能起坐，甚则心下满闷，气粗喘促，恶心呕吐，神昏口噤，不省人事，两手握拳，牙关紧闭，面色青紫；唇舌紫暗，脉涩有力。

证候分析：产后寒袭胞宫，寒凝血瘀，故恶露不下，或下之甚少；瘀血停蓄小腹，则小腹疼痛拒按；败血停留，气机不畅，逆上冲心、冲肺、冲胃，冲心则扰乱神明，清窍闭塞，以致突然头晕眼花，不能起坐，神昏口噤，不省人事；冲肺则肺失清肃，心下满闷，气粗喘促；冲胃则胃失和降，见恶心呕吐；瘀血内停，筋脉失养而拘急，故两手握拳，牙关紧闭；面色青紫，唇舌紫暗，脉涩有力，均为血瘀之象。

治法：活血逐瘀。

方药：夺命散（《证治准绳》）加当归、川芎。

没药　血竭

方中没药、血竭活血理气，逐瘀止痛；加当归、川芎以增强活血行瘀之力。瘀去则气机调畅，气逆可平，神清气爽，晕厥自除。

若兼胸满呕恶者，加姜半夏、胆南星以降逆化痰；偏于寒凝血瘀，腹冷痛者，加炮姜、片姜黄以温经散寒止痛；兼有气滞，胁腹胀满者，加郁金、川楝子以疏肝理气。

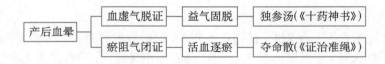

【急症处理】

产后血晕出现昏迷时应采取的措施：

1. 立即将产妇置于头低脚高的仰卧体位，同时予以保温。

2. 针刺人中、涌泉、眉心、十宣等穴，强刺激以促其苏醒；虚证灸百会穴，并配合药物使其苏醒。

3. 结合西医有关"产后出血"的原因，即子宫收缩乏力、胎盘因素、软产道裂伤、凝血功能障碍等，行中西医结合抢救，迅速止血，纠正失血性休克，防治感染。

4. 建立静脉通道，中药固脱救厥：丽参注射液、参麦注射液或参附注射液静脉推注或滴注，迅速补充血容量，抗休克。

【预后转归】

产后出血是导致产妇死亡的主要原因之一。一旦发生，预后凶险。出血量多，不能迅速止血的，常可瞬间死亡。若休克较重，且持续时间较长者，即使获救，也有可能发生严重的垂体前叶功能减退后遗症（希恩综合征）或者导致产后缺乳、闭经、虚羸，或者消耗正气，削弱产妇的抵抗力，容易继发产后感染等。若分娩时由于羊水栓塞，引起弥散性血管内凝血（DIC）、肺栓塞，病情极其危重，死亡率高，预后不良；病情较轻，及时就诊抢救者，多能痊愈。

【预防调摄】

1. 加强产前检查，做好孕期保健，对双胎、多胎、羊水过多、妊娠高血压综合征等有可能发生产后出血的孕妇，或有产后出血史、剖宫产史者，应严格把好产前检查关，择期住院待产。

2. 提高助产技术，正确处理分娩三个产程，防止滞产，勿过早揉捏子宫或牵拉脐带，认真检查胎盘、胎膜是否完整，有无残留。如发现软产道损伤，应及时处理。

3. 加强产后观察，产后 2 小时是产后出血发生的高峰时段，应密切注意子宫收缩及阴道出血情况，严密观察产妇的生命体征。若发现产妇出血量多或有休克先兆症状者，应迅速查明病因，并立即取头低足高位，给氧，迅速采取止血和补血措施。无论脱证或闭证，均属危证，尽早、及时、有效的抢救治疗或能挽救生命。

4. 鼓励产妇尽早排尿，并提倡早期哺乳。

5. 分娩过程应注意保暖，免受风寒；保持外阴清洁，避免精神刺激。

病案分析

李某，女，25 岁，孕 2 产 1。妊娠 37 周。于 1995 年 3 月 5 日因反复无痛性阴道流血 2 次，加剧 3 小时急诊入院。检查：体温 35℃，脉搏 168 次 /min，呼吸 40 次 /min，血压 8/5.3kPa。西医诊断为部分性前置胎盘并死胎，失血性休克伴酸中毒。在抗休克、纠正酸中毒后，拟剖腹结扎血管，或切除子宫术前准备，并请中医会诊共同抢救。症见患者面色苍白，神志不清，四肢冰冷，舌质淡，脉沉细欲绝。中医诊断为产后血晕，属阳虚欲脱证。治宜益气固脱，回阳救逆。方选参附汤加减。

处方：人参 30g，附子 15g，蒲黄炭 12g，水煎灌服。服药 30 分钟后，子宫收缩逐渐好转，阴道流血明显减少，24 小时后流血停止，病情痊愈出院。

分析："产后血晕"是产后常见病之一。本案患者产后流血过多，以致心肝血虚失养，神无所守，发生血晕。治疗上用补血益气固脱之法，方选参附汤加减治疗，使患者转危为安。

（梁秀芳. 产后血晕验案 2 则[J]. 四川中医，1998（8）：44-45.）

第二节 产 后 发 热

产褥期内，产妇出现发热持续不退，或低热持续，或高热寒战，并伴有其他症状者，称为"产后发热"。本病名首见于宋代《妇人大全良方》："凡产后发热，头痛身痛，不可便作感冒治之。"

产后 1～2 日内，由于产妇阴血骤虚，阳气暂时失于依附而外越，常有轻微的发热而不兼有其他症状，一般能在短时间内营卫调和而发热自退，属正常生理现象。若于产后 3～4 日，出现低热，乳汁不行或下亦甚少，乳房胀硬，俗称"蒸乳"，当乳汁通畅后，其热自退，亦不属病理范畴。

该病若产后发热持续不退，伴小腹剧痛等，可危及产妇生命，当高度重视。

本病感染邪毒型发热，类似于西医学的"产褥感染"，外感发热包括了西医学的"产褥中暑"，属产褥期的危急重症。

产褥感染

产褥感染（puerperal infection）是指在围分娩期及产褥期内生殖道因为致病菌感染而引起的局部或全身性炎症改变，常于分娩24小时后体温升高达到或超过38℃，发病率达1%～7.2%，目前，产褥感染仍是临床上孕产妇死亡的主要原因之一。临床表现：①急性外阴、阴道、宫颈炎；②急性子宫内膜炎及子宫肌炎；③血栓性静脉炎；④急性盆腔结缔组织炎及急性输卵管炎；⑤急性盆腔腹膜炎、弥漫性腹膜炎；⑥脓毒血症及败血症。

【病因病机】

产后发热的病机主要是感染邪毒、正邪交争；元气亏虚，易感外邪；阴血骤虚、阳气浮越；瘀血内停，营卫闭阻所致。感染邪毒者，其证危笃，变化多端，属危重之证。

1．感染邪毒 产后气血骤虚，血室正开，若产前素有痼疾；产前不节房事；产时接生消毒不严；或产后外阴护理不洁，致使邪毒乘虚入侵胞宫，正邪交争，因而发热。若邪毒炽盛，与血相搏，则传变迅速，热入营血，甚则逆传心包，出现危急重症。

2．外感 产后失血耗气，百脉空虚，腠理不密，卫气不固，外邪乘虚而入，营卫不和，因而发热。

3．血虚 产时、产后失血过多，阴血骤虚，阳无所附，浮越于外，而致发热；血虚阴伤，相火偏旺，亦致发热。

4．血瘀 产后情志不遂；或为寒邪所客；或产前过于安逸，气血不畅，瘀阻冲任；或产后恶露排出不畅，余血浊液滞留胞宫而为瘀，瘀血停滞，阻滞气机，营卫失调，而致发热。

【诊断要点】

1．临床表现 产褥期内，尤其是新产后出现发热，表现为持续发热，或突然寒战高热，或发热恶寒，或乍寒乍热，或低热缠绵，常伴有恶露异常和小腹疼痛。

2．检查

（1）妇科检查：感染邪毒者可发现生殖器官局部及其相关部位感染的体征，如外阴、阴道、宫颈红肿，子宫压痛明显，附件增厚有压痛或触及肿块，恶露臭秽等。若出现子宫内膜炎或子宫肌炎，则子宫复旧不良，压痛，活动受限。

（2）辅助检查：感染邪毒型的血常规检查见白细胞总数及中性粒细胞比例增高，同时宫腔分泌物或血培养可查到致病菌；B超、彩色超声多普勒、CT、MRI等检测，能对感染形成的炎性包块、脓肿及静脉血栓等做出定位和定性的诊断。

【鉴别诊断】

1．乳痈发热 发热并伴有乳房局部症状为其特点。临床除发热外，同时出现乳房胀硬、红肿、热痛，甚则溃腐化脓，可触及腋下肿大压痛的淋巴结。

2．产后淋证发热 两者均可有发热恶寒。但产后淋证，伴有尿频、尿急、淋沥涩痛，尿常规检查可见红细胞与白细胞，尿培养可查到致病菌。

【辨证论治】

产后发热，有虚、实之别，应根据发热的特点，结合恶露的量少、色、质、气味，参照舌脉及伴随的全身症状，进行辨证。

本病的治疗，应以调气血，和营卫为主。用药应注意产后多虚多瘀的特点。对于感染邪毒者，因热毒炽盛，直犯胞中，传变迅速，病情危重，治不及时，可致热入营血，热陷心包，或出现虚脱等危候，必须随证施治。必要时采取中西医结合救治。

1．感染邪毒证

主要证候：产后高热寒战，热势不退；小腹疼痛拒按；恶露初时量多，继则量少、色紫暗、质如败酱，其气臭秽；烦躁口渴，小便短赤，大便秘结；舌红、苔黄，脉弦数。

证候分析：新产血室正开，百脉俱虚，邪毒乘虚内侵，直犯胞宫，正邪交争，故高热寒战；邪毒稽留，热势不退；邪毒与胞中瘀血相搏，阻滞胞脉，故小腹疼痛拒按；热迫血行则恶露量多，热与血结则量少；热毒熏灼，血败肉腐，故色紫暗，或如败脓，其气臭秽；热扰心神则烦躁；热伤津液则口渴，尿少色黄，大便燥结；舌红、苔黄，脉弦数，为毒热内盛之征。

治法：清热解毒，凉血化瘀。

方药：五味消毒饮（《医宗金鉴》）加蒲黄、五灵脂、牡丹皮、赤芍、益母草。

蒲公英　金银花　野菊花　紫花地丁　紫背天葵子

方中蒲公英、金银花、野菊花、紫花地丁、紫背天葵子均为清热解毒之品；加蒲黄、五灵脂化瘀止血；加牡丹皮、赤芍、益母草凉血化瘀。全方共奏清热解毒、凉血化瘀之效。

若高热不退，腹痛拒按，大便不通，恶露不畅，秽臭如脓，为热毒与瘀血互结胞中。应清热逐瘀，排脓散结。用大黄牡丹汤（《金匮要略》）加败酱草、红藤、生薏苡仁、益母草。

若高热不退，大汗出，烦渴引饮，脉虚大而数，为热在气分，热盛津伤之候。治宜清热除烦，益气生津。方用白虎加人参汤（《伤寒论》）加减。

本证患者宜行中西医结合治疗，给予足量有效的抗生素；高热不退者加用糖皮质激素，抗休克治疗；有盆腔脓肿者宜切开引流。

2. 外感风寒证

主要证候：产后恶寒发热；头痛无汗，肢体疼痛，或见咳嗽，鼻塞流涕，恶露正常，无下腹痛；舌苔薄白，脉浮紧。

证候分析：产后元气虚弱，卫阳不固，腠理不密，风寒之邪乘虚而入，正邪交争，则发热恶寒；风寒袭表，清阳不展，络脉失和，故头痛、肢体疼痛；风寒之邪束，表则无汗；肺气失宣，故见咳嗽，鼻塞流涕；病位在表，未及于里，故恶露正常，无下腹痛；舌苔薄白，脉浮紧，均为风寒袭表之征。

治法：养血祛风，散寒解表。

方药：荆防四物汤（《张皆春眼科证治》）。

荆芥　防风　川芎　当归　白芍　熟地黄

方中四物汤养血扶正；荆芥、防风祛风散寒解表。

若外感风热者，发热，微恶风寒，头痛，口干咽痛，咳嗽，微汗出，苔薄黄，脉浮数。治宜辛凉解表。方用银翘散（《温病条辨》）加减。

若邪犯少阳，症见寒热往来，胸胁痞满，口苦，咽干，作呕，舌苔薄白，脉弦或弦数。治宜和解少阳。方用小柴胡汤加减（《伤寒论》）。

若外感暑热者，身热多汗，口渴心烦，倦怠乏力，舌红少津，脉虚数。治宜清暑益气，养阴生津。方用清暑益气汤（《温热经纬》）加减。

3. 血虚证

主要证候：产后失血过多，身有微热；恶露量或多或少、色淡、质稀；小腹绵绵作痛，喜按，面色苍白，头晕眼花，自汗出，心悸失眠，手足麻木。舌淡红，脉细弱。

证候分析：产后失血伤津，阴血骤虚，阳无所依，浮越于外，则身有微热；气随血耗，冲任不固，故恶露量多；血虚冲任胞脉失养，血海空虚，则恶露量少、色淡、质稀，小腹绵绵作痛，喜按；血虚失于濡养，则面色苍白，头晕眼花，心悸失眠，手足麻木；舌淡红，脉细弱，均为血虚气弱之象。

治法：补血益气，和营退热。

方药：八珍汤（《正体类要》）加黄芪、地骨皮。

当归　川芎　熟地黄　白芍　人参　茯苓　白术　炙甘草

方中四物汤补血活血；四君子汤健脾益气；加黄芪益气和营，甘温除热；加地骨皮以退虚热。诸药合用，气血双补，营卫调和，其热自退。

若阴虚火旺者，症见午后热甚，颧红，口渴，大便干结，小便短赤，舌质红、苔少，脉细数。治宜滋阴清热。方用加减一阴煎(《景岳全书》)加白薇、青蒿、鳖甲。

4. 血瘀证

主要证候：产后乍寒乍热；恶露断续而下、量少、色紫暗有块，小腹疼痛拒按，口干不欲饮；舌尖边紫暗或有瘀点、瘀斑，脉弦或弦涩。

证候分析：产后瘀血内阻，营卫不通，阴阳失和，故乍寒乍热；瘀血内停，阻滞胞脉，则恶露断续而下，量少、色紫暗有块；不通则痛，小腹疼痛拒按；瘀血内停，津液不得上承，故口干不欲饮；舌尖边紫暗或有瘀点、瘀斑，脉弦或弦涩，均为血瘀之征。

治法：活血祛瘀，和营除热。

方药：生化汤(《傅青主女科》)加丹参、三七、牡丹皮、益母草。

当归　川芎　桃仁　炮姜　炙甘草

方中重用当归补血活血，川芎活血行气，桃仁活血化瘀，炮姜温经散寒，止血止痛；炙甘草调和诸药。加丹参、牡丹皮、三七、益母草可加强化瘀清热之功。全方共具温经散寒，养血化瘀，和营退热之效。

若体温升高超过 38℃，腹痛加剧，恶露有臭气，为败血未尽，复感邪毒所致，当参照感染邪毒型处理。

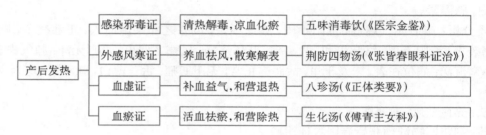

【急症处理】

感染邪毒所致的产后发热，是产科的危急重症。应参照西医"产褥感染"，积极进行中西医救治，同时注意加强护理。

1. 支持疗法　加强营养，增强抵抗力，纠正水、电解质紊乱；病情严重或贫血者，给予多次少量输血或血浆；高热时可采取物理降温；子宫复旧不良者，应用宫缩剂以利子宫复旧。

2. 切开引流　会阴或腹部伤口感染者，应及时切开引流。取半卧位，利于恶露引流或使炎症局限于盆腔。

3. 控制感染

(1) 穿琥宁注射液：用穿琥宁注射液 160mg，加入 5% 葡萄糖注射液或生理盐水中，静脉滴注，每日 2 次。或肌内注射，一次 40～80mg，每日 2 次。适用于产后感染邪毒或外感发热。

(2) 清开灵注射液：用清开灵注射液 20～40ml 加入 5% 葡萄糖注射液或生理盐水中，静脉滴注，每日 1 次。或肌内注射，一次 2～4ml，每日 2 次。适用于高热或神昏谵语者。

(3) 抗生素的应用：应按药敏试验选用广谱高效抗生素。注意选择对厌氧菌和需氧菌有效的药物联合应用。中毒症状严重者，可短期选用肾上腺皮质激素，提高机体应激能力。

4. 手术治疗　若因感染，盆腔脓肿形成者，作后穹隆切开引流；恶露量时多时少、时有时止，疑有胎盘胎膜残留者，经有效抗感染同时，可行清宫术。

5. 针刺治疗　可选取迎香、外关、列缺、风池、曲池、合谷等穴，泻法，每日 1～2 次，适用于外感发热；高热时可针刺十宣穴放血。

6. 中药直肠导入 取当归、鸡血藤、丹参各 20g，桃仁、红花、三棱各 10g，败酱草、红藤、金银花、蒲公英各 25g，浓煎至 150ml，保留灌肠，每日 1 次。

【预后转归】

本病辨证正确，治疗及时，多能痊愈，其中感染邪毒型由于发病急，病情重，如不能及时正确治疗，预后较差，甚至危及生命。临床多采用中西医结合的方法治疗，效果较佳。

【预防调摄】

1. 加强孕期保健，孕期有慢性病者，如贫血或全身感染性疾病，应及时治疗；妊娠 7 个月后禁房事、盆浴；尽量避免不必要的阴道检查。

2. 正确处理分娩，产程中严格无菌操作，尽量避免滞产、产道损伤及产后出血，有损伤者应及时缝合；对可能发生感染者，应作预防性治疗。

3. 产后保持室内空气新鲜，注意保暖；保持外阴清洁；严禁盆浴。

4. 发热期间补充水和营养，高热期间应给予流质或半流质饮食，配合物理降温。体温超过 38℃，暂停哺乳，并定时吸空乳汁，保持乳头清洁。

5. 保持心情舒畅，以防肝气郁结而致瘀血内停。饮食宜清淡易消化而富于营养，忌辛辣油腻之品。

病案分析

张某，女，38 岁，2018 年 9 月 6 日初诊。剖宫产后 32 日，发热 3 日。患者 2018 年 8 月 5 日剖宫产一活婴，近 3 日测得最高体温 39.8℃，查血常规、C- 反应蛋白、降钙素等未见明显异常，只提示白细胞稍微升高，使用柴胡注射液及相关药物进行抗炎、补液等对症治疗，发热稍好转但反复发作，特请蒋教授会诊。症见：发热，测得体温 38.8℃，触诊皮温升高，咽干口苦，无鼻塞咳嗽；恶露未净，色暗，稍有异味；纳差，寐欠安，大便质硬，小便黄；舌红、苔黄厚腻，脉弦滑。中医诊断为产后发热，辨属感染邪毒证。治宜清热解毒，凉血化瘀。方选：五味消毒饮加减。

处方：金银花 10g，野菊花 12g，紫花地丁 12g，芦根 12g，蒲公英 15g，石膏 8g，知母 8g，牛蒡子 5g，生甘草 6g，柴胡 6g，牡丹皮 10g，当归 10g，川芎 10g。服 5 剂。药后 1 剂热退至 37.3℃，服药 5 剂热退病愈。

分析：本案产妇分娩后感染邪毒，入里化热。治宜清热解毒，凉血化瘀，故选用五味消毒饮加减治疗后而痊愈。

刘妹，蒋贵林，安晓青. 蒋贵林教授治疗产后病医案 4 则[J]. 光明中医，2021，36（21）：3682-3684.

第三节 产 后 腹 痛

产妇在产褥期内，发生与分娩或产褥有关的小腹疼痛，称为"产后腹痛"。其中因瘀血引起者，称"儿枕痛"。产后腹痛多发生于新产后。本病首见于汉代《金匮要略·妇人产后病脉证并治》。

产妇分娩后，出现小腹轻微阵阵作痛，持续 2～3 日自然消失，属生理现象，一般无需处理。如腹痛加剧，或腹痛绵绵不已，则为本病，应予以治疗。

本病相当于西医学的产后宫缩痛，或产褥感染引起的腹痛。

知识链接

产后宫缩痛

在产褥早期因为子宫收缩引起下腹部阵发性剧烈的疼痛，称为产后宫缩痛。一般发生在产后1～2日，持续2～3日自然消失，常见于经产妇，特别是双胎或产程过短的产妇，无其他并发症者，无须治疗。产后子宫通过收缩，逐渐恢复至孕前大小。引起子宫收缩痛的主要原因是由于子宫收缩力强，引起局部血管缺血、组织缺氧、神经纤维受到压迫而出现剧烈阵痛。在疼痛发生时，于小腹部可看到或摸到隆起而发硬的子宫。

【病因病机】

产后腹痛的主要机制是气血运行不畅，迟滞而痛。

1. 血虚 素体虚弱，气血亏虚，复因产后失血过多，致冲任血虚，胞脉失养；或血少气弱，运血无力，血行迟滞，而致腹痛。

2. 血瘀 产后元气亏虚，血室正开，若起居不慎，风寒乘虚而入，血为寒凝；或因情志不畅，肝郁气滞而血瘀；或胎盘，胎膜滞留子宫。瘀血阻滞冲任胞脉，不通则痛。

【诊断要点】

1. 临床表现 产褥期内，出现小腹部阵发性疼痛，或小腹隐隐作痛，持续多日不缓解。常伴有恶露量少、色紫暗有块，排出不畅；或恶露量少、色淡红、色稀。

2. 检查

（1）产科检查：腹痛发作时，下腹部可扪及子宫变硬、压痛。

（2）辅助检查：血常规检查多无异常或有轻度贫血，B超检查宫内有无胎盘、胎膜残留。

【鉴别诊断】

1. 产后伤食腹痛 多有饮食不节史，疼痛部位在脘腹，伴有胃脘满闷，嗳腐吞酸，呕吐腹泻，大便臭秽等伤食的症状，而恶露无改变。

2. 产褥感染邪毒腹痛 腹痛剧烈且持续不减，拒按，伴见恶寒发热或高热寒战，恶露色紫暗如败酱，气臭秽。妇科检查、实验室检查血及常规分泌物培养，盆腔B超检查等可鉴别。

【辨证论治】

辨证主要根据腹痛的特点，恶露的量少、色、质、气味的变化，结合全身证候、舌脉等进行分析，辨其虚实。

本病治疗重在调畅气血。虚则补而调之；实则通而调之。但应注意，产后多虚多瘀，用药贵在平和；勿过于滋腻，以免气血凝滞；亦勿过于攻破，以防伤血耗气。

1. 血虚证

主要证候：产后小腹隐隐作痛，数日不止，喜揉喜按；恶露量少、色淡红、质稀；头晕眼花，心悸失眠，大便干结；舌淡、苔薄，脉细弱。

证候分析：冲任血虚，子宫失养，故小腹隐痛、喜揉喜按，恶露量少、色淡、质稀；血虚心神、清窍、肠道失养，则头晕眼花，心悸失眠，大便干结；舌淡、苔薄，脉细弱，均为血虚之征。

治法：补血益气，缓急止痛。

方药：肠宁汤（《傅青主女科》）。

当归　熟地黄　阿胶　人参　山药　续断　麦冬　肉桂　甘草

方中当归、阿胶养血滋阴；熟地黄、麦冬滋阴润燥；人参、山药、甘草益气健脾和中；续断补肾养肝；肉桂温通血脉。全方养血益阴，补气生津。血旺则胞宫得以濡养，气旺则帅血以行，气通血荣，腹痛自除。

若便秘明显者,去肉桂,加火麻仁、生首乌、肉苁蓉以润肠通便;若血虚兼气滞,腹痛胀坠者,酌加川楝子、乌药、荔枝核以理气止痛;若血虚兼气虚者,伴气短乏力,神疲肢倦,加黄芪、党参、白术以益气健脾补虚。

2.血瘀证

主要证候:产后小腹疼痛拒按,得热痛减;恶露量少、色暗有块;或面色青白,四肢欠温,或胸胁胀痛;舌暗、苔白滑,脉沉紧或沉弦。

证候分析:产后冲任阻滞,故小腹疼痛拒按,恶露量少、色暗有块;血得热则行,故腹痛得热稍减;若寒凝血瘀,阻遏阳气,则面色青白,四肢欠温;若肝郁气滞,则胸胁胀痛;舌暗、苔白滑,脉沉紧或沉弦,均为瘀血内阻之征。

治法:活血祛瘀,温经止痛。

方药:生化汤(《傅青主女科》)加益母草。

当归 川芎 桃仁 炮姜 炙甘草

生化汤具活血化瘀,温经止痛之功。加益母草增强化瘀之力,使恶露畅行,腹痛亦愈。

若寒凝血瘀,小腹冷痛,得热痛减者,加吴茱萸、肉桂心、小茴香以增温经散寒之力;若气滞血瘀,腹痛胸满者,加乌药、枳壳、香附行气止痛;若瘀阻胞宫,恶露量少有血块,腹痛发硬者,加五灵脂、生蒲黄、延胡索以增强化瘀止痛之功效。

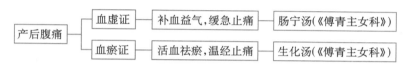

【其他疗法】

1.针灸疗法 针刺三阴交、足三里、关元、气海等穴,虚者用补法,或加艾灸。

2.外敷法 食盐炒热布包,外敷腹部。多用于寒凝血瘀证。

【预后转归】

本病为妇女产后常见病证,正确及时治疗,预后良好。若失治或误治,瘀血日久化热,或因感染邪毒而继发产后发热;若瘀血阻滞,血不归经,溢出脉外可致产后恶露不绝等变证。

【预防调摄】

1.正确处理每个产程,防止失血过多。

2.做好产褥期卫生保健,起居宜慎,谨避风寒,勿食生冷,保持会阴部清洁卫生,预防感染。调畅情志,避免精神刺激。

3.注意饮食调养,宜食营养丰富,易于消化的温热食物。

4.患者经治疗后,若腹痛不止,恶露量少,子宫复旧欠佳,疑有胎盘、胎膜残留的,要及时检查并配合西医处理。

病案分析

李某,28岁。产后15日小腹胀痛剧烈,痛甚,拒按。恶露量少、色暗夹小块,纳差,大便已3日未下,小便正常;舌质淡红,舌苔薄白,脉沉紧。证属离经之血停滞、经脉不利。治宜活血化瘀,导滞通便。处方:枳实10g,当归10g,川芎10g,熟大黄5g(后下),赤芍10g,桃仁5g,红花5g。每日水煎服1剂,连服3日,胀痛消失,诸症不见。

分析:产后元气亏虚,血室正开,起居不慎,风寒乘虚而入以致寒凝血瘀,故以活血祛瘀,温经止痛之法治之而腹痛自除。

(刘平,张婉瑜,杨建宇.国医大师验案良方·妇儿卷[M].北京:学苑出版社,2007.)

第四节　产后恶露不绝

产后血性恶露持续 10 日以上，仍淋漓不止者，称"恶露不绝"，又称"恶露不尽"，或"恶露不止"。本病首见于《金匮要略·妇人产后病脉证并治》。

西医学的"晚期产后出血""人工流产"或"药物流产"阴道出血淋漓不净者，可与本病互参。

知识链接

生化汤

生化汤出自南宋钱氏妇科方，后在《傅青主女科·产后》有较系统的阐述，被称为"血块圣药"。原方当归 24g，川芎 9g，炮姜 1.5g，甘草 1.5g，桃仁 14 粒，用黄酒童便各半煎服。生化汤对新产妇失血体虚，恶露排出不畅的特点，以化瘀生新为主，既能生新补虚，又能化恶露去瘀滞，达到化中有生，行中有补，补虚消瘀，故名生化汤。其去瘀生新止血效果明显。

【病因病机】

本病的发病机制是冲任不固，气血运行失常。

1. 气虚　素体虚弱，正气不足，产时失血耗气，其气更虚；或产后操劳过早、过度，劳倦耗伤中气；气虚则冲任不固，血失统摄而恶露不绝。

2. 血热　素体阴虚，复因产时亡血伤津，营阴更亏，虚热内生；或因产后过食辛辣温燥之品；或感受热邪；或郁怒伤肝，肝郁化热。热扰冲任，迫血下行，导致恶露不绝。

3. 血瘀　产后胞脉空虚，寒邪乘虚而入，寒凝血瘀；或胞衣残留，阻滞冲任；或因七情所伤，气滞而血瘀。瘀血内阻，冲任不畅，血不归经，以致恶露淋漓不断。

【诊断要点】

1. 临床表现　产后血性恶露持续 10 日以上仍淋漓不断，色、质或气味异常，或伴有不同程度的腹痛。

2. 检查

（1）妇科检查：子宫大而软，宫口松弛，常有轻度压痛。应注意有无胎盘、胎膜等残留组织及软产道损伤。

（2）辅助检查：血象可呈贫血或有炎性改变；盆腔 B 超检查，可了解子宫复旧情况及宫腔内是否有残留组织；将宫内刮出物送病理检查，可以明确诊断。

【诊断要点】

1. 产褥期内外伤性出血　在产褥期内性交或外伤出血，妇科检查可发现阴道或宫颈有裂伤。

2. 产后发热　若属产后邪毒感染发热，恶露可能超过 3 周未净，其量或多或少，但气味臭秽，形如败酱，并伴有发热寒战，体温升高。

3. 子宫黏膜下肌瘤　妊娠后子宫肌瘤明显增大，产后阴道出血淋漓不尽，B 超提示黏膜下肌瘤，宫内无残留胎盘、胎膜组织，可资鉴别。

4. 绒毛膜癌　本病多继发于足月产 2～3 个月后，除产后阴道出血淋漓不尽外，常伴有贫血、水肿等症，有时可见转移病灶，血 β-HCG、B 超、胸片，以及宫内刮出物做病理检查可明确诊断。

【辨证论治】

本病的辨证,应根据恶露的量少、色、质、气味,结合腹痛及全身证候以辨别寒、热、虚、实。

治疗应以调理气血,固摄冲任为主,遵循"虚者补之,热者清之,瘀者攻之"的原则,分别采用益气、清热、化瘀之法。随证可适当加用止血药以标本兼治。如因宫腔内残存胎盘或胎膜所致的恶露量多,可中西医结合治疗。

1.气虚证

主要证候:产后恶露过期不止、量多或淋漓不断、色淡、质稀、无臭气;小腹空坠,面色㿠白,神疲体倦,少气懒言;舌淡、苔薄白,脉缓弱。

证候分析:气虚冲任不固,则恶露过期不止、量多或淋漓不断、血色淡、质清稀;气虚下陷,故小腹空坠;中阳不振,则面色㿠白,神疲体倦,少气懒言;舌淡、苔薄白,脉缓弱,均为气血虚弱之象。

治法:健脾益气,固冲止血。

方药:补中益气汤(《脾胃论》)加阿胶、艾叶炭、乌贼骨。

人参　黄芪　白术　当归　陈皮　炙甘草　柴胡　升麻

方中补中益气汤补中益气;加阿胶、艾叶炭温经养血摄血,乌贼骨收涩止血。全方共奏益气摄血之效。

若恶露夹块,块下痛减者,可加益母草、炒蒲黄、三七粉等活血化瘀止血之品。若兼腰膝酸软者,加桑寄生、续断、杜仲炭、菟丝子、鹿角胶补肝肾、固冲任。

2.血热证

主要证候:产后恶露过期不止、量较多、色深红、质黏稠、气味臭秽;面色潮红,口燥咽干;舌红、苔少,脉虚细而数。

证候分析:热扰冲任,迫血妄行,故恶露过期不止,量较多;血被热灼,则色深红、质黏稠、气味臭秽;虚火上炎,则面色潮红;热伤津液,则口燥咽干;舌红、苔少,脉虚细而数,均为阴虚内热之征。

治法:清热养阴,凉血止血。

方药:保阴煎(《景岳全书》)加阿胶、煅牡蛎、炒地榆。

生地黄　熟地黄　白芍　山药　续断　黄芩　黄柏　甘草

方中黄芩、黄柏清热泻火;生地黄、熟地黄、白芍养血滋阴,凉血止血;山药、续断补肾固冲;甘草调和诸药;加阿胶、煅牡蛎、炒地榆增强养血止血之力。全方共奏壮水滋阴,清热止血之效。

若感受热毒之邪,证见恶露量多,气味臭秽,小腹痛者,加败酱草、红藤、鱼腥草、土茯苓等清热解毒之品。

3.血瘀证

主要证候:产后恶露过期不止、淋漓量、色暗有块;少腹疼痛拒按,块下腹痛暂缓;舌紫暗或有瘀斑、瘀点,脉沉涩。

证候分析:瘀血阻滞冲任,新血不得归经,故产后恶露过期不止,淋漓量少、色暗有块;瘀血内阻,故少腹疼痛拒按;血块下瘀滞稍通,故腹痛暂缓;舌紫暗或有瘀斑、瘀点,脉沉涩,均为瘀血内阻之征。

治法:活血化瘀止血。

方药:生化汤(《傅青主女科》)加茜草、三七粉、益母草、炒蒲黄。

当归　川芎　桃仁　炙甘草　炮姜

方中生化汤活血化瘀,温经止痛。加茜草、三七粉、益母草、炒蒲黄增加化瘀止血之效。

若血瘀兼气滞,胸胁少腹胀痛者,加川楝子、郁金、香附以行气化瘀;若寒凝血瘀,小腹冷痛者,加肉桂、川椒、乌药以温经散寒,化瘀止痛;若瘀久化热,恶露臭秽者,加鱼腥草、红藤、金银花、连翘、黄柏以清热解毒。

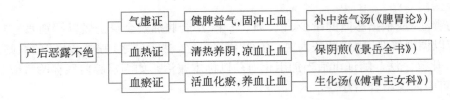

	气虚证	健脾益气，固冲止血	补中益气汤（《脾胃论》）
产后恶露不绝	血热证	清热养阴，凉血止血	保阴煎（《景岳全书》）
	血瘀证	活血化瘀，养血止血	生化汤（《傅青主女科》）

【其他疗法】

腹带法　主要用于气血虚弱型恶露不绝。

方法：于患者腹壁上放置棉花4～5层，用软布围腰缚之。其作用有三：一可通过外加压力帮助子宫缩复；二能预防感寒，使腹部温暖，以免瘀血形成；三可收紧腹壁肌肉，预防内脏下垂。

【预后转归】

本病为产后的常见病、多发病，治疗及时得当，预后良好；若治不及时，或失治误治，不仅损伤正气，耗伤阴血，还会引发宫内感染、宫腔粘连等病症。如恶露淋漓日久不止，经治疗仍不愈，应首先排除滋养细胞肿瘤的可能。

【预防调摄】

1. 分娩时应仔细检查胎膜、胎盘是否完整，如有缺损，应立即清理宫腔。
2. 产褥期要保持外阴清洁，忌房事及盆浴，避免或减少感染的可能。
3. 加强产后护理，注意腹部保暖，避免感受外邪。忌食辛辣或寒凉等食物。调畅情志。
4. 卧床休息，新产后可采取半卧位，有利恶露排出。

病案分析

熊某，28岁，2020年12月29日初诊。

患者于2个月余前足月顺产1男婴，无产时大出血及感染史。3日前B超提示：宫内未见明显残留物。就诊时阴道流血淋漓不净，色红质稀，无腐臭味，无发热及腹痛，乳汁甚少，疲劳乏力，烦躁口干，纳呆食少，眠差，夜尿颇多，大便每日2～3次；舌淡暗，苔薄白，脉沉细。中医诊断为产后恶露不绝，证属气血亏虚，冲任不固证。治宜益气健脾、养血补心、固冲止血。方选归脾汤加味治疗。处方：党参15g，黄芪15g，炒白术12g，当归6g，茯神15g，制远志6g，酸枣仁15g，木香10g，龙眼肉12g，大枣6枚，炙甘草6g，莲子心10g，女贞子15g，墨旱莲15g，五味子10g。7剂。水煎服，每日1剂，分3次服。嘱患者禁房事，忌食生冷辛辣之品，注意休息，加强营养调畅情志。

药后二诊，服上药3剂后阴道流血即止，腰部胀痛，纳呆食少，遂守上方加减调治月余而痊愈。

分析：本案属于气血不足，冲任不固之恶露不绝。故宜补益气血，温经固冲。方选归脾汤加味治疗而取良效。

（徐子秋，丁丽仙，洪丹，等. 丁丽仙治疗产后恶露不绝验案二则[J]. 浙江中西医结合杂志，2022，32（12）：1142-1143.）

第五节　产后身痛

产妇在产褥期内，出现肢体、关节酸痛、麻木、重着者，称为"产后身痛"，亦称"产后遍身疼痛""产后关节痛""产后痹证"或"产后痛风"，俗称"产后风"。本病始见于《诸病源候论·妇人产后病诸候》。

本病与产褥期生理特点密切相关，是产后常见病之一。西医学的产褥期内因风湿、类风湿引起的"产后关节疼痛""产后坐骨神经痛"等，可参照本病辨证施治。

【病因病机】

产后百脉空虚，气血虚弱，为本病发病的重要内因；风寒湿邪乘虚入侵，为发病的外因；发病机制有虚实两端，虚则经脉失养，不荣则痛；实则脉络阻滞，不通则痛。

1. 血虚　素体血虚，产时、产后失血过多，阴血益虚，四肢百骸、筋脉关节失养，以致肢体酸楚、麻木、疼痛。

2. 血瘀　产后恶露量少，冲任瘀阻，或难产手术，伤及气血，致血行不畅，瘀阻经脉、关节，发为产后身痛。

3. 外感　产后百节空虚，卫表不固，若起居不慎，风寒湿邪乘虚而入，留滞经络、关节、肌肉，凝滞气血，经脉痹阻，瘀滞作痛。

4. 肾虚　素体肾虚，复因产时伤肾，肾精益损，胞脉失养，则腰膝酸痛，足跟痛。

【诊断要点】

1. 临床表现　产褥期间，出现肢体关节酸痛、麻木、重着，关节活动不利，甚则关节肿胀；或痛处游走不定，或关节刺痛，或腰腿疼痛；可伴面色不华，神疲乏力；或恶露量少色暗，小腹疼痛拒按，恶风畏寒等。

2. 检查

（1）妇科检查：无异常发现。

（2）体格检查：关节活动度减低，或关节肿胀，病久不愈者可见肌肉萎缩、关节变形。

（3）辅助检查：关节活动度降低，或关节肿胀，病久不愈者可见肌肉萎缩，关节变形。抗"O"、血沉均正常。如有必要，可进一步做血常规、血钙、X线摄片等检查。

【鉴别诊断】

1. 痹证　本病外感型与痹证的发病机制相近，临床表现也颇相似。但本病发生于产褥期，而痹证则任何时候均可发病。红细胞沉降率、抗链球菌溶血素O、类风湿因子等检查可鉴别；若本病日久不愈，超过产褥期之后，则按痹证论治。

2. 痿证　痿证以肢体痿弱不用，肌肉瘦削为特点，肢体关节一般不痛。产后身痛以肢体关节疼痛、重着、屈伸不利为特点，有时亦兼麻木不仁或肿胀，但无痿弱的表现。

【辨证论治】

本病辨证，重在辨其疼痛的性质。肢体酸痛、麻木者，多属血虚；痛有定处，按之加重者，多为瘀证；疼痛游走不定，多属风；冷痛得热痛减者，多属寒；酸楚、困重者多属湿。此外还应结合兼症及舌脉进行全面辨证。

治疗宜养血活血，通络止痛为主。根据产后多虚多瘀的特点，养血之中，应佐理气通络之品以标本同治；祛邪之时，当配伍养血补虚之药以助祛邪而不伤正。

1. 血虚证

主要证候：产褥期中，遍身关节疼痛，肢体酸楚、麻木。面色萎黄，头晕心悸，气短乏力。舌淡、苔少，脉细无力。

证候分析：因产失血过多，百骸空虚，筋脉失养，故遍身关节疼痛，肢体酸楚、麻木；血虚不能荣面、养心、益脑，则面色萎黄、心悸、头晕；血虚气弱故气短乏力；舌淡、苔少，脉细无力，均为血虚之征。

治法：补血益气，温经通络。

方药：黄芪桂枝五物汤（《金匮要略》）加秦艽、当归、鸡血藤。

黄芪　芍药　桂枝　生姜　大枣

方中黄芪合桂枝以益气通阳；芍药养血和营；大枣、生姜调和营卫，加当归、鸡血藤增强养血通络之力，秦艽祛风舒络。全方共奏益气养血，温经通络之效。

若关节疼痛较重，兼外邪者，加威灵仙、羌活、独活以疏风活络止痛。若上肢疼痛者，加桑枝通络止痛；下肢疼痛加怀牛膝补肝肾、强筋骨，引药下行。

2. 血瘀证

主要证候：产后遍身疼痛，或肢体麻木、发硬、重着、肿胀、关节刺痛，屈伸不利。恶露量少色暗，小腹疼痛拒按。舌紫暗、边有瘀斑、苔薄白，脉弦涩。

证候分析：产后血瘀，脉络阻滞不畅，故产后遍身疼痛，或肢体麻木、发硬、重着、肿胀、关节刺痛，屈伸不利；瘀阻胞脉，则恶露量少、色暗，小腹疼痛拒按；舌紫暗、边有瘀斑、苔薄白，脉弦涩，为血瘀气滞之征。

治法：养血活血，化瘀除湿。

方药：身痛逐瘀汤《医林改错》加益母草、木瓜、苍术。

桃仁　红花　当归　川芎　五灵脂　没药　秦艽　羌活　地龙　牛膝　香附　甘草

方中桃仁、红花、五灵脂、没药、牛膝活血化瘀；当归、川芎养血活血；秦艽、羌活、地龙祛风通络；香附行气止痛；甘草调和诸药。加益母草、木瓜、苍术增加化瘀除湿之力。全方共奏养血通络，化瘀止痛之功。

若痛处不温者，酌加桂枝、姜黄、制川乌以温经散寒止痛；若小腹疼痛拒按者，加炮姜、益母草以温通经络，化瘀止痛。

3. 外感证

主要证候：产褥期中，肢体关节疼痛，屈伸不利，或痛处游走不定，或冷痛剧烈，或肢体关节肿胀，重着麻木。初起可有恶寒发热等表证；舌淡、苔白，脉浮紧或细缓。

证候分析：产后风寒湿邪乘虚入中，痹阻于肌肤、经络、关节，故肢体关节疼痛，屈伸不利；风性善行数变，故痛处游走不定；寒性收引凝滞，则冷痛剧烈；湿性黏滞重着，则肢体肿胀，重着麻木；外邪束表，则恶寒发热等表证；舌淡、苔白，脉浮紧或细缓，均为外感邪气之征。

治法：养血祛风，散寒除湿。

方药：独活寄生汤（《备急千金要方》）。

独活　桑寄生　杜仲　牛膝　秦艽　防风　细辛　桂心　当归　川芎　白芍　干地黄　茯苓　人参　甘草

方中独活伍细辛发散阴经风寒，搜剔筋骨风湿而止痛；秦艽、防风、桂心祛风胜湿温经；桑寄生、杜仲、牛膝补肝肾兼祛风湿；当归、川芎、地黄、白芍养血活血；人参、茯苓补气健脾；甘草调和诸药。综合全方，扶正祛邪，标本兼顾。

临床常以桂枝代桂心，取其温经通络之效；风邪偏盛，关节疼痛恶风，游走不定者加羌活祛风止痛；寒邪偏盛，疼痛剧烈，得热则减者，加草乌散寒止痛；湿邪偏盛，身体重着、酸楚者加生薏苡仁、苍术、木瓜以祛湿止痛；关节疼痛、屈伸不利者，加伸筋草、青风藤以通络止痛。

4. 肾虚证

主要证候：产后头晕耳鸣，腰膝酸痛乏力，或足跟痛；舌淡红、苔薄白，脉沉细。

证候分析：腰为肾之府，素体肾虚，产后精血俱虚，经脉失养，则产后腰膝酸痛乏力，或足跟痛；肾虚髓海不充，则头晕耳鸣；舌淡红、苔薄白，脉沉细，均为肾虚之征。

治法：补肾填精，强腰壮骨。

方药：养荣壮肾汤（《叶氏女科证治》）加熟地黄。

当归　川芎　独活　肉桂　续断　杜仲　桑寄生　防风　生姜

方中续断、杜仲、桑寄生补肾强腰；当归、川芎养血活血；独活、防风、肉桂温经散寒，祛风通络；生姜发散风寒；加熟地黄滋肾填精。全方共奏补肾填精，强腰壮骨之功。

以上各证,可根据疼痛发生的部位、性质加减用药。如上肢疼痛加桑枝、姜黄;下肢疼痛加牛膝;背痛连项加葛根;腰痛加续断、桑寄生;肢体屈伸不利加伸筋草;痛如针刺加乳香、没药;痛无定处加全蝎;关节痛加松节;手足麻木加木瓜、薏苡仁;无论何型均可加鸡血藤补血活血通络。

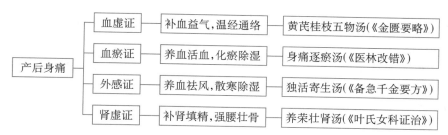

【其他疗法】

1. 针灸疗法　针刺风市、足三里、环跳、阿是穴等。中等刺激,留针 15～20 分钟,每日 1 次。风、寒、湿邪所致者,可用温针灸。

2. 按摩疗法　局部按摩或加理疗以通络止痛。

3. 中成药

(1)大活络丸:每次 1 丸,口服,每日 2 次,适用于风寒证。

(2)再造丸:每次 1 丸,口服,每日 2 次。适用于血虚肾亏证。

【预后转归】

本病若能及时诊治,可治愈,预后良好。若失治误治,病情缠绵,变生他病,则转为"痹证"。

【预防调摄】

1. 做好产褥期卫生及产后护理,注意保暖,防止外邪侵袭,避免居处寒冷潮湿。

2. 加强营养,适当活动,保持心情舒畅,增强体质。

病案分析

胡某,女,35 岁,2016 年 5 月 18 日初诊。诉产后身痛已 3 月余,因受风寒,周身疼痛,以肩背、腰部、膝关节为甚,曾用汤药、汗蒸治疗,效果不佳,且自汗不止,恶风寒甚。风湿、类风湿生化检查结果均正常。刻下:面色晦暗,纳差,脉沉细,舌质淡、苔白而滑。中医诊断为产后身痛,辨证属气血亏虚、营卫不和、风寒外袭、经脉阻滞。治宜益气养血、调和营卫、温经散寒、祛风通络。拟黄芪桂枝五物汤合当归补血汤加味。

处方:生黄芪 15g,防风 10g,桂枝 10g,当归 10g,白芍 10g,秦艽 10g,威灵仙 10g,干姜 6g,炙甘草 10g,麻黄根 15g,浮小麦 30g,桑叶 30g。7 剂,每日 1 剂。药尽二诊,诉自汗、纳差好转,唯腰背部及下肢冷痛,舌质淡、苔薄白而润,脉沉细。上方加杜仲 10g、桑寄生 15g、续断 15g、丹参 15g。14 剂,续服。药后诸症减轻,守二诊方加减调理月余告愈。

分析:本例系产后气血损伤,腠理疏松,风寒内侵,营卫不和所致,故方选黄芪桂枝五物汤合当归补血汤加味以补益气血,调和营卫,温经散寒,祛风通络而收效。

(宋娜,禄保平.毛德西治疗产后身痛的经验[J].国医论坛,2019,34(3):47-48.)

第六节　产后大便难

产妇于产后饮食如常,大便数日不解,或艰涩难以排出者,称为"产后大便难",又称"产后大便不通""产后便秘"。是新产"三病"之一。本病首见于《金匮要略·妇人产后病脉证并治》。

西医学"产后便秘"可参考本病辨证论治。

【病因病机】

本病的主要机制是血虚津亏，肠道失于濡润；阴虚火旺，肠道津亏；或气虚失运，传导无力。

1.血虚津亏 素体血虚，产时、产后失血过多，或产后多汗，亡血伤津，肠道失于濡润，无水舟停，致肠燥便坚，难以排出。

2.阴虚火旺 素体阴虚，产后亡血伤津，无以制火，火盛伤津，津液更亏，大便结于肠腑而难以排出。

3.气虚失运 素体气虚，因产失血耗气，其气更虚，脾气虚则升降无力，肺气虚则肃降失司，大肠传送无力，而致大便难行。

【诊断要点】

1.临床表现 新产后或产褥期，饮食如常，大便数日不解，或艰涩难下，或大便不坚，努责难出。

2.检查

（1）妇科检查无异常。

（2）腹软，无压痛及反跳痛，或可触及肠型。肛门检查正常，或有肛裂，痔疮。

【鉴别诊断】

1.痔疮、肛裂 孕前即有便秘，孕后及产后加重，检查肛门有相应体征。

2.肠梗阻 有腹痛，呕吐，饮食难入等症，听诊腹部可闻及肠鸣音高调或金属音，见肠型，与本病单纯之大便艰涩不畅有别。

【辨证论治】

本病当根据产后大便艰涩难下的特点结合全身证候以辨其属气虚、血虚或阴虚火旺。

治疗以养血润燥为主，临证时当根据气血偏虚的程度随证变通。但应注意，本病多虚，用药不可妄投峻泻通下之品，以免伤津耗气。

1.血虚津亏证

主要证候：产后大便干燥，艰涩难解，或多日不解；一般腹部无胀痛，饮食如常，面色萎黄，皮肤不润，头晕心悸；舌淡红、苔薄，脉细。

证候分析：产后营血不足，津液亏耗，肠道失于濡润，故产后大便干燥，艰涩难解，或多日不解；胃中无邪，故饮食如故；非里实之证，故腹部无胀痛；血虚失养，则面色萎黄，皮肤不润，头晕心悸；舌淡红、苔薄，脉细，均为血虚之征。

治法：养血润燥，润肠通便。

方药：四物汤（《太平惠民和剂局方》）加肉苁蓉、柏子仁、生首乌、火麻仁。

白芍 熟地黄 当归 川芎

方中四物汤养血活血，加肉苁蓉、杏仁、生首乌、火麻仁滋阴补血，润肠通便。

若兼见口干，胸满腹胀，舌质红、苔薄黄，脉细数者，属阴虚内热，宜滋阴清热，润肠通便。方用麻子仁丸（《伤寒论》）加麦冬、玄参、生地黄。

2.阴虚火旺证

主要证候：产后大便干结，数日不解；五心烦热，两颧潮红，咽干口燥；舌红、少苔或苔薄黄，脉细数。

证候分析：阴虚火旺，津液不足，肠道干涩，故产后大便干结，数日不解；虚火上扰，则两颧潮红，咽干口燥；火热扰及心神，则五心烦热；舌红、少苔或苔薄黄，脉细数，均为阴虚火旺之象。

治法：滋阴清热，润肠通便。

方药：两地汤（《傅青主女科》）加瓜蒌仁、火麻仁。

生地黄　地骨皮　玄参　麦冬　白芍　阿胶

方中生地黄、地骨皮滋阴清热凉血；玄参、麦冬、阿胶滋阴养血；白芍养血和营敛阴。加瓜蒌仁、火麻仁润肠通便。全方共奏滋阴清热，养血生津，润肠通便之效。

若口燥咽干者，加玉竹、天花粉润燥生津；汗出，心悸者加太子参、浮小麦养心安神。

3.气虚失运证

主要证候：产后大便数日不解，或时有便意，努责乏力难出，但大便不坚硬；神倦乏力，气短汗多；舌淡、苔薄白，脉缓弱。

证候分析：产时气随血失，肺气虚肃降失司，脾气虚运化无力，大肠传导失职，则产后大便数日不解，努责乏力难出；气虚下陷，中阳不振，故时有便意、大便不坚、神倦乏力；肺气不足，卫外不固，则气短、汗多；舌淡、苔薄白，脉缓弱，均为肺脾气虚。

治法：益气养血，润肠通便。

方药：圣愈汤（《兰室秘藏》）加火麻仁、肉苁蓉、生首乌。

人参　黄芪　当归　川芎　熟地黄　生地黄

方中人参、黄芪补气；当归、川芎、熟地黄养血和血；生地黄养血育阴以润肠；加火麻仁、肉苁蓉、生首乌润肠通便。全方具有益气养血，润肠通便之效。

若腹部痞满者，加木香、枳实以行气宽中除满。

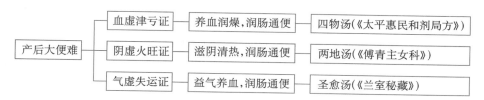

【其他疗法】

1．开塞露适量，纳入肛门，便通即止。

2．肥皂水灌肠。

3．猪胆汁灌肠，猪胆1枚，取汁入碗，加醋30～60g，搅匀灌入肛门。

4．穴位按压，用双手各一指以适当的压力揿按迎香穴5～10分钟，或将手指向四周移动扩大按摩面积，可促使排便。

【预后转归】

本病为产后常见病症之一，若诊治及时，配合合理饮食、适当锻炼等，预后良好。若失治误治，大便长久艰涩难下，可致肛裂、痔疮，甚至发生阴挺。

【预防调摄】

1．产妇要多食蔬菜及含纤维素多的食物，忌食辛辣及刺激之品。

2．产妇应尽早下床适当活动，以促进肠蠕动，养成定时排大便的习惯。

第七节　产 后 汗 证

产后汗证包括产后自汗和产后盗汗两种。产妇于产后出现涔涔汗出，持续不已，动则益甚，称"产后自汗"；寐中汗出湿衣，醒来即止者，称"产后盗汗"。属古代产后"三急"之一。隋代《诸病源候论》首列"产后汗出不止候"。

　　妇女产后汗出较平时为多，尤以进食，活动后或睡眠时为著，此为产后气血偏虚，阴阳暂失平衡，腠理不密所致，数天后营卫自调而缓解，属生理现象，不作病论。

【病因病机】

　　本病的病机主要是产后气血亏虚，气虚卫阳不固；阴虚内热迫津外出。

　　1．气虚　素体虚弱，复因产耗气伤血，气虚益甚，卫阳不固，腠理不实，阳不敛阴，则自汗不止。

　　2．阴虚　营阴素虚，复因产时失血伤阴，阴血益虚，阴虚内热，寐时阳入于阴，热迫津外泄，以致盗汗。醒后阳气外护，腠理固密而汗自止。

【诊断要点】

　　1．临床表现　以产后出汗量过多和持续时间长为特点。产后自汗者，白昼汗多，动则益甚；产后盗汗者，寐中汗出湿衣，醒后即止。

　　2．检查

　　（1）妇科检查：无异常发现。

　　（2）辅助检查：对于盗汗者，应进行肺部 X 线检查，以排除结核病。

【鉴别诊断】

　　1．产后中暑　于炎热酷暑之季发病，感受暑邪，以骤发高热，口渴，汗多，神昏，嗜睡，甚则躁扰抽搐为特征。而产后自汗无季节性，无发热及神志改变。

　　2．产后发热　也可出现汗出较多，但以高热多汗，汗出后热减为特征。而产后汗证为汗出过多而无发热。

【辨证论治】

　　本病为虚证，主要依据出汗发生时间和兼证之不同，以区分气虚自汗和阴虚盗汗。

　　治疗以补虚敛汗为主。气虚者，治以益气固表，和营敛汗；阴虚者，治宜益气养阴，生津敛汗。

　　1．气虚证

　　主要证候：产后汗出过多，或持续数日，不能自止，动则益甚；时有恶风，面色㿠白，气短懒言，神疲乏力；舌质淡、苔薄白，脉虚弱。

　　证候分析：气虚卫阳不固，腠理疏松，阴津外泄，故产后汗出过多，不能自止；动则耗气，故汗出益甚；汗出表虚更甚，故时有恶风；气虚阳衰，阳气不布，故面色白，气短懒言，神疲乏力；舌质淡、苔薄白，脉虚弱，均为气虚之象。

　　治法：益气固表，和营止汗。

　　方药：黄芪汤（《济阴纲目》）。

　　黄芪　白术　防风　熟地黄　煅牡蛎　白茯苓　麦冬　甘草　大枣

　　方中黄芪益气固表；白术、茯苓、甘草健脾补气；熟地黄、麦冬、大枣滋阴养血；牡蛎固涩敛汗；防风祛风达表。全方补气固表止汗。

　　若恶风者，加桂枝以和营解表；食少便溏者，加党参、山药、薏苡仁益气健脾；身寒肢冷者，加熟附子、干姜以助阳固表。

　　2．阴虚证

　　主要证候：产后睡中汗出，甚则湿透衣衫，醒来即止；面色潮红，头晕耳鸣，口燥咽干，或五心烦热，午后更甚，腰膝酸软；舌红、少苔，脉细数。

　　证候分析：阴虚生内热，熟睡时阳入于阴，虚热内蒸，迫津外泄，故产后睡中汗出，甚则湿透衣衫；醒后阳气卫外，故醒来汗止；虚阳上浮，故面色潮红，头晕耳鸣；虚热内盛，伤津扰神，故口燥咽干，五心烦热，午后更甚；阴虚损及肝肾，故腰膝酸软；舌质红、少苔，脉细数，均为阴虚内热之征。

　　治法：益气养阴，生津敛汗。

方药：生脉散（《内外伤辨惑论》）加煅牡蛎、浮小麦。

人参　麦冬　五味子

方中人参益气生津；麦冬、五味子滋阴敛汗；加煅牡蛎固涩，浮小麦止汗。

若口燥咽干者，加石斛、玉竹以滋阴生津止渴；五心烦热者，加白薇、栀子以清热除烦。

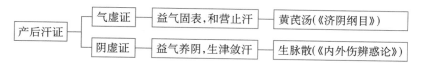

【其他疗法】

1. 外治法

（1）牡蛎粉适量扑身，可敛汗。

（2）五倍子粉 1～1.5g，研粉，用温开水调湿，敷脐孔。

2. 针灸治疗

（1）选取足三里、三阴交、气海、阴郄等穴，用补法并灸，有补气养血固表止汗的作用。

（2）选取鱼际、肺俞、三阴交、复溜、阴郄等穴，用补法，有滋阴养液、敛阴止汗的作用。

3. 穴位贴敷　五倍子 15g，朱砂 0.3g，共研细末，水调敷神阙，每日 1 次，用于产后阴虚盗汗。

【预后转归】

产后汗证及时正确治疗，可以治愈。如产后出汗不止，持续日久，重伤津液，可变生他疾。对长期盗汗者，应排除结核病变。

【预防调摄】

1. 平时注意锻炼，增强体质。

2. 饮食以补益气血之品为宜，忌食辛辣及生冷寒凉之品。

3. 产后生活起居有规律，不宜穿戴过厚。汗多及时擦干，勤换内衣。

第八节　缺　　乳

产妇在哺乳期内，乳汁甚少或全无，称为"缺乳"，亦称"乳汁不行""乳汁不足"。本病首见于《经效产宝》。多发生在新产后至半个月内，也可发生在整个哺乳期。据统计，产后 1 个月内及后期母乳喂养失败而乳量不足者，约占 34.4%。

西医学产后泌乳过少可参照本病辨证论治。

【病因病机】

乳房属胃，乳头属肝，乳汁为气血所化，赖肝气的疏泄而排出，缺乳与脾胃及肝有密切的关系。

本病的主要病机是气血虚弱，化源不足或肝郁气滞，乳汁运行受阻。

1. 气血虚弱　素体脾胃虚弱；或因病致虚，复因产失血耗气，或孕期产后调摄失宜，则气血虚弱，无以化乳，以致产后乳汁甚少或全无。

2. 肝郁气滞　素性忧郁，或产后七情不遂，肝失条达，以致乳络不通，乳汁运行受阻而缺乳。

【诊断要点】

1. 临床表现　哺乳期内，乳汁量少，甚或全无，不能满足婴儿需要。或产后哺乳正常，因突然高热或情志内伤后，乳汁骤减，不足以喂养婴儿。

2. 检查

（1）体格检查：乳房松软无胀痛，挤压乳汁点滴而出，乳汁清稀；或乳房胀硬成块，挤压乳汁疼痛难出，质稠；或有乳腺发育欠佳者。此外，还要注意有无乳头凹陷和皲裂，因哺乳困难而造成乳汁壅塞不通的因素。

（2）辅助检查：无特殊检查。

【鉴别诊断】

乳痈　初起常表现为乳汁减少，乳房局部红、肿、热、痛，继之化脓成痈。伴全身恶寒发热等症状，常单侧发病。

【辨证论治】

本病主要应根据乳房有无胀痛，乳汁的稀稠度及舌脉辨别虚实。若乳房柔软，乳汁清稀，不胀不痛者，属气血虚弱证；若乳房胀硬或疼痛，乳汁浓稠，属肝郁气滞证。

治疗以调理气血，通络下乳为原则。无论虚实，均须佐以通络下乳的药物，以助乳汁的分泌。

1. 气血虚弱证

主要证候：产后乳少，甚或全无，乳汁清稀，乳房柔软无胀感；面色无华，神疲食少；舌淡、苔薄，脉细弱。

证候分析：乳汁由气血化生，气血虚弱，乳汁化源不足，故见产后乳少，甚或全无，乳汁稀薄；乳汁不充，故乳房柔软无胀感；气血不足，无以上荣，故面色无华；阳气不振，脾失健运，则神疲食少；舌淡、苔薄，脉细弱，均为气血虚弱之征。

治法：补气养血，佐以通乳。

方药：通乳丹（《傅青主女科》）。

人参　黄芪　当归　麦冬　木通（或用通草）　桔梗　猪蹄

方中人参、黄芪补气健脾；当归、麦冬、猪蹄养血滋阴增乳；木通利气宣络；桔梗载药上行，直达病所。全方补气养血，增液通乳，使气血充足，乳汁自生。

如食欲不振，大便溏泄者，加茯苓、怀山药、扁豆以益气健脾；头晕心悸者，加阿胶、白芍、制首乌以补血宁心；兼肾气不足，腰膝酸软者，加鹿角胶、熟地黄以补肾填精。

2. 肝郁气滞证

主要证候：产后乳汁排出不畅，乳汁浓稠，乳房胀硬或疼痛；胸胁胀闷，纳食减少，或身有微热；舌质正常或暗红、苔薄黄，脉弦或弦数。

证候分析：肝郁乳络受阻，故产后乳汁排出不畅；气滞乳积，则乳汁浓稠，乳房胀硬或疼痛；肝气郁结，故胸胁胀闷；肝郁犯胃，则食欲不振；气滞乳郁，日久发热，则身有微热；舌质暗红、苔薄黄，脉弦数，均为肝郁气滞或化热之征。

治法：疏肝解郁，通络下乳。

方药：下乳涌泉散（《清太医院配方》）。

当归　白芍　川芎　生地黄　柴胡　青皮　天花粉　漏芦　通草　桔梗　白芷　穿山甲　王不留行　甘草

方中柴胡、青皮疏肝解郁；桔梗、通草理气宣络；穿山甲、王不留行、漏芦通络下乳，能软坚散结；白芷消肿止痛；当归、白芍、川芎、生地黄、天花粉补血增液通络；甘草健脾和中。全方有疏肝理气，补血养血，通络下乳之功。

若有身热者，加黄芩、蒲公英以清热解毒；乳房胀硬者，加橘络、丝瓜络、路路通以增通络下乳之力。

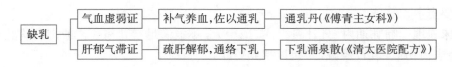

【其他疗法】

1. 外治法　乳房硬块者,可用热水或葱汤熏洗乳房,或用橘皮煎水,热敷乳房,具有宣通气血的作用。适用于肝郁气滞证。

2. 针灸治疗　主穴取膻中、乳根;配穴取少泽、天宗、合谷。血虚加肝俞、膈俞;气滞加内关、期门。得气后留针 10～15 分钟,每日 1～2 次。

3. 饮食疗法

(1)猪蹄 2 只,通草适量,炖熟,去通草食猪蹄饮汤。适用于气血虚弱证。

(2)适量黄酒调王不留行末 10g,冲入猪蹄汤服用。适用于肝郁气滞证。

【预后转归】

产后缺乳,无论何型,倘若能及时治疗,坚持对乳头吮吸刺激,疗效都较好。肝气郁滞型缺乳,如不及时治疗,乳积化热,病情进一步发展,则可发展为乳痈。若缺乳是因乳腺发育不良引起,则疗效较差。

【预防调摄】

1. 做好孕期乳头护理;及时纠正孕期贫血;预防产后大出血。

2. 提倡早期哺乳,采取正确的哺乳方法,促进乳汁分泌。

3. 饮食宜清淡,忌辛辣酸味。多食富含蛋白质的食物和新鲜蔬菜及充足的汤水。

4. 保证充分的休息和睡眠,心情要舒畅,使气血调和。

第九节　产后乳汁自出

哺乳期内,乳汁不经婴儿吮吸而自然流出者,称为"乳汁自出",亦称"漏乳"。本病首见于《经效产宝·产后乳汁自出方论》。

若乳母体质健壮,气血充足,乳汁充沛,乳房饱满,由满而溢;或正值授乳时间,乳母因思欲授乳而乳自出;或断乳之时,乳汁一时难断而自出者,均不属病态。

西医学产后溢乳可参照本病治疗。

【病因病机】

乳汁为血所化,赖气以行,其生化与蓄溢正常与否,受脾胃功能和肝气疏泄的影响。其发病机制为胃气不固,乳失摄纳;或肝经郁热,迫乳自出。

1. 气血虚弱　脾胃素虚,因产失血耗气,或饮食、劳倦损伤脾胃,导致胃气不固,统摄无权,乳汁随化随出,致乳汁自流不止。

2. 肝经郁热　素多忧郁,或产后情志不遂,肝郁化热,或因大怒伤肝,肝火亢盛,疏泄太过,热迫乳溢,故乳汁自出。

【诊断要点】

1. 临床表现　哺乳期内,乳汁未经婴儿吸吮而时时漏下,淋漓不止。

2. 检查

(1)妇科检查:双乳头或一侧乳头乳汁点滴而下,渗透衣衫;乳头无皲裂,乳房柔软或胀硬,无包块、红肿;乳汁清稀或浓稠。

(2)辅助检查:血清催乳素测定可供参考。

【鉴别诊断】

1. 乳泣　两病均为乳汁自然流出,但乳泣发生在孕期,本病则发生在产后。

2. 闭经溢乳综合征　在闭经的同时伴有溢乳,常在挤压乳房时才挤出一些乳汁,往往与月经不调、不孕等同时存在。

【辨证论治】

本病分虚实。主要根据乳汁的分泌量、质地,乳房有无胀痛并结合全身兼症进行辨证。

治疗以敛乳为总原则。虚者补而敛之,热者清而敛之。适当选加收涩药,不宜用辛温助阳之品。

1. 气血虚弱证

主要证候:产后乳汁自出、量少、质清稀,乳房柔软,无胀满感;神疲气短,面色少华;舌淡、苔薄,脉细弱。

证候分析:产后失血耗气,脾胃摄纳无权,气血化源不足,故乳汁自出,乳汁量少、质清稀,乳房柔软,无胀满感;中气不足,则神疲气短;血虚失荣,则面色少华;舌淡、苔薄,脉细弱,均为气虚血少之征。

治法:补气益血,固摄敛乳。

方药:八珍汤(《正体类要》)去川芎,加黄芪、芡实、五味子。

人参　白术　茯苓　炙甘草　当归　川芎　芍药　熟地黄

方中以四君子汤益气;四物汤养血活血。加黄芪增益气固摄之功,芡实、五味子固精收涩。全方共奏补气益血,固摄敛乳之效。

2. 肝经郁热证

主要证候:产后乳汁自出、量多、质稠,乳房胀痛;情志抑郁,烦躁易怒,口苦咽干,便秘,尿赤;舌红、苔薄黄,脉弦数。

证候分析:肝郁化热,蒸迫乳汁外溢,故乳汁自出、量多、质稠;气滞不通,则乳房胀痛;热盛伤津扰神,故口苦咽干,便秘,尿赤,烦躁易怒;舌红、苔薄黄,脉弦数,均为有肝经郁热之征。

治法:疏肝解郁,清热敛乳。

方药:丹栀逍遥散(《内科摘要》)去煨姜、薄荷,加生牡蛎、夏枯草、生地黄。

牡丹皮　山栀子　当归　白芍　柴胡　茯苓　白术　炙甘草　煨姜　薄荷

本方疏肝清热,去煨姜之辛热、薄荷之辛散,加生牡蛎平肝敛乳,夏枯草清泄肝热,生地黄滋阴养血。全方具疏肝解郁,清热泻火之功。

如心悸少寐,舌红少津者,加麦冬、五味子以养阴敛乳;乳房胀痛有块者,加瓜蒌、蒲公英、连翘以清热散结。

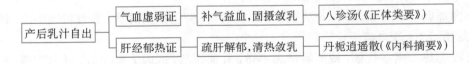

【其他疗法】

1. 针灸　取膻中、气海、乳根、少泽、膈俞、行间。

2. 单验方

(1)山楂 10g,神曲 15g,红糖适量,水煎服,可用于肝经郁热证。

(2)黄芪 20g,五味子 12g,水煎服,用于气血虚弱证。

【预后转归】

本病正确及时治疗,预后良好。肝经郁热型若失治误治,可发为乳痈。

【预防调摄】

1. 加强营养,忌辛温助火之品。

2. 保持精神愉快,切忌忧思抑郁,以免加重病情。

3. 乳汁外溢时,及时擦干,保持乳头清洁。

季某某，女，29 岁。1991 年 8 月 5 日初诊。

产后 1 月余，因情志因素，近 1 周来虽按时喂乳，但乳房胀痛，乳汁自出，量少质稠浓，心烦易怒，夜难入寐，咽干口苦；舌红、苔薄白，脉弦数。证属暴怒伤肝，肝郁化火，迫乳外泄。治宜疏肝清热，佐以清敛。方选丹栀逍遥散加减。处方：牡丹皮 12g，白芍 12g，白术 12g，怀山药 12g，夏枯草 12g，山栀 9g，当归 9g，茯苓 10g，合欢花 6g，柴胡 6g，糯稻根 20g，生甘草 3g。3 剂。日 1 剂，水煎服，早晚各 1 次。

药后二诊，自诉乳房胀痛减轻，乳汁自出较少，咽干口苦减轻，舌尖红、苔薄黄。守上方，续服 3 剂后，无乳汁自出，转用益气养阴之法善后而诸症痊愈。

分析：本例患者因肝经郁热化火，乳汁为肝火所迫而自出。治宜疏肝清热，佐以清敛。方用丹栀逍遥散加减，终使肝郁得解，肝火平息，病症痊愈。

（吴品琮，吴毓骥，吴素娟. 产后乳汁自出验案三则[J]. 浙江中医杂志，2008（1）：54.）

附：回乳

若因产妇有疾，不宜授乳；或已到断乳之时，可予回乳。回乳之际，应注意预防乳痈的发生。常用方法有：

1. 若乳汁不多，可逐渐减少授乳次数，少喝汤水，乳汁分泌就会逐渐减少，直至停止。

2. 麦芽 60～120g，水煎代茶饮，每日 1 剂，连服 3～5 日。

3. 免怀汤（《济阴纲目》）：红花 6g，赤芍 9g，当归尾 9g，川牛膝 9g，水煎服，连服 3 剂。

4. 乳汁多的妇女在服用中药的同时，可用朴硝外敷。方法：朴硝 120g，粉碎布包，置两乳房外敷，潮湿后更换。

第十节　产后情志异常

产褥期内产妇出现以精神抑郁，情绪低落为主要症状的病证，称为产后情志异常，亦称产后郁证。表现为焦虑、沮丧、孤僻、恐怖、易激惹及厌世悲观情绪，和对自身及婴儿健康过度担忧等。报道统计，其发病率达 30%，多在产后 2 周内发病，产后 4～6 周症状逐渐明显；平均可持续 6～8 周，甚至更长时间。此病宜尽早诊断、尽快治疗。中医古籍中尚无专论，散见于"产后惊悸恍惚""产后癫狂""产后脏躁"等论述中。

西医学的"产褥期抑郁症"可参照本病治疗。

产褥期抑郁症西医诊断标准

1. 产后 2 周内出现 5 条或 5 条以上下列症状者，可诊断为产褥期抑郁症。其中①、②为必具症。①情绪抑郁；②对多数或全部活动明显缺乏兴趣或愉悦；③体重显著增加或下降；④失眠或睡眠过度；⑤精神运动性兴奋或阻滞；⑥疲劳或乏力；⑦遇事均感到毫无意义或有自罪感；⑧思维能力减退或注意力不集中；⑨反复出现死亡想法。

2. 产后 4 周内发病。

【病因病机】

本病主要病机有虚实两端：虚者多因气血虚弱，心失所养；实者则因瘀阻气滞，上扰心神。

1．心脾两虚　产后思虑过度，心血暗耗，脾气受损，运化失健，气血生化乏源，致心神失养而发病。

2．肝郁气滞　素性抑郁，七情郁结，气机不畅；复因产后情志内伤，或突受惊恐，气机逆乱致魂不守舍而发病。

3．瘀血内阻　产后胞脉空虚，寒邪乘虚入内，与血互结；或因产后元气受损，复因劳倦过度，气虚运血无力，血行滞涩，则瘀阻气逆，扰及心神而发病。

【诊断要点】

1．临床表现　产褥期内出现心情抑郁，情绪低落，悲伤欲哭，情感淡漠，沮丧，孤僻，焦虑，恐惧，缺乏自信，有厌倦情绪，注意力不集中，反应迟钝，性欲减退；或伴有头痛、头晕，食欲不振，胃部不适，呼吸、心率加快等；或有思维障碍，迫害妄想倾向，甚至可见自杀及伤婴等行为。多在产后2周内发病，产后4～6周症状逐渐明显。

2．检查

（1）妇科检查：多无明显异常变化。

（2）辅助检查：血常规检查正常或血红蛋白低于正常。

【鉴别诊断】

1．产后抑郁综合征　常发产于后7日之内，以产后3日内发病居多，俗称"三日闷"。表现为短期的阵发性哭泣，抑郁、烦闷、易激动、睡眠不安等，而无感觉障碍；病程短、病情轻，90%患者仅持续1～3日，可自行缓解，无须药物治疗。

2．产后神经衰弱　以失眠多梦，记忆力下降，倦怠乏力等为主要表现，然经充分休息，可较快恢复。

【辨证论治】

本病的辨证重点在于辨虚实。主要根据产后多虚多瘀的特点结合患者体质、情志变化，以及全身症状辨其虚实。

治疗以调和气血，安神定志为主。虚者养心安神，实者化瘀行气，镇惊开窍。同时配合心理治疗。

1．心脾两虚证

主要证候：产后焦虑，抑郁，情绪低落，神志恍惚，心神不宁，夜寐不安，悲伤欲哭，不能自主；面色萎黄，神疲乏力，胸脘痞闷，纳少便溏；舌淡、苔薄白，脉细弱。

证候分析：产后失血耗气，思虑过甚，心脾损伤，血不养心，心神失守，则焦虑，抑郁，情绪低落，神志恍惚，心神不宁，夜寐不安，悲伤欲哭，不能自主；气血不能上荣，则面色萎黄；脾虚失于健运，可见神疲乏力，胸脘痞闷，纳少便溏；舌淡、苔薄白，脉细弱均为心脾两虚之象。

治法：健脾益气，养心安神。

方药：归脾汤（《济生方》）。

人参　黄芪　当归　白术　茯神　龙眼肉　远志　枣仁　木香　甘草　生姜　大枣

方中当归、龙眼肉补养心血；人参、黄芪、白术、甘草益气生血；远志、茯神、枣仁宁心安神；木香行气，使补而不滞。全方共奏补益心脾、养血安神之效。

产后失血过多，面色苍白者加阿胶、制首乌；惊悸不宁者加龙骨、牡蛎、琥珀（冲服）。

2．肝郁气滞证

主要证候：产后心情抑郁，心神不安，或烦躁易怒，失眠多梦，惊恐易醒；或胸胁乳房胀痛，善太息；或恶露量多或少、色暗；舌淡、苔薄白，脉弦细。

证候分析：肝郁气滞，或肝血不足，血不养魂，魂不守舍则心情抑郁，心神不安，或烦躁易怒，善太息，失眠多梦，惊恐易醒；气机不畅，不通则痛，则见胸胁乳房胀痛；气滞则血瘀，恶露量多或少、色暗；舌淡、苔薄白，脉弦细乃肝气郁结之象。

治法：疏肝解郁，宁心安神。

方药：逍遥散（《太平惠民和剂局方》）加夜交藤、合欢皮、柏子仁。

柴胡　当归　白芍　茯苓　白术　炙甘草　煨姜　薄荷

方中柴胡疏肝解郁；当归、白芍养血活血；白术、茯苓、甘草益气健脾；煨姜暖胃行气；薄荷可助柴胡行气疏肝解郁；加夜交藤、合欢皮、柏子仁养心安神。全方疏肝解郁，益气健脾，安神定志。

五心烦热者加栀子、牡丹皮；大便干结者加郁李仁、大黄；呕吐痰涎者加半夏。

3.瘀血内阻证

主要证候：产后郁郁寡欢，神志恍惚，失眠多梦，甚或神智错乱如见鬼状；面色晦暗，小腹疼痛，恶露不下，或下之不畅，或淋漓日久；舌暗、有瘀点、瘀斑，脉涩。

证候分析：产后胞宫瘀血不下，上扰清窍，则产后郁郁寡欢，神志恍惚，失眠多梦，甚或神智错乱如见鬼状；瘀血阻滞，不通则痛，故面色晦暗，小腹疼痛，恶露不下，或下之不畅，或淋漓日久；舌暗、有瘀点、瘀斑，脉涩正是瘀血内阻之象。

治法：活血化瘀，宁心安神。

方药：安神生化汤（《傅青主女科》）去益智仁，加琥珀、合欢皮。

当归　川芎　炮姜　桃仁　甘草　人参　茯神　柏子仁　陈皮　益智仁

方中以生化汤活血化瘀；人参益气行血；陈皮行气；茯神、柏子仁养心安神；加琥珀化瘀镇惊安神，合欢皮解郁活血安神。全方共奏活血化瘀，宁心安神之效。因原方益智仁有收涩作用，故去之不用。

若恶露不绝，色暗有块者，加三七、益母草化瘀止血调经；若肋胁胀痛、口苦咽干，舌紫暗，舌尖红者，加牡丹皮、赤芍以化瘀清热。

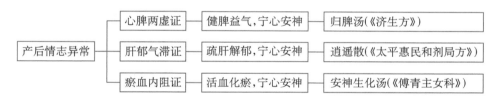

【其他疗法】

1.中成药

（1）柏子养心丸：适用于产后夜卧不安者，每次 1 丸，每日 2 次。

（2）朱砂安神丸：适用于产后惊悸不寐者，每次 1 丸，每日 2 次。

2.产褥期抑郁症西医治疗

（1）心理治疗：了解患者的生理、性格特点和心理状态，根据其临床表现，循循善诱，增加对患者的精神关怀，给予足够的支持和重视，建立良好的家庭氛围，缓解精神压力。

（2）药物治疗：选用不进入乳汁的抗抑郁症药物，要求在医师指导下用药。

1）5-羟色胺再吸收抑制剂：氟西汀 20mg/d，1～2 次口服，逐渐增至 80mg/d；舍曲林 50mg/d，1 次口服，逐渐增至 100mg/d；帕罗西汀 20mg/d，1 次口服，逐渐增至 50mg/d。

2）三环类抗抑郁药：阿米替林 50mg/d，2 次口服，逐渐增至 150～300mg/d，2～3 次口服。每日维持量 50～150mg。

【预后转归】

本病经过药物及心理治疗，预后良好。大约 70% 的患者一年内可治愈，少数患者病程可达一年以上。且再次妊娠,有 20% 的复发率。若失治误治,产妇可出现自杀倾向,甚或伤及婴儿;甚或发展为产后抑郁性精神病。

【预防调摄】

1. 加强围产期及产褥期心理保健及调护。

2. 有精神病家族史及具有发生抑郁症高危因素的患者,在孕期即应定期密切观察,给予相应的指导和关爱,避免一切不良刺激。

3. 产后保证充足的睡眠,避免过劳和过重的心理负担。

(周小琳　张海航)

ER-10-3

扫一扫,测一测

? 复习思考题

1. 简述治疗产后病的原则,以及选方用药的需注意什么?

2. 产后血晕如何与产后中暑相鉴别?

3. 产后发热的辨证要点是什么?

4. 简述产后腹痛的治疗原则,以及用药特点。

5. 简述产后恶露不绝的主要病因病机。

6. 何谓产后恶露不绝?产后恶露不绝的诊断依据是什么?

7. 产后身痛与痹证如何鉴别诊断?

8. 产后小便不通的治疗原则及用药禁忌如何?

9. 简述产后自汗与产后盗汗的区别。

10. 何谓产后乳汁自出?其治疗原则是什么?

11. 产后情志异常的临床表现如何?产后情志异常中心脾两虚证的主症、治法和方药各是什么?

第十一章 妇科杂病

PPT课件

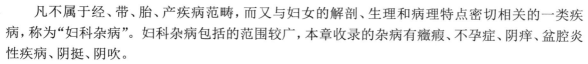

学习目标

　　掌握癥瘕、不孕症、阴痒、盆腔炎等病证的定义及临床特征,诊断要点与鉴别诊断;熟悉阴挺、阴吹的定义、主证、治法和方药,癥瘕、不孕症、阴痒、盆腔炎、阴挺、阴吹各病证的病因病机、辨证要点和治疗原则;了解妇科杂病的定义、范围、主要病因病机、治疗原则、预防与调摄。

知识导览

　　凡不属于经、带、胎、产疾病范畴,而又与妇女的解剖、生理和病理特点密切相关的一类疾病,称为"妇科杂病"。妇科杂病包括的范围较广,本章收录的杂病有癥瘕、不孕症、阴痒、盆腔炎性疾病、阴挺、阴吹。

　　妇科杂病的病因病机比较复杂。就其病因而言,主要有三个方面:一为起居不慎,感受外邪;二是脏腑气血阴阳失调,情志不畅;三为禀赋不足,气血虚弱。其病机主要是肝、脾、肾三脏功能失调,气血失和,冲任受阻或失养,从而发生各种妇科杂病。

　　妇科杂病的治疗应以妇女生理、病理特点为基础,以脏腑、气血、冲任为核心,根据不同疾病的病因病机和其发病特点,从整体观念出发,调理气血、调补肝脾肾、调治冲任督带,使其恢复正常的生理功能。而妇科杂病大多病程较长,治疗难图速效,必须坚持长久服药,必要时可采取综合疗法提高疗效。若因情志内伤致病,或因久病影响情志,则需配合情志疏导,调整心态。

第一节　癥　瘕

　　癥瘕是指妇人下腹部结块,伴有或胀、或痛、或满,甚或出血,常可致月经或带下异常,甚至影响生育的疾病。癥是指结块坚硬不散,推之不移,痛有定处者,病属血分;瘕是指结块质地不坚,推之可移,痛无定处者,病属气分。妇科癥始见于《金匮要略·妇人妊娠病脉证并治》,云:"妇人宿有癥病,经断未及三月,而得漏下不止,胎动在脐上者,为癥痼害。"瘕记载最早见于《素问·骨空论》:"任脉为病,男子内结七疝,女子带下瘕聚。"癥瘕并称首见于《神农本草经》。瘕常因气聚日久而成癥,临床上癥与瘕常难以划分,故"癥瘕"并称。

　　西医学的内生殖器官良性肿瘤、盆腔炎性疾病后遗症、子宫肌瘤、子宫内膜异位症、陈旧性宫外孕等,可参照本病辨证论治。

【病因病机】

　　癥瘕的形成,主要是由于机体正气虚弱,或外感六淫,或内伤情志、饮食所伤、房劳多产等,使脏腑功能失调,致气滞、血瘀、痰湿、湿热结聚于冲任、胞宫、胞络而发病。

　　1. 气滞血瘀　情志内伤,肝气郁结,血行不畅,冲任受阻,气聚血凝,而成癥瘕;或经期产后,血室正开,风寒入胞,凝滞气血,而发癥瘕。

2. 痰湿瘀结 素体脾虚或饮食不节，脾失健运，水湿内停，湿聚成痰，痰湿下注，阻于冲任胞宫，痰瘀互结，积聚不散，日久渐成癥瘕。

3. 湿热瘀阻 经期产后，胞脉空虚，或卫生不当，或不禁房事，湿热邪毒乘虚而入，邪毒与余血互结，阻滞冲任胞宫，渐成癥积。

4. 肾虚血瘀 先天禀赋不足，或后天房劳多产，伤及于肾，肾气不足，运血无力，血行滞涩；或阳虚内寒，寒凝血瘀；日久渐成癥瘕。

知识链接

卵巢肿瘤

各种年龄的女子均可发病，是妇科肿瘤中常见的一种。分为卵巢良性肿瘤、恶性肿瘤和交界性肿瘤。由于其位置在盆腔内，且无特殊病史，月经一般无变化，不易被发现，诊断较困难。良性肿瘤一般生长速度较慢，肿瘤小时多无症状。恶性肿瘤大多诊断时已到晚期，死亡率比较高，五年存活率大约在30%～40%。

【诊断要点】

1. 临床表现 于下腹胞宫、胞脉或胞络部位发现包块，或胀、或痛、或满，可伴有月经过多、经期延长、痛经、带下增多。

2. 检查

（1）妇科检查：盆腔内可触及异常包块，或子宫附件大小、质地、活动度异常。

（2）辅助检查：B超、宫腔镜、腹腔镜、CT、MRI、子宫输卵管碘油造影、诊断性刮宫等检查有助于明确诊断。

【鉴别诊断】

妊娠 有停经史，多数有早孕反应；子宫增大符合停经月份，质地较软。尿妊娠试验阳性；B超检查可发现宫内孕囊及胎心搏动正常。

【辨证论治】

癥瘕的辨证首先应根据结块的特点、临床表现及相关检查，以辨气血、善恶和虚实。癥为血分，瘕为气分。癥瘕发展缓慢，按之柔软，推之可移，精神如常者，多为善证；若癥瘕迅速增大，疼痛较剧，按之坚硬如石，或五色带下，形体消瘦者，多为恶证。疾病初期，肿块较小，胀感明显，多为实邪；中期包块增大，质地较硬，疼痛明显，月经异常，多为邪实正虚；后期包块继续增大，胀痛持续，坚硬如石，体倦乏力，全身羸弱者，以正虚为主。

本病治疗重在活血消癥，软坚散结。新病体壮者多实，宜攻宜破；久病体弱者多虚，则应补益为主，或先补后攻，或攻补兼施，"衰其大半而止"。

1. 气滞血瘀证

主要证候：下腹部有结块，按之不坚，推之可移，或上或下，或痛或止，下腹胀满；精神抑郁，胸胁胀闷，月经不调；舌质暗，舌边瘀点、瘀斑，脉沉弦涩。

证候分析：此结块以气滞为主，故下腹胀满，但按之不坚，推之可移，或上或下；不通则痛，气行痛止，故时痛时止；肝气郁结，故精神抑郁，胸胁胀闷；冲任失调，则月经不调；舌质暗，舌边瘀点、瘀斑，脉沉弦涩，为气滞血瘀之象。

治法：行气活血，化瘀散结。

方药：香棱丸（《济生方》）。

木香　丁香　京三棱　枳壳　青皮　川楝子　小茴香　莪术

方中木香、丁香、青皮、枳壳行气解郁；川楝子、小茴香理气止痛；京三棱能破血中之气滞，莪术可逐气分之血瘀。诸药合用，以行气活血，化瘀止痛。

若经行量多或经漏淋漓不止者，加炒蒲黄、五灵脂、三七；月经后期量少者，加丹参、香附；经行腹痛甚者，加乌药、延胡索。

2. 痰湿瘀结证

主要证候：下腹部有包块，触之不坚，或如囊性，固定不移；胸脘痞闷，泛恶欲呕，纳呆腹胀，腹痛，或月经量多，经期延长，淋漓不净，或月经后期、量少，甚则闭经。或带下量多、色白质黏；舌质紫暗、边有瘀点，舌体胖大，舌苔白厚腻，脉沉细涩。

证候分析：痰湿瘀结，积结成癥，故下腹有包块，触之不坚，固定不移；不通则痛，则有腹痛；痰阻中焦，则胸脘痞闷，泛恶欲呕，纳呆腹胀；痰湿阻滞冲任，则月经后期、量少，闭经；痰阻成瘀，血不归经，则月经量多，经期延长，淋漓不净；痰湿下注，则带下量多、色白质黏；舌质紫暗、边有瘀点，舌体胖大，舌苔白厚腻，脉沉细涩均为痰湿瘀结之象。

治法：化痰除湿，活血消癥。

方药：苍附导痰丸（《叶氏女科证治》）合桂枝茯苓丸（《金匮要略》）。

苍附导痰丸：苍术　香附　法半夏　陈皮　胆南星　枳壳　茯苓　甘草　生姜　神曲

桂枝茯苓丸：桂枝　茯苓　芍药　牡丹皮　桃仁

方中半夏、陈皮、茯苓、甘草燥湿化痰，理气和中；苍术燥湿健脾；香附、枳壳理气行滞，散结消癥；胆南星燥湿化痰；生姜、神曲温中和胃；桂枝温通血脉；赤芍、牡丹皮、桃仁活血化瘀清瘀热。全方共奏化痰除湿，活血消癥之效。

若月经后期、量少或闭经者，可加三棱、莪术以增强化瘀散结之功；若月经过多，淋漓不止者，加蒲黄、五灵脂、血竭、三七化瘀止血；若带下量多者，可加芡实、乌贼骨收涩止带；若脾虚气弱者，加党参、白术、黄芪益气健脾。

3. 湿热瘀阻证

主要证候：下腹包块，灼热疼痛，触之痛剧，痛连腰骶；月经量多，经期延长、崩漏；带下量多、色黄或赤白相杂，气味腥臭；面赤，心烦易怒，发热口渴小便短赤，大便干结；舌质暗红、边有瘀斑、瘀点，舌苔黄腻，脉弦滑数。

证候分析：湿热瘀阻冲任，结而成癥，故下腹包块，灼热疼痛，触之痛剧；湿热下注，伤及任带，则带下异常；湿热内蕴，迫血妄行，则月经量多，经期延长、崩漏；热邪内盛，故发热口渴，烦躁易怒、尿赤便秘；舌暗红、有瘀斑、苔黄腻，脉弦滑数等均为湿热瘀阻之征。

治法：清热利湿，化瘀消癥。

方药：大黄牡丹汤（《金匮要略》）加红藤、败酱草、茯苓、木通。

大黄　牡丹皮　桃仁　冬瓜仁　芒硝

方中大黄通腑泄热，攻逐瘀热；牡丹皮、桃仁清热凉血，活血化瘀；芒硝散结；冬瓜仁利湿；加红藤、败酱草清热解毒，茯苓、木通利湿排浊。诸药共奏清热利湿，化瘀消癥之功。

若带下量多色黄，气味臭秽者，加黄柏、鱼腥草、知母清热燥湿止带。

4. 肾虚血瘀证

主要证候：下腹结块，触之痛剧；面色晦暗，腰酸膝软，头晕耳鸣；月经量多或者少，经色紫暗、有血块，行经腹痛，或婚久不孕，或屡孕屡堕；舌暗，脉弦细涩。

证候分析：肾为先天之本，肾虚精亏，气血循行不利，胞脉瘀阻，则可见下腹结块，月经异常，甚或不孕；肾虚失养则腰酸膝软，头晕耳鸣；舌暗，脉弦细涩均为肾虚血瘀之征。

治法：补肾活血，消癥散结。

方药：补肾祛瘀方（李祥云经验方）。

仙茅　淫羊藿　熟地黄　怀山药　鸡血藤　丹参　三棱　莪术　香附

方中仙茅、淫羊藿、熟地黄补肾，怀山药益气健脾；鸡血藤、丹参养血活血；三棱、莪术破血化瘀止痛；香附理气行滞止痛。全方共奏补肾活血、化瘀消癥之效。

若兼腹痛重者，加三七、血竭化瘀止痛；包块形成日久者，加水蛭、穿山甲消癥散结。

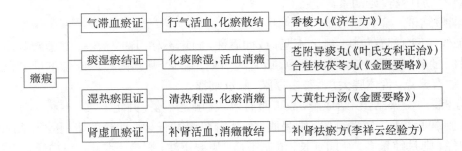

【其他治疗】

1. 外治法

（1）保留灌肠：主要用于湿热瘀阻型包块。处方：柴胡 15g，蒲公英、败酱草、红藤、赤芍各 30g。瘀阻重者加乳香、没药、莪术各 10g；若属于寒凝气滞者原方去蒲公英、败酱草，加乌药、小茴香各 12g，肉桂 10g。以水浓煎至 100ml，保留灌肠，每日 1～2 次，10～15 日为 1 个疗程。

（2）贴敷法

1）三品一条枪（《医宗金鉴》）：白砒、白矾、雄黄、乳香，粉碎后制成药饼及酊剂，消毒备用。贴敷于宫颈外口或插入宫颈管内。适用于宫颈癌早期、癌前病变及肥大性宫颈炎。

2）当归尾、赤芍各 10g，白芷、穿山甲、生艾叶各 20g，小茴香、丹参各 30g。装入布袋内，用水浸泡半小时，再用浸泡水蒸 15 分钟，待其温热后，放于小腹部，也可上置热水袋以保温。每日 1～2 次，每次 30 分钟，15 日为 1 个疗程。适用于寒凝血瘀型。

2. 针灸疗法 取双侧子宫、气海、气冲、三阴交、合谷等穴，腹痛甚者加地机穴；瘀血较重者，加血海、膈俞、次髎穴；有热者，加行间、然谷穴，用泻法；属痰瘀阻滞者：取子宫、曲骨、气海、中脘、阴陵泉等穴，平补平泻法，留针 10～20 分钟，隔日 1 次，10 日为 1 个疗程。

3. 中成药 桂枝茯苓胶囊、宫瘤清胶囊，适用于血瘀型癥瘕。

【预后转归】

本节所论之癥瘕主要是妇科良性肿瘤，若能及时诊治，大多有效，预后良好。若失治误治，邪气盛而正已虚或邪未祛而正已衰，则预后不佳。

【预防调摄】

1. 保持心情愉悦，注意劳逸结合。

2. 注意早发现、早诊断、早治疗。一经确诊，坚持治疗，定期复查。

3. 属子宫肌瘤者，常有宫腔异常出血，应注意保持外阴清洁，预防感染。

4. 饮食忌辛辣、生冷及膏粱厚味。

附：子宫肌瘤

子宫肌瘤为女性生殖器官最常见的良性肿瘤，常见于育龄妇女，是由子宫平滑肌及结缔组织增生而形成，确切病因目前尚不清楚，依据本病好发于 30～50 岁妇女，青春期及 60 岁以上妇女少见，绝经后可缩小或消退的特点，提示其发生可能与女性性激素水平有关。据统计，有 20% 以上育龄妇女患子宫肌瘤。

根据肌瘤生长的部位可分为宫颈肌瘤（10%）和宫体肌瘤（90%）。按肌瘤与子宫肌壁的关系可分为肌壁间肌瘤（60%～70%）、浆膜下肌瘤（20%）、黏膜下肌瘤（10%～15%）。各类型的肌瘤发生于同一子宫的，称为多发性子宫肌瘤。在生长发展过程中肌瘤可发生病变，如玻璃样变、钙化、囊性变、红色变，少数可发生肉瘤样变。

【临床表现】

1. 症状 症状与肌瘤的部位、大小、生长速度及有无变性有关。其主要症状有：

（1）月经异常与继发性贫血：为子宫肌瘤最常见的症状。多见于较大的肌壁间肌瘤、黏膜下肌瘤，表现为月经量多、经期延长或崩漏等子宫异常出血。主要因为肌瘤增长，使子宫增大，影响子宫收缩；宫腔面积扩大，内膜不同程度增生过长。长期月经量多可引起继发性贫血。浆膜下肌瘤多无明显月经改变。

（2）下腹部包块：肌瘤较小时，在腹部不能摸到，当肌瘤增大到3个月妊娠大时，可从腹部触及。巨大的黏膜下肌瘤可脱出于阴道外，患者可因外阴肿物就诊。

（3）白带异常：黏膜下肌瘤合并感染时，可见大量脓样白带。若溃烂坏死出血时，则见大量恶臭味的血性分泌物。肌壁间肌瘤使子宫腔面积增大，内膜腺体分泌增加，出现白带增多。

（4）压迫症状：多见浆膜下肌瘤。肌瘤压迫膀胱，可引起尿频尿急；压迫输尿管，形成输尿管扩张甚或发生肾盂积水；压迫直肠，则可见下腹坠胀不适、便秘等。

（5）腹痛、腰酸、下腹坠胀：为子宫肌瘤的常见症状，且经期加重。主要是因为肌瘤压迫，盆腔充血所致。当肌瘤红色变性时，可见剧烈腹痛，且伴发热、呕吐及局部压痛。若发生浆膜下肌瘤蒂扭转时，可见急腹症征象。

（6）不孕：肌瘤增大压迫输卵管，使之发生扭曲、梗阻，影响精子和卵子结合及受精卵的输送；或者黏膜下肌瘤影响受精卵着床，导致不孕。

2. 体征 与肌瘤的位置、大小、数量和有无变性有关。如肌瘤较大，在腹部即可扪及质硬、结节状肿块，妇科检查扪及子宫增大，表面有不规则的单个或多个结节状突起。浆膜下肌瘤在妇科检查时能扪及可活动的、质硬的球状肿物，有蒂连于子宫；黏膜下肌瘤能触及呈均匀增大的子宫，脱出于子宫颈外口者，阴道窥器检查即可见宫颈口处有粉红色肿物，表面光滑，边缘清楚，若有感染者，可有出血及脓性分泌物。

【诊断】

根据病史、症状和体征，诊断多无困难。同时可借助B超、宫腔镜、腹腔镜、子宫输卵管碘油造影等检查以协助诊断。

【鉴别诊断】

1. 卵巢肿瘤 一般无月经变化，肿块多呈囊性，偏于子宫一侧。鉴别困难时，可借助腹腔镜明确诊断。

2. 子宫腺肌病 子宫多呈均匀增大，一般很少超过3个月妊娠大小，且伴有进行性加剧的继发性痛经，可借助B超等辅助检查以确诊。

【治疗】

1. 随访观察 无症状的小肌瘤，或45岁以上症状不明显的患者，无须治疗，定期复查。

2. 药物治疗 适用于症状轻、近绝经年龄、子宫小于2个月妊娠子宫大小或不宜手术的患者。

（1）促性腺激素释放激素激动剂（GnRH-a）：长期大量运用，可抑制垂体促卵泡素（FSH）、促黄体素（LH）的分泌，使体内雌二醇降至绝经水平，可缓解症状、抑制肌瘤生长、促其萎缩。但用药6个月以上，即可出现骨质疏松、围绝经期综合征等副作用，故一般用药不超过6个月。临床常选用长效制剂，如亮丙瑞林或戈舍瑞林，前者每次3.75mg，后者每次3.6mg。每月皮下注射1次。应用这类药物可缩小肌瘤以利于妊娠；术前应用能缩小肌瘤，减少出血，降低手术难度；而对于近绝经期妇女,既可缩小肌瘤,又可提前过渡到自然绝经状态,避免手术。

(2)米非司酮:每日 12.5mg,口服。常作为提前绝经使用或术前用药。因其具有拮抗糖皮质激素的副作用,故临床不宜长期使用。

3.手术治疗 肌瘤较大(>2.5 个月妊娠子宫大小),生长速度快,怀疑有恶变者;症状明显,经保守治疗无效者;有膀胱、直肠、输尿管的压迫症状者;有严重的急慢性腹痛包括肌瘤蒂扭转所引起的急腹症等,应考虑手术。手术方式有肌瘤摘除术、子宫全切术或子宫次全切术。

第二节 不 孕 症

女子婚后无避孕,有正常性生活,同居 1 年而未受孕者;或曾有妊娠史,未避孕,又连续 1 年未再受孕者,称为"不孕症"。前者为原发性不孕,古称"全不产";后者为继发性不孕,古称"断绪"。在男性则称为不育症。调查统计,在世界范围内不孕不育,在已婚夫妇占 10%~15%。

夫妇双方中若一方有先天生殖缺陷或后天病理因素,经过各种治疗措施仍不能怀孕者,称为绝对不孕;一旦纠正仍可正常受孕者,称为相对不孕。本节讨论相对不孕。

西医学不孕症多由女方排卵障碍、输卵管病变、子宫阴道等因素所致。

【病因病机】

肾主生殖,肝主疏泄,故肾气不足与肝气郁结,致冲任气血失调,是本病的主要病机。

1.肾虚 先天禀赋不足,肾气虚弱;或早婚、房劳多产,耗伤肾气;或大病久病伤肾。肾阳虚,命门火衰,不能温煦胞宫,而致胞宫虚冷;肾阴虚,天癸乏源,血海空虚,胞脉失养;或阴虚生内热,热邪扰及冲任血海。均可使冲任失调,胞宫不能摄精成孕。

2.肝郁 情志不畅,或盼子心切,或工作压力过大等,使肝失条达,疏泄失常,气血不和,冲任失调,致使胞宫不能摄精受孕;肝木伐土,肝郁脾湿,任带损伤,胎孕不受。

3.痰湿 素体肥胖,嗜食甘肥,痰湿内盛;或肝木犯脾,或肾阳不能温脾,脾失运化,生湿聚痰,闭塞胞脉,使冲任功能失调,不能摄精受孕。

4.血瘀 经期或产后,邪气乘虚入中,凝滞气血;或不禁房事,邪气入于胞宫,与血互结。瘀血阻于胞宫、胞脉,冲任不通,两精不能相合,以致不能摄精受孕。

知识链接

西医学不孕症病因

西医认为正常受孕必须具备以下条件:卵巢能排出正常卵子;有正常的性生活和精液;精子和卵子在输卵管内能相遇并结合成受精卵,且能顺利地运送至宫腔内;子宫内膜正常,适宜于受精卵着床。其中任何一项异常,均可导致不孕。常见病因有:

(1)女方因素(40%):①排卵障碍;②输卵管不通或不畅;③子宫内膜异常;④宫颈炎症及免疫学功能异常;⑤阴道不畅、不通或炎症。

(2)男方因素(30%~40%):①精液异常;②性功能异常。

(3)夫妇双方因素(10%~20%):①缺乏性生活基本知识;②精神因素;③免疫因素。

(4)不明原因(10%)。

【诊断要点】

1.临床表现 未避孕,性生活正常,夫妇同居 1 年未孕;或曾有孕育史而后出现 1 年不孕者。常伴月经失调、下腹疼痛、带下异常等。

2．体格检查 观察第二性征发育、身高、体重、有无溢乳、甲状腺有无肿大等。

3．妇科检查 注意内外生殖器有无畸形、炎症及包块等。

4．辅助检查

（1）卵巢功能检查：常用方法有女性内分泌激素水平测定、BBT 测定、子宫内膜活组织检查、B 超监测卵泡发育及排卵情况、阴道脱落细胞涂片检查、宫颈黏液结晶检查等，以了解卵巢排卵情况及黄体功能状态。

（2）输卵管通畅试验：目前常用方法有输卵管通液术、子宫输卵管碘油造影，以及子宫输卵管超声造影等。输卵管通液术诊断价值有限，而宫腔镜下输卵管插管通液术有较大诊断意义；子宫输卵管碘油造影对输卵管病症的诊断更准确，既可明确阻塞部位，了解子宫、输卵管形态、子宫内膜和输卵管结核、黏膜下肌瘤等病变，又有分离粘连的治疗作用。

（3）宫腔镜检查：有助于明确宫腔和宫内膜病变的诊断。

（4）腹腔镜检查：对上述检查未能发现异常者，可进行腹腔镜检查，能直接观察子宫、卵巢、输卵管有无粘连等情况，临床约有 20% 患者可在腹腔镜下发现病证。如轻度盆腔子宫内膜异位症，或重度盆腔粘连等。

（5）生殖免疫功能检查：检查血清和宫颈黏液的抗精子抗体、抗透明带抗体及抗心磷脂抗体；性交后精子穿透性试验，宫颈黏液与精子相合试验，了解影响受孕的免疫学因素。

（6）CT、MRI 检查：可明确因垂体病变引起不孕症的诊断。

【辨证论治】

主要根据月经、带下、全身症状及舌脉等综合分析，审脏腑、冲任、胞宫之病位，辨气血、寒热、虚实之变化。重视辨病与辨证相结合。

治疗以补肾填精，调理气血为主。虚者宜温肾益气，填精养血，调补冲任；实者当疏肝理气，化痰除湿，调畅冲任。

1．肾虚证

（1）肾阳虚证

主要证候：婚久不孕，月经后期、量少色淡，或月经由稀发渐至闭经；带下量多、清稀；面色晦暗，腰膝酸软冷痛，畏寒肢冷，性欲淡漠，小便清长，大便溏薄；舌淡、苔白，脉沉细或沉迟。

证候分析：肾阳虚，冲任虚寒，胞宫失煦，故婚久不孕、月经后期、量少色淡，甚或闭经；脾肾阳虚，寒湿下注，故白带量多清稀；上不暖脾土，下不温膀胱，则小便清长，大便溏薄；肾阳不足，外府失煦，故面色晦暗，腰膝酸软冷痛，畏寒肢冷，性欲淡漠；舌淡、苔白，脉沉细或沉迟，均为肾阳虚弱之象。

治法：温肾填精，补益冲任。

方药：毓麟珠（《景岳全书》）加丹参、香附。

人参 白术 茯苓 炙甘草 当归 白芍 熟地黄 川芎 菟丝子 鹿角霜 杜仲 川椒

方中以四君子汤健脾益气助生化气血；四物汤养血调经；杜仲、鹿角霜、菟丝子温补肝肾；佐川椒温督脉。加丹参、香附行气活血。诸药合用，既能温肾填精，又能补后天助生化，使精血旺盛，冲任得以温养，则胎孕可成。

若小腹冷痛，腰酸如折者，加小茴香、巴戟天、肉桂；若带下量多，清稀，加金樱子、芡实收敛止带；若性欲淡漠者，加紫石英、肉苁蓉、鹿茸等温肾填精。

（2）肾阴虚证

主要证候：婚久不孕，月经先期，经量少、色红、质稠无血块；腰膝酸软，头晕目眩，耳聋耳鸣，形体消瘦，午后低热，或五心烦热，口干，心悸少寐多梦；舌质偏红、少苔，脉细数。

证候分析：肾阴不足，精血亏乏，血海空虚，故婚久不孕、月经量少；精血虚损，清窍肢体失养，故形体消瘦，腰膝酸软，头晕目眩，耳聋耳鸣；阴虚相火偏旺，虚热熏蒸，则月经色红、质稠，午后低热，五心烦热，失眠多梦；舌质偏红、少苔，脉细数，均为肾阴虚有热之象。

治法：补肾滋阴，养血益精。

方药：养精种玉汤（《傅青主女科》）合五子衍宗丸（《证治准绳》）。

养精种玉汤：熟地黄　山茱萸　当归　白芍

五子衍宗丸：覆盆子　菟丝子　枸杞子　五味子　车前子

方中熟地黄、山茱萸填精养血；当归、白芍养肝和血；五子衍宗丸补肾益精。全方共奏滋阴养血，填精补肾种子之功。

若月经量少明显，甚至闭经者，加紫河车、怀山药、鹿角胶、丹参等填精补肾，养血活血；若心烦失眠多梦者，加夜交藤、合欢皮、酸枣仁、何首乌养血安神。

2. 肝郁证

主要证候：婚后多年不孕，月经先后无定期、量或多或少、色暗、有血块；于经前或经期小腹或乳房胀痛，或经行腹痛，情志抑郁，善太息，或烦躁易怒；舌淡红、苔薄白，脉弦。

证候分析：肝气郁结，冲任失调，故婚后多年不孕、月经先后无定期、量或多或少、色暗、有血块；肝郁乳络不畅，故经前、经期乳房或小腹胀痛；若肝郁化火扰神，则烦躁易怒；舌淡红，苔薄白，脉弦，均为肝郁之象。

治法：疏肝解郁，养血调经。

方药：开郁种玉汤（《傅青主女科》）加柴胡。

当归　白芍　白术　牡丹皮　茯苓　香附　天花粉

方中当归、白芍养血柔肝；茯苓、白术健脾；香附行气解郁；牡丹皮凉血活血；天花粉润燥生津清热。加柴胡以增其疏肝解郁之力。诸药合用，能疏肝气，养肝血调冲任，和气血，则能摄精成孕。

若经前乳房胀痛有块者，加枳壳、青皮、橘核、海藻以理气行滞，通络散结；若行经时腹痛严重，经血有块者，加生蒲黄、五灵脂、延胡索以化瘀理气止痛；若经行不畅，涩滞不行者加益母草、红花、山楂以活血化瘀。

3. 痰湿证

主要证候：婚久不孕，形体肥胖，月经后期、量少，渐至闭经，带下量多、质黏；头晕心悸，胸脘痞闷，恶心欲呕；舌淡胖、苔白腻，脉滑。

证候分析：肥胖多痰，壅阻胞脉，不能摄精成孕，故婚久不孕、月经后期、量少，渐至闭经；痰湿中阻，清阳不升，浊阴不降，故头晕心悸，胸脘痞闷，恶心欲呕；湿浊下注，故带下量多、质黏；舌淡胖、苔白腻，脉滑，为痰湿内蕴之象。

治法：燥湿化痰，理气调冲。

方药：苍附导痰丸（《叶氏女科证治》）加当归、川芎。

陈皮　茯苓　法半夏　甘草　苍术　香附　胆南星　枳壳　生姜　神曲

方中以二陈汤健脾和胃，化痰燥湿；香附、枳壳理气行滞；苍术、胆南星燥湿化痰；生姜温中和胃。加当归、川芎养血活血通经脉。全方共奏健脾燥湿化痰，行气活血通经之效。

若月经后期，甚或闭经者，加鹿角霜、桂枝温阳散寒；带下量多，清稀如水者，加补骨脂、乌贼骨、芡实温肾固涩止带；若痰瘀互结，日久成癥，加海藻、昆布、白芥子等软坚散结，化瘀消癥。

4. 血瘀证

主要证候：婚久不孕，痛经，月经后期、量少、经色暗、有血块，块下痛减；平时可有少腹疼痛、拒按；舌质紫暗，舌边有瘀点、瘀斑，脉细弦。

证候分析：瘀阻冲任，冲任功能失调，故婚久不孕，痛经，月经后期、量少、经色暗、有血块；瘀血阻滞，不通则痛，则腹痛拒按；舌暗、有瘀点、瘀斑，脉细弦，均为血瘀之征。

治法：活血化瘀，温经止痛。

方药：少腹逐瘀汤（《医林改错》）加香附、乌药。

小茴香　官桂　干姜　当归　川芎　赤芍　蒲黄　五灵脂　延胡索　没药

方中官桂、小茴香、干姜温经散寒；蒲黄、五灵脂、延胡索、没药化瘀止痛；当归、赤芍、川芎养血活血；加香附、乌药以理气止痛。全方具有活血化瘀，温经止痛之功。

若胸胁胀痛者，加郁金、柴胡疏肝行气；若经血淋漓不止者，加茜草、三七粉化瘀止血；下腹结块者，加鳖甲散结消瘀；小腹冷痛者，加吴茱萸温经散寒。

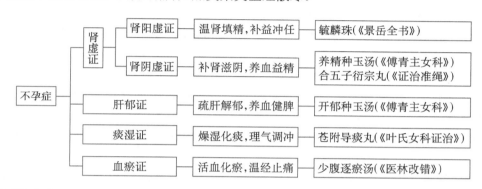

【西医治疗】

1．治疗生殖道器质性病变

（1）输卵管慢性炎症和阻塞的治疗

1）一般疗法：对于卵巢功能良好、生育要求不迫切者，可先进行保守治疗，如中药保留灌肠、口服活血化瘀中药等，促进局部血供，以利于消退炎症。

2）输卵管成形术：应用显微外科技术对输卵管不同部位的阻塞、粘连可行造口术、吻合术、整形术及输卵管子宫移植术等，达到输卵管再通之目的。

3）输卵管内注药：于月经干净 2～3 日之后，用庆大霉素 4 万 U、地塞米松磷酸钠注射液 5mg，加 20ml 生理盐水稀释，用 150mmHg 压力经宫腔缓缓注入，可软化或溶解粘连、减轻输卵管炎症，可同时配合中药灌肠、超短波和离子透入等治疗。

（2）子宫内膜异位症：早期一般可采用中西药结合保守治疗；对诊断不明者，可行腹腔镜检查；中重度和复发者，可手术或结合生殖技术以助妊娠。

（3）卵巢肿瘤：性质不明的卵巢肿瘤一般倾向于手术探查，切除或剔除并明确性质后进行不孕相关治疗。

（4）子宫病变：子宫黏膜下肌瘤、子宫内膜息肉行宫腔镜手术切除；宫腔粘连予以分离术；子宫纵隔者宫腔镜下行矫形术；慢性宫颈炎症可进行局部或物理治疗等方法。

（5）阴道炎：应针对阴道病原菌进行治疗。

2．诱发排卵

（1）氯米芬（克罗米芬）：是促排卵的首选药物。于月经周期第 5 日开始服用，每日 50～100mg，连续运用 5 日，3 个周期为 1 个疗程。排卵率达 80% 左右，妊娠率达 30%～40%。

（2）绒毛膜促性腺激素（HCG）：具有类似黄体生成激素（LH）的作用，临床上常与氯米芬配合使用。在月经周期第 5 日口服氯米芬 5 日后，用 B 超监测卵泡发育情况，待卵泡成熟后，用绒毛膜促性腺激素（HCG）5 000～10 000U，一次性肌内注射，能诱导排卵。

（3）黄体酮：改善黄体功能，于月经周期第 20 日开始肌内注射，每日 10～20mg，连用 5 日，以补充黄体不足。

（4）溴隐亭：抑制垂体分泌催乳激素（PRL），主要用于高泌乳素血症所引起的排卵障碍。1.25～2.5mg/d，分两次服用。血 PRL 降至正常水平后，继续服药 1～2 年，每服药 3 个月至半年复查血清 PRL，排卵率达 75%～80% 左右，妊娠率达 60%。

3．辅助生殖技术　常用方法包括人工授精、体外授精与胚胎移植，以及卵细胞浆内单精子注射等。

【其他疗法】

1．外治法

（1）中药离子导入：主要适用于输卵管粘连或不通者。桃仁、败酱草、皂角刺三药配制成浓缩液，选关元、次髎穴进行局部直流电离子导入。

（2）中药保留灌肠：适用于盆腔包块或输卵管粘连不通者。三棱 15g，莪术 15g，蜂房 10g，苏木 10g，红花 10g，蒲公英 30g，皂角刺 20g，浓煎至 100ml，温度适宜时保留灌肠。经净后 3 日开始，每日 1 剂，每晚 1 次，连用 10 日，3 个月为 1 个疗程。

（3）中药热敷法：主要适用于盆腔包块。乌头、艾叶、皂角刺、鸡血藤、红花、防风、白芷、川椒、威灵仙、独活，上药适量为末，装入布袋内，用水浸泡，后隔水蒸，热敷小腹。每日 1～2 次，10 日为 1 个疗程。

（4）肛门导入法：主要适用于盆腔炎的治疗。将康妇消炎栓纳入肛门内，每次 1 栓，每日 1～2 次。

（5）宫腔注入法：适用于输卵管轻度阻塞者。于月经干净后 3～7 日内，用丹参注射液或鱼腥草注射液，每日 1 次，每次 20ml，缓缓注入宫腔内，3 日为 1 个疗程。

2．针刺治疗　能够刺激排卵。常选穴：关元、中极、子宫、血海、足三里、三阴交、阴陵泉等穴。于月经周期第 12 日开始针刺，隔日 1 次，连续 3 次，注意观察 7～10 日，基础体温未上升者，可重复 2～3 个疗程。

3．中成药

（1）滋肾育胎丸：适用于脾肾两虚证。每次 5g，每日 3 次，口服。

（2）坤泰胶囊：适用于心肾不交证。每次 6g，每日 2 次，口服。

（3）定坤丹：适用于气血不足证。每次 3.5～7g，每日 2 次，口服。

（4）六味地黄丸：适用于肾阴虚证。每次 8 粒，每日 2 次，口服。

（5）逍遥丸：适用于肝气郁结证。每次 9g，每日 3 次，口服。

（6）少腹逐瘀丸：适用于瘀滞胞宫证。每次 1 丸，每日 2 次，口服。

（7）血府逐瘀胶囊：适用于气滞血瘀证。每次 2 粒，每日 3 次，口服。

4．心理治疗　心理治疗对于不孕症有较好的临床疗效。给予不孕妇女同情和关怀，针对具体问题进行开导，缓解她们的思想压力，有利于其排卵和受孕，并注意为患者保密。

【预后转归】

预后与患者的年龄、病史、病因及病程有较密切的关系。一般来说，年龄轻、病因单一、病程短者，疗效较好；年龄偏大、病因复杂、病程长者，疗效欠佳。

【预防调摄】

1．注意经期、产后卫生，预防感染及性传播疾病，及时治疗生殖道炎症，防止继发性不孕。

2．积极调治妇科疾病及全身慢性疾病，其中调经、消癥、治带尤其重要。

3．改善生活方式，对体重超重者减轻 5%～10% 体重；对体质瘦弱者，调节饮食，加强营养，增强体质；戒烟、戒毒、不酗酒。

4．调畅情志，保持良好心态，预防"心因性不孕"。

5．做好计划生育，无生育计划者，应采取避孕措施，尽量避免因人工流产、引产等而引发生殖系统炎症，造成继发不孕。

谭某,28岁,已婚3年未孕,月经周期延后10年。

患者18岁月经初潮,周期即延后,6日/40~50日,量中等偏少、色正无块,经期伴腰腹胀,平时畏寒,白带不多。刻诊:月经过期半月未至,口干思饮,舌淡红、苔薄黄脉缓。诊断为原发不孕、月经后期,辨证属先天肾气不足,冲任不盛。治宜温补冲任,补肾养血。方选加减苁蓉菟丝子丸。

处方:肉苁蓉10g,菟丝子15g,覆盆子10g,当归10g,白芍15g,川芎10g,河车粉10,制首乌18g,鸡血藤18g,茺蔚子15g,王不留行10g。

药后经潮,去王不留行加淫羊藿10g、香附10g、红泽兰10g,配服定坤丹、当归片,继续服药8月,药味时有加减。因经前乳房小腹胀痛,改用补肾疏肝、养血调经法,药后乳胀腹痛消失。后足月顺产一男婴。

分析:患者月经初潮过迟,潮后经期后期、量偏少,提示先天肾气不足,冲任不盛。经温肾益气、益精养血调治2年,月经期量正常,受孕生子,印证了中医"肾主生殖""补肾益精血、调经种子"理论。

(佘靖.中国现代百名中医临床家丛书-杨家林[M].北京:中国中医药出版社,2009.)

第三节 阴 痒

妇女外阴及阴道瘙痒,甚或痒痛难忍,坐卧不宁,或伴有带下增多,称为"阴痒",亦称"阴门瘙痒"。本病始见于《肘后备急方》。

西医学之外阴瘙痒症、外阴炎、阴道炎、外阴色素减退性病变等出现阴痒者,可参照本病辨证治疗。

外阴上皮非瘤样变

又称外阴白色病变。是指女性外阴皮肤和黏膜组织发生色素改变和变性的一组慢性疾病。包括硬化性苔藓和鳞状上皮增生等。病变部位皮肤和黏膜多呈白色,好发于40~50岁的妇女。

鳞状上皮增生以往又称为增生性营养不良,是最常见的外阴白色病变。临床表现:主要为外阴瘙痒。早期皮肤呈暗红或粉红,角化过度呈白色;晚期皮肤增厚,色素增加,且粗糙、隆起。其恶变率为2%~5%。

硬化性苔藓以外阴瘙痒、烧灼感和性交痛为主症。主要临床特征:外阴萎缩、皮肤皱缩、变白、弹性差、阴道口挛缩狭窄等。极少发展为浸润癌。

【病因病机】

本病有虚、实之分,虚者多因肝肾阴虚,阴户失养,血燥生风,风动而痒;实者多因肝经湿热,浸淫阴部,或感染虫毒,虫扰阴部而致阴痒。

1.肝经湿热 情志不畅,郁怒伤肝,肝郁化热,或肝郁乘脾,脾虚生湿,湿热下注,浸淫阴部,而致阴痒。

2.湿虫滋生 脾虚湿盛,日久化热,湿热下注,蕴积生虫,或外阴不洁,或久居湿地,湿虫滋生,虫扰阴部,而致阴痒。

3.肝肾阴虚 肾开窍于二阴,肝脉绕阴器;若素体肝肾亏虚,或年老体虚、大病久病等,致肝肾阴虚,精血不足,阴部失养,化燥生风,而致阴痒。

【诊断要点】

1.临床表现 外阴或阴道瘙痒,甚则痒痛难忍,坐卧不宁,灼热疼痛,可波及肛门周围、大腿内侧,或兼有带下量多、气味臭秽等。

2.妇科检查 外阴皮肤正常或红肿,有抓痕,或外阴色素减退,或增厚或萎缩,甚则皲裂、破溃、湿疹;阴道潮红充血、溃疡或萎缩变薄,分泌物增多,呈黄色、白色或赤黄、赤白相间,质稀薄,或如泡沫状,或如凝乳样、豆渣样,甚呈脓性。

3.辅助检查 阴道分泌物涂片镜检正常,或见滴虫、假丝酵母菌等。

【鉴别诊断】

1.消渴所致阴痒 除阴痒外,可见多饮、多食、多尿、消瘦等特征,尿糖阳性,空腹或餐后血糖升高。

2.股癣 发于会阴部及股内侧者称为股癣,病灶边缘清晰,呈堤状,表面有鳞屑,炎症改变较明显。

3.湿疹 分布呈对称性,边界清晰,易反复发作,常因食物、药物或化学品过敏而诱发,全身任何部位均可发生。

【辨证论治】

本病应根据患者阴部瘙痒的特点、带下特点及全身症状、舌脉进行辨证。育龄期多为实证,肝经湿热多见;绝经前后多属虚证,肝肾阴虚多见。

治疗原则以止痒为目的。虚者宜滋阴养血,祛风止痒;实者宜清利湿热,杀虫止痒。根据"治外必本诸内"的原则,采用内服与外治,整体与局部相结合进行施治。

1.肝经湿热证

主要证候:阴部瘙痒灼痛,坐卧不宁;带下量多、色黄如脓样,或呈泡沫状,或如米泔样,稠黏臭秽;伴心烦易怒,口苦咽干,胸胁胀痛,失眠多梦,小便短赤,大便干结;舌质红、苔黄腻,脉弦滑数。

证候分析:肝经湿热下注,伤及任带,则带下量多、色黄如脓,稠黏臭秽;湿热浸渍,致阴部瘙痒灼痛;热扰心神,则心烦不宁,失眠多梦;热盛伤津,则咽干,大便干结,小便短赤;易怒口苦,胸胁胀痛,舌质红、苔黄腻,脉弦滑数,均为肝经湿热之象。

治法:泻肝清热,除湿止痒。

方药:龙胆泻肝汤(《医方集解》)。

龙胆草 黄芩 栀子 生地黄 当归 泽泻 车前子 木通 柴胡 甘草

方中龙胆草既可泻肝胆实火,又能清下焦湿热;黄芩、栀子清热泻火,兼能燥湿;生地黄、当归滋阴养血,可使邪去而不伤阴血;泽泻、车前子、木通利小便,清湿热;柴胡疏泄肝胆之气,且引诸药入经;甘草调和诸药。全方具有泻肝清热,除湿止痒之功。

2.湿虫滋生证

主要证候:阴部瘙痒,有虫行感,甚则奇痒难忍,灼热疼痛;带下量多、色黄如泡沫状,或色白如凝乳状,臭秽难闻;心烦少寐,口苦咽干,小便短黄;舌质红、苔黄腻,脉滑数。

证候分析:湿热下注,蕴积生虫,虫扰阴中,致阴部瘙痒,有虫行感,奇痒难忍,带下量多、色黄如泡沫状,或色白如凝乳状;湿热浸渍,致阴部灼热疼痛;热扰心神,则心烦不寐;热盛伤津,则咽干,小便短黄;舌质红、苔黄腻,脉滑数,为湿热之象。

治法:清利湿热,解毒杀虫。

方药:萆薢渗湿汤(《疡科心得集》)加白头翁、苦参、防风。

萆薢　薏苡仁　黄柏　赤茯苓　牡丹皮　泽泻　通草　滑石

方中萆薢、泽泻、通草、滑石清利湿热；薏苡仁、赤茯苓健脾渗湿；黄柏清热解毒燥湿；牡丹皮凉血化瘀。加白头翁、苦参、防风增解毒杀虫，祛风止痒之效。全方具有清利湿热，解毒杀虫之功。

3．肝肾阴虚证

主要证候：阴部瘙痒，灼热，干涩，甚或局部皮肤变白皲裂、外阴萎缩，带下量少、色黄或赤白相兼，伴腰膝酸软，头晕耳鸣，五心烦热，烘热汗出。舌质红、苔少，脉细数无力。

证候分析：肝肾精血匮乏，化燥生风，外阴失养，可见阴部瘙痒，灼热，干涩，久则外阴萎缩，局部皮肤变白皲裂；肾虚腰府失养，阴不潜阳，则腰膝酸软，头晕耳鸣，烘热汗出；阴虚内热，伤及任带，则五心烦热，带下量少、色黄或赤白相兼；舌质红、苔少，脉细数，为肝肾阴虚之征。

治法：调补肝肾，养血止痒。

方药：知柏地黄汤（《医宗金鉴》）加当归、制首乌、白鲜皮。

熟地黄　山药　山茱萸　泽泻　茯苓　牡丹皮　黄柏　知母

方中六味地黄汤滋补肝肾；黄柏、知母滋阴清热。加当归、制首乌养血祛风止痒；白鲜皮清热解毒，除湿止痒。诸药共奏调补肝肾，养血止痒之功。

阴痒甚者，可加薄荷、防风、徐长卿祛风止痒；病变局部皮肤变硬、变厚者，加黄芪、红花、桃仁益气活血。

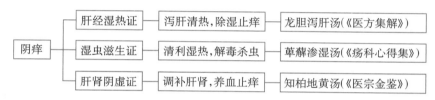

【其他疗法】

外治法

1．中药熏洗　塌痒汤（《外科正宗》）：鹤虱 30g，苦参、蛇床子、当归尾、威灵仙、狼毒各 15g，可加猪胆汁 2 枚，煎汤，先熏后洗，每日 1 次，10 次为 1 疗程。有溃疡者忌用。

2．中药坐浴　蛇床子散：蛇床子、百部、花椒、苦参、枯矾各 10～15g，煎汤，先熏后坐浴，每日 1 次，10 次为 1 疗程。有溃疡者，去花椒。

3．中药外搽　珍珠散：珍珠、雄黄、青黛各 3g，儿茶 6g，黄柏 9g，冰片 0.03g。共研细末和匀，外搽，每日 1 次，7 次为 1 疗程。用于皮肤有破损者。

4．阴道纳药　根据妇科检查和白带常规检查，针对性用药。

【预后转归】

本病早期发现、及时诊断，经过内外结合治疗，多可治愈。部分患者因治疗不当，可致阴痒久治不愈。也有少数患者阴痒日久不愈转为恶证外阴癌。

【预防调摄】

1．积极治疗全身慢性疾病，衣着要宽松，不宜着化纤内裤。

2．注意个人卫生，保持会阴部清洁。

3．外阴瘙痒难忍时，避免用手或器械搔抓及开水烫洗，禁用肥皂及其他刺激性药物擦洗，以免发生感染。

4．经期不用外治法，治疗期间禁房事，有滴虫或假丝酵母菌感染者宜夫妇同治，避免交叉感染。

5．保证愉悦的心情、充足的睡眠。忌食辛辣刺激性食物。

附：阴道炎

阴道炎是指病原体进入阴道，引起阴道黏膜及黏膜下结缔组织的炎症。是妇科生殖器炎症中最常见疾病，各年龄段妇女均可发病。常见的有外阴阴道假丝酵母菌病、滴虫性阴道炎、细菌性阴道病及萎缩性阴道炎。

因临床以阴部瘙痒、带下增多为主症，故属中医"阴痒""带下病"范畴。

知识链接

阴道微生态平衡及影响因素

正常生理状态，阴道内有多种微生物，阴道依赖微生物菌群、局部免疫及内分泌调节等因素的相互作用与制约，维系着阴道微生态的动态平衡，其中阴道菌群起着主要作用。乳杆菌是阴道的优势菌，可抑制一般致病菌生长，维持阴道微生态平衡，防止阴道炎症的发生。当乳杆菌数量减少或功能下降，阴道微生态平衡被破坏，会出现多种阴道炎症。阴道炎症的治疗原则为：抗菌、修复、恢复微生态。

一、外阴阴道假丝酵母菌病

【病因】

外阴阴道假丝酵母菌病是由假丝酵母菌引起的阴道炎症。假丝酵母菌可正常寄生于阴道内，当机体及阴道局部免疫力下降时，假丝酵母菌才能大量繁殖而引发炎症。本病多见于孕妇、糖尿病患者、长期使用抗生素或接受大量雌激素治疗者。少数患者可通过性交直接传播，或通过接触污染的衣物等间接传播。

【临床表现】

1. 症状　外阴、阴道瘙痒难忍，或有灼痛、性交痛，严重时坐卧不安；阴道分泌物增多、色白稠厚，呈豆渣样或凝乳状；常伴尿频、尿急、尿痛等症状。

2. 妇科检查　外阴红斑、水肿，有抓痕，在小阴唇内侧及阴道黏膜壁上附有白色块状物，擦除后可见黏膜红肿，甚或出现糜烂及浅表溃疡。

【诊断】

根据上述症状、体征结合实验室检查，在阴道分泌物中找到假丝酵母菌的芽孢或假菌丝，若有症状而多次检查均为阴性，可采用培养法。再结合是否怀孕，或有无长久服用抗生素或大量运用皮质激素，或是否患有糖尿病等病史，协助做出诊断。

【治疗】

1. 消除诱因　应积极治疗原发病如糖尿病等；停用广谱抗生素、类固醇皮质激素及雌激素等；保持阴部清洁、干燥，勤换内裤，所用的毛巾及其他用具均用开水烫洗。

2. 局部用药　可选用以下药物放入阴道内。

（1）阴道冲洗：用2%～4%苏打液冲洗外阴及阴道，后坐浴，每日1次，10次为1个疗程，以改变阴道酸度，抑制假丝酵母菌生长。

（2）阴道纳药：克霉唑栓剂，每晚1粒，连用7日；咪康唑栓剂，每晚1粒（200mg），连用7日；制霉菌素栓剂，每晚1粒（10万U），连用10～14日。

3. 全身用药　伊曲康唑，每次200mg，每日1次，口服，连用3～5日；或氟康唑150mg，顿服。适用于不能耐受局部用药,或未婚女性。

二、滴虫性阴道炎

【病因】

由阴道毛滴虫引起的阴道炎症,称为滴虫性阴道炎。除了寄生于阴道外,尿道、尿道旁腺、膀胱、肾盂等处也常有毛滴虫侵入,此外,还可寄生于男性的包皮皱褶、尿道及前列腺中,因此男女双方均可通过性交直接传播给对方;也可通过公共浴盆、游泳池、坐式马桶及污染的医用、辅料、器械等间接传播。

【临床表现】

1. 症状 外阴及阴道瘙痒,或有灼痛、或性交痛;阴道分泌物增多,常呈稀薄泡沫状,色灰黄或黄绿,当合并细菌感染时则呈脓性,有臭味;可伴尿频、尿急、尿痛或血尿等尿路感染症状;阴道毛滴虫能吞噬精子,可致不孕。

2. 妇科检查 阴道黏膜充血,严重时有散在出血点,可呈"草莓样"宫颈,后穹隆有大量黄白色、灰黄色或黄绿色分泌物,多呈泡沫状。

【诊断】

根据上述症状和体征,结合实验室检查,在阴道分泌物中找到滴虫即可确诊。如未能从镜下找到滴虫者,可用培养法,准确率达98%左右。

【治疗】

滴虫性阴道炎患者可同时有尿道、尿道旁腺及前庭大腺等处滴虫感染,故治疗以全身用药效果较好。

1. 全身用药 甲硝唑2g,单次口服;或替硝唑2g,单次顿服;或甲硝唑400mg,口服,每日2次,连用7日;替硝唑500mg,口服,每日2次,连用7日。性伴侣应同时治疗。

2. 局部用药

(1)阴道冲洗:用0.5%～1%乳酸或醋酸冲洗阴道,后坐浴,每日1次,10次为1疗程,以抑制阴道毛滴虫生长。

(2)阴道纳药:甲硝唑200mg,或甲硝唑泡腾片200mg,于阴道冲洗后放入阴道内,每晚1次,10次为1疗程。

3. 注意事项 甲硝唑治疗期及停药24小时内禁止饮酒;孕期慎用,哺乳期用药者停止哺乳;治疗期间禁止性交,保持外阴清洁;所用的毛巾及内裤等应煮沸5～10分钟,以杀灭病原体;应同时治疗性伴侣,避免重复感染。

三、细菌性阴道病

细菌性阴道病为阴道内正常菌群失调所引起的一种混合性感染,主要是加德纳菌与某些厌氧杆菌混合感染。

【病因】

细菌性阴道病,由阴道内乳酸杆菌减少引发其他细菌大量繁殖,主要为加德纳菌、厌氧菌及人型支原体等,其中厌氧菌居多,其数量比正常值增加100～1 000倍,导致阴道生态系统失调。可能与性频繁、性紊乱或阴道灌洗,使阴道被碱化有关。

【临床表现】

1. 症状 阴道分泌物增多、色灰白,质稀薄,有鱼腥样臭味,性交后症状加重,可伴轻度外阴瘙痒或灼热感。10%～40%的患者无临床症状。

2．妇科检查 阴道黏膜无红肿、充血的炎症反应，灰白色分泌物黏附于阴道壁，质稀薄，均匀一致，但黏度低，易从阴道壁上擦去。

【诊断】

下列 4 项中若有 3 项阳性者，细菌性阴道病的临床诊断即可确立。

1．阴道分泌物 pH>4.5。

2．黏附于阴道壁的白色、匀质、稀薄的阴道分泌物。

3．线索细胞（clue cell）阳性 取少量阴道分泌物放于玻片上，加一滴 0.9% 氯化钠溶液，在高倍显微镜下找到线索细胞，为阳性。线索细胞是指阴道脱落的表层细胞，细胞边缘贴附着大量的颗粒即各种厌氧菌，尤其是加德纳菌，该细胞边缘不清，呈锯齿状。

4．胺臭味试验（whiff test）阳性 取少量阴道分泌物置于玻片上，滴入 10% 氢氧化钾溶液 1~2 滴，可闻到鱼腥样臭味者，为阳性。

【治疗】

1．全身用药 首选甲硝唑 400mg，每日 2 次，连服 7 日为 1 疗程，连续使用 3 个疗程。克林霉素 300mg，每日 2 次，连服 7 日。妊娠期细菌性阴道病，常选择全身用药，以预防上生殖道感染。

2．局部用药 甲硝唑泡腾片 200mg，置入阴道内，每晚 1 次，连用 7 日。2% 克林霉素软膏，涂布阴道，每晚 1 次，连用 7 日。

四、萎缩性阴道炎

【病因】

由于卵巢功能减退，雌激素水平下降，生殖器官及阴道壁萎缩，黏膜变薄，阴道内 pH 增高，使局部抵抗力降低，致病菌容易入侵或者过度繁殖，而引起的阴道炎症。本病常见于绝经后的妇女，也可见于卵巢手术切除、卵巢功能早衰等患者。

【临床表现】

1．症状 外阴干涩瘙痒，有灼热感，阴道分泌物增多，稀薄黄水样，严重者为血性、脓样，有臭味，可伴尿频、尿痛、尿失禁及性交痛。

2．妇科检查 阴道呈老年性改变，上皮皱襞消失，菲薄，萎缩，黏膜潮红充血，有散在的小出血点或点状出血斑，可见浅表溃疡，严重者可出现阴道粘连、狭窄，甚或闭锁。阴道分泌物若引流不畅可形成阴道积脓或宫腔积脓。

【诊断】

根据年龄、病史及临床表现，结合阴道分泌物涂片检查，一般不难做出诊断。对有血性白带者，需常规做宫颈刮片、分段诊刮及活组织检查以排除子宫恶性病变。

【治疗】

1．局部用药 0.5% 醋酸或 1% 乳酸液冲洗阴道，抑制细菌生长；后将甲硝唑 200mg 或诺氟沙星 100mg 放入阴道内，每日 1 次，连续 7~10 日。雌三醇软膏涂抹阴道，每日 1~2 次，连用 14 日。

2．全身用药 提高阴道抵抗力，补充雌激素。尼尔雌醇，首次 4mg，口服，以后每 2~4 周 1 次，每次 2mg，需维持 2~3 个月。或替勃龙 2.5mg，每日 1 次，控制症状。

第四节　盆腔炎性疾病

盆腔炎性疾病是指女性上生殖道及其周围组织的一组感染性疾病，主要有子宫内膜炎、输卵管炎、输卵管卵巢炎、输卵管卵巢脓肿、盆腔腹膜炎。炎症可局限于1个部位，也可同时累及多个部位，以输卵管炎、输卵管卵巢炎最为常见。盆腔炎性疾病多发于育龄期妇女，初潮前、绝经后者甚少发病，如发病也往往是邻近器官炎症扩散所致。盆腔炎性疾病根据疾病进程，分为急性盆腔炎及盆腔炎性疾病后遗症两种。

中医古籍无此病名记载，根据其症状特点，散在于热入血室、带下病、癥瘕、不孕症等范畴。

一、急性盆腔炎

【病因病机】

本病多见经期或产后，湿热毒邪乘虚入侵胞宫、胞脉，邪正交争，而致热毒炽盛，或湿热瘀结。

1.热毒炽盛 经期产后，体弱胞虚，摄生不慎，或手术不洁，邪毒内侵于胞宫、胞脉、冲任，化热酿毒，蕴积成脓而发病。

2.湿热瘀结 经期产后，湿热之邪乘虚侵入胞宫、胞脉，与余血相搏，阻滞冲任；或宿有瘀滞内湿，正虚邪未尽，遇寒热、房劳等因而复发，瘀血与湿热内结于胞宫、胞脉，或留于少腹而发病。

【诊断要点】

1.临床表现 下腹部或全腹持续性疼痛难忍，高热伴恶寒或寒战；带下量多，多呈脓性，气味秽臭；可伴腹胀、腹泻，尿频、尿痛等症状。

2.妇科检查 阴道充血，内有大量脓性或脓血性分泌物；宫颈充血，抬举痛；子宫体可稍大，压痛明显，活动受限；一侧或双侧附件有明显压痛，可触及包块或增粗的输卵管；若脓肿位置较低的，可见阴道后穹隆饱满，有波动感；下腹部可有压痛、反跳痛。

3.辅助检查

（1）实验室检查：血常规检查显示白细胞总数及中性粒细胞升高；C反应蛋白及红细胞沉降率可升高。

（2）其他检查：白带常规、宫颈分泌物检测、培养及药敏试验等；盆腔B超提示盆腔积液或包块；后穹隆穿刺若抽出脓液即可确诊；必要时可作腹腔镜检查。

知识链接

盆腔炎性疾病（ pelvic inflammatory disease，PID ）诊断标准

1. 最低标准（诊断PID必需标准）：子宫压痛或宫颈举痛或附件区压痛。

2. 附加标准：①口腔体温≥38.3℃；②宫颈或阴道脓性分泌物；③阴道分泌物显微镜下见大量白细胞；④红细胞沉降率升高；⑤血C反应蛋白水平升高；⑥实验室证实有宫颈淋病奈瑟菌或沙眼衣原体感染。

3. 特异标准：①子宫内膜活检证实子宫内膜炎；②阴道超声或核磁共振检查显示输卵管增粗、输卵管积液，可伴有盆腔积液、输卵管或卵巢包块；③腹腔镜检查见输卵管表面明显充血、输卵管水肿、输卵管伞端或浆膜层有脓性渗出物等。

【鉴别诊断】

1.急性阑尾炎 均以发热、下腹疼痛为主症。急性阑尾炎疼痛多发生于右下腹部，麦氏点出现压痛、反跳痛。而急性盆腔炎之疼痛在下腹两侧，位置较低，常伴月经异常、带下增多，可结合病史、妇科检查、体格检查及相关辅助检查等做出诊断。

2.异位妊娠流产或破裂 均可出现下腹疼痛，甚至剧痛，但异位妊娠流产或破裂多发生于一侧，有停经、阴道不规则流血史，血、尿HCG阳性。而急性盆腔炎常伴有发热、白细胞升高，妇科检查、B超检查，可资鉴别。

3.卵巢囊肿蒂扭转 均可出现剧烈腹痛、发热，但卵巢囊肿蒂扭转者常有卵巢囊肿史，多突发一侧下腹剧痛，与体位改变有关，可伴恶心呕吐。妇科检查、B超检查，可资鉴别。

【辨证论治】

根据下腹疼痛、发热特点及带下异常，结合全身症状、舌脉综合分析。病因以热毒为主，兼有湿、瘀。病性一般属实、属热，治疗以清热解毒为主，化瘀祛湿为辅。临床常需中西医结合治疗，务求及时彻底，以免加重病情，或延为盆腔炎性疾病后遗症。

1.热毒炽盛证

主要证候：高热寒战，下腹剧痛拒按；或下腹包块，带下量多、色黄如脓、质黏稠、臭秽；或经量增多、经期延长、淋漓不尽；伴面赤心烦，口苦咽干，小便短赤，大便干结；舌红、苔黄厚，脉滑数。

证候分析：热毒内侵，客于胞宫、胞脉，与气血相搏，故下腹有块、疼痛而拒按；正邪交争，营卫不和，则高热寒战；伤及任带，则带下量多、色黄如脓、质黏臭秽；热毒灼伤冲任，迫血妄行，可见经量增多、经期延长、淋漓不尽；火热炎上，灼津扰神，故面赤心烦，口苦咽干，小便短赤，大便干结；舌红、苔黄厚，脉滑数，为热毒炽盛之象。

治法：清热解毒，利湿排脓。

方药：五味消毒饮（《医宗金鉴》）合大黄牡丹汤（《金匮要略》）。

五味消毒饮：金银花　蒲公英　野菊花　紫花地丁　紫背天葵子

大黄牡丹汤：大黄　桃仁　牡丹皮　冬瓜仁　芒硝

五味消毒饮清热解毒；大黄牡丹汤消肿散结，泄热逐瘀。诸药共奏清热解毒、利湿排脓之功。

若带下量多而秽臭如败酱者，酌加椿根皮、茵陈、黄柏清热利湿止带；盆腔脓肿形成者，酌加皂角刺、败酱草、白芷清热解毒排脓，或配合切开排脓；身热不退者，酌加柴胡、青蒿退热。

2.湿热瘀结证

主要证候：热势起伏，寒热往来，下腹疼痛拒按，或坠胀，痛连腰骶；带下量多、色黄如脓、气味臭秽；月经量多、经期延长、淋漓不止；或伴胸脘痞闷，口苦口腻，小便短赤，大便溏薄或燥结；舌红边有瘀点、苔黄腻，脉弦滑。

证候分析：邪正交争，病势互有进退，故热势起伏；湿热之邪瘀结于下焦，气血运行不利，则下腹坠胀或疼痛拒按；伤及任带，见带下量多、色黄、臭秽；扰及冲任，则月经量多，经期延长，淋漓不止。湿热阻中，故胸脘痞闷，口苦口腻。湿热下注，伤于膀胱，滞于大肠，则小便短赤，大便溏薄或燥结；舌红、边有瘀点、苔黄腻，脉弦滑，均为湿热瘀结之征。

治法：清热利湿，化瘀止痛。

方药：仙方活命饮（《校注妇人良方》）。

金银花　赤芍　当归尾　乳香　没药　陈皮　白芷　防风　穿山甲　皂角刺　贝母　天花粉　甘草

方中金银花清热解毒；赤芍、当归尾、乳香、没药、陈皮行气活血，消肿止痛；白芷、防风既祛风除湿，又散结消肿；穿山甲、皂角刺活血通络，消肿排脓；贝母、天花粉清热化痰排脓；甘草既清热解毒，又调和诸药。诸药合用，能清热散结，化瘀止痛，利湿排脓。

若经量多、淋漓不止者，酌加炒地榆、仙鹤草清热凉血止血；若下腹胀甚者，酌加枳实、厚朴行气导滞消胀。

【西医治疗】

1. 支持疗法 卧床休息,取半卧位以利于脓液及炎症局限于子宫直肠陷凹;给予充分营养,纠正电解质平衡紊乱及酸碱平衡失调;高热时采用物理降温;避免不必要的妇科检查,防止炎症扩散。

2. 抗生素治疗 本病病原体多为厌氧菌、需氧菌及衣原体的混合感染,故临床多采用抗生素联合用药。应根据药敏试验选择用药,如无条件细菌培养或细菌培养结果不明时,可根据临床特点结合病史选用广谱抗生素。给药途径以静脉滴注收效较快。

常用治疗方案如下:①头孢菌素或头孢菌素的药物:如头孢替坦二钠 2g,静脉滴注,12 小时 1 次;头孢西丁钠 2g,静脉滴注,6 小时 1 次。②克林霉素与氨基糖苷类药物联合方案:如克林霉素 900mg,静脉滴注,8 小时 1 次;庆大霉素先给 2mg/kg,再给予 1.5mg/kg 维持,静脉滴注,8 小时 1 次。③青霉素与四环素类药物联合方案:如氨苄西林 / 舒巴坦 3g,静脉滴注,6 小时 1 次;加多西环素 100mg,每日 2 次,口服,连用 14 日。④喹诺酮类药物与甲硝唑联合方案:如左氧氟沙星 500mg,静脉滴注,每日 1 次;甲硝唑 500mg,静脉滴注,8 小时 1 次。

3. 手术治疗

(1) 手术指征:①药物治疗无效;②脓肿持续存在;③脓肿破裂。

(2) 手术方式:可选用经腹手术或腹腔镜手术,手术范围应以切除病灶为主,应根据患者的年龄、一般状态及病变范围等全面考虑。

二、盆腔炎性疾病后遗症

盆腔炎性疾病后遗症多因盆腔炎性疾病失治、误治或治不彻底,迁延日久而形成,是盆腔炎性疾病的遗留病变。主要包括输卵管增粗,输卵管阻塞,输卵管积水、积脓或输卵管卵巢囊肿,输卵管卵巢粘连形成输卵管卵巢肿块,宫腔粘连,子宫固定等病理改变。进而可引起异位妊娠、不孕症及慢性盆腔痛等病变。

【病因病机】

本病主要致病因素是湿热,根本病机为瘀血阻遏。

1. 湿热瘀结 湿热内伏,正气已伤,气血循行不畅,湿热与瘀血互结,阻滞胞宫、胞脉。

2. 气滞血瘀 素性抑郁,肝气不畅,气滞血瘀,阻滞胞宫、胞脉。

3. 寒湿凝滞 素体阳虚,水湿不化,或经行前后,冒雨感寒饮冷,影响冲任胞宫,血行不畅,凝结瘀滞而发病。

4. 气虚血瘀 素体虚弱,外邪侵袭,滞于冲任,血行不畅;或久病正虚,运血无力,瘀血内停,致气虚血瘀而发病。

【诊断要点】

1. 临床表现 下腹坠胀疼痛,或痛连腰骶,常于劳累、性交后、月经前后加剧或复发;易体倦乏力,可伴低热起伏,带下量多,月经紊乱,不孕等。

2. 妇科检查 输卵管病变,在子宫一侧或两侧触及呈条索状增粗的输卵管,有轻度压痛;盆腔结缔组织病变,子宫大小可正常,常呈后倾后屈位,活动受限或粘连固定,子宫骶韧带增粗、变硬,有触痛,子宫一侧或两侧有片状增厚、压痛;输卵管积水或输卵管卵巢囊肿,可扪及盆腔一侧或两侧的囊性肿块,活动多受限。

3. 辅助检查 盆腔 B 超、腹腔镜及子宫输卵管造影,有助诊断。

【鉴别诊断】

子宫内膜异位症、卵巢囊肿、盆腔静脉淤血综合征、慢性结肠炎、肠粘连、慢性阑尾炎等疾病均有不同程度的下腹痛,可通过病史、临床表现、体格检查、妇科检查,必要时结合 B 超、腹腔镜、结肠镜等辅助检查以资鉴别。

【辨证论治】

本病病程较长，以慢性、持续性下腹痛为主症，或反复急性发作。血瘀为本病的病理实质，临床多表现为寒热并见，虚实夹杂之候，辨证时须根据腹痛的性质、月经和带下的特点、全身症状及舌脉辨其寒热虚实。

治疗以活血化瘀止痛为主。多采取整体与局部、内服与外治相结合的方法。并注意顾护正气，使祛邪不伤正，扶正不留邪。

1．湿热瘀结证

主要证候：小腹隐痛，或痛连腰骶，疼痛拒按，经行或劳累时加重；带下量多、色黄、质黏臭秽；低热起伏，脘闷纳呆，口腻不欲饮，小便短赤，大便溏薄或秘结；舌红、苔黄腻，脉滑数。

证候分析：湿热与瘀血互结，冲任胞宫不畅，故少腹部疼痛或痛连腰骶；经行、劳累耗伤气血，正气虚衰，则病势加重；邪正交争，病势交互进退，则低热起伏；湿热阻中，则脘闷纳呆、口腻不欲饮；湿热下注则带下量多、色黄、质黏臭秽，小便短赤，大便溏薄或秘结；舌红、苔黄腻，脉滑数为湿热瘀结之象。

治法：清热利湿，化瘀止痛。

方药：银甲丸（《王渭川妇科经验选》）。

金银花　连翘　大青叶　蒲公英　紫花地丁　升麻　红藤　椿根皮　茵陈　生蒲黄　生鳖甲　琥珀末　桔梗

方中金银花、连翘、大青叶、蒲公英、紫花地丁、升麻、红藤清热解毒为主；椿根皮、茵陈清热除湿，生蒲黄、生鳖甲、琥珀活血化瘀，软坚散结；桔梗辛散排脓。诸药合用，湿热可除、瘀结可散、疼痛自止。

若发热明显者，酌加黄芩、柴胡清热；便溏者，酌加藿香、白术健脾燥湿；若湿邪盛，腹胀痛纳呆者，酌加茯苓、大腹皮、厚朴行气除湿。

2．气滞血瘀证

主要证候：小腹胀痛或刺痛，情志不畅或经行加重；经行量多有块，带下量多、色黄或白质稠；或婚久不孕，情志抑郁，经前胁肋、乳房胀痛；舌暗有瘀点、瘀斑、苔薄，脉弦涩。

证候分析：肝气郁结，瘀血结于胞宫、胞脉，则少腹胀痛或刺痛；瘀血阻滞，血不循经，则经行量多有块；肝气郁结，故情志抑郁，肝脉不利，则胁肋、乳房胀痛；伤及任带，则带下异常；胞脉闭阻，两精不能相合，故不孕；舌暗有瘀点、脉弦涩为气滞血瘀之征。

治法：活血化瘀，理气止痛。

方药：膈下逐瘀汤（《医林改错》）。

当归　川芎　赤芍　牡丹皮　桃仁　红花　五灵脂　延胡索　香附　枳壳　乌药　甘草

方中当归、川芎、赤芍、桃仁、红花活血化瘀，行气养血；牡丹皮、五灵脂化瘀止痛；延胡索、香附、枳壳、乌药疏肝解郁，理气止痛；甘草调和诸药。全方共奏活血化瘀，理气止痛之功。

若胸胁乳房胀痛者，酌加郁金、川楝子疏肝理气止痛；带下量多者，酌加白芷、薏苡仁利湿止带；有包块者，酌加三棱、莪术、皂角刺等软坚散结。

3．寒湿凝滞证

主要证候：小腹或腰骶冷痛坠胀，经行加重，得热痛减；经行延后、或量少；带下量多、色白；或婚久不孕，形寒肢冷，大便溏泄；舌淡暗、苔白腻，脉沉迟。

证候分析：寒湿入侵胞宫，与血互结，故小腹或腰骶冷痛；寒则凝滞冲任气血，故经行延后，或量少，得热痛减；湿邪下注，损伤任带，则带下量多、色白；寒湿阻滞冲任胞宫，则宫寒不孕；寒邪伤阳，温煦失职，则形寒肢冷，大便溏泄；舌淡暗、苔白腻，脉沉迟，均为寒湿凝滞之象。

治法：祛寒除湿，化瘀止痛。

方药：少腹逐瘀汤（《医林改错》）加白术、茯苓。

小茴香　干姜　官桂　延胡索　没药　当归　川芎　赤芍　蒲黄　五灵脂

方中小茴香、干姜、官桂温经散寒止痛；当归、川芎、赤芍养血活血；蒲黄、五灵脂、延胡索、没药化瘀止痛。加白术、茯苓健脾渗湿。全方共奏温经散寒，健脾除湿，化瘀止痛之功。

若少腹冷痛甚，酌加吴茱萸、艾叶增温经止痛之功；腰骶酸重者，酌加桑寄生、续断、牛膝温肾强腰；腹内有结块者，酌加皂角刺、桃仁、三棱、莪术化瘀消癥。

4. 气虚血瘀证

主要证候：小腹部隐痛或坠痛，经行或劳累时加重，缠绵日久，或有结块；经期延长、量多有块；带下量多、色白质黏；面色无华，神疲乏力，食少便溏；舌暗或有瘀点、瘀斑、苔薄白，脉弦细。

证候分析：气虚运血无力，瘀血阻滞冲任胞宫，则小腹隐痛或坠痛，或积久成块；气虚不固，血瘀不畅，则经期延长、量多有块；气虚水湿下注，故带下量多、色白质黏；中气不足，则面色无华，神疲乏力，食少纳呆；舌暗或瘀斑、苔薄白，脉弦细，为气虚血瘀之象。

治法：益气健脾，化瘀止痛。

方药：理冲汤（《医学衷中参西录》）。

党参　生黄芪　白术　山药　知母　天花粉　三棱　莪术　生鸡内金

方以党参、生黄芪、白术、山药健脾益气，扶正固本；三棱、莪术化瘀消癥；知母、天花粉清热生津，解毒排脓；鸡内金健脾胃，消瘀结。全方共奏益气健脾、化瘀止痛之功。

若小腹疼痛不减者，酌加延胡索、乌药行气止痛；腹泻者，重用白术。

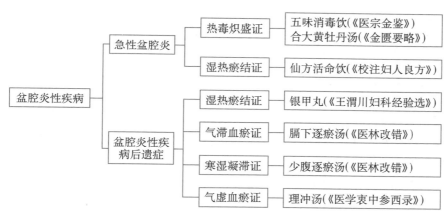

【其他疗法】

1. 肛门导入

（1）复方红藤汤（《新编妇科秘方大全》）：红藤、败酱草、蒲公英、丹参各30g，金银花、连翘、鸭跖草各20g，紫花地丁25g。水煎浓缩至100ml，于经净后3～5日开始，每晚睡前保留灌肠，10日为1疗程，持续2～3个疗程，适用于急性盆腔炎之湿热瘀结证。

（2）三棱、莪术、延胡索、五灵脂各20g，金银花、连翘、桃仁、红花各20g，皂角刺、荔枝核、赤芍、丹参各10g（《中西医临床妇科学》）。用法同上。适用于盆腔炎性疾病后遗症之气滞血瘀证。

2. 中药外敷　消癥散研成细末，装入布袋，隔水蒸后，趁热外敷，每日1～2次，10日为1个疗程。

3. 中成药　妇科千金胶囊，适用于湿热瘀结证；桂枝茯苓胶囊，适用于寒湿瘀滞证；坤复康胶囊，适用于气滞血瘀证；丹黄祛瘀片，适用于气虚血瘀证；妇宝颗粒，适用于肾虚血瘀证。

4. 穴位注射　关元、中极、归来、子宫等穴，或腹部阿是穴，选1～2穴，用当归注射液注射，隔日1次，10次为1个疗程。

5. 针灸

（1）体针：中极、气海、关元、归来、子宫、足三里、三阴交等穴，或加艾灸。

（2）耳穴压豆：神门、肝、肾、内生殖器等穴。

6. 药物离子导入　辨证选用中药，浓煎后，借助药物离子导入仪，使药物离子通过皮肤或黏膜导入盆腔，并保持较高浓度和较长时间，充分发挥药效。

【预后转归】

盆腔炎性疾病经过积极有效的治疗，多可好转或痊愈。若未能得到及时、彻底治疗，使病情长期迁延，经久难愈，可能发生一系列的后遗症，可导致月经不调、癥瘕、异位妊娠、不孕症、慢性盆腔痛及炎性反复发作等。

【预防调摄】

1. 注意经期、产后的卫生保健。

2. 正确处理各产程及宫腔手术，严格无菌操作；尽量减少宫腔操作。

3. 及时彻底治愈急性盆腔炎，以防转为盆腔炎性疾病后遗症。

4. 保持心情舒畅，解除思想顾虑，树立战胜疾病的信心。

5. 积极参加体育锻炼，注意饮食及生活调摄，避免复感外邪。

病案分析

谭某，女。1972年因左侧输卵管囊肿至妇产科医院手术切除，谓系炎性肿块，此次1974年1月26日妇科检查发现右侧又出现囊肿约6cm，现右下腹胀痛、右腰酸楚俯弯不利，脉弦细，苔薄质红，平时带下甚多而黏。辨证属湿热瘀血，结聚下焦。治宜清热利湿，理气化瘀。

处方：柴胡4.5g，当归丸20粒（分吞），延胡索15g，牡丹皮9g，炒山栀9g，红藤30g，败酱草15g，小茴香6g，桑寄生9g，赤白芍各9g，桃仁9g，青陈皮各4.5g。5剂。

复诊：药后腹痛好转，复查右侧输卵管积水3cm，脉弦细数，苔薄质红，原方加薏苡仁9g，震灵丹9g（分吞）、败酱草改为30g。7剂。药后诸症续减，惟过劳后腰骶部牵引作痛，少腹隐痛，守一诊方加减7剂善后。

分析：本案输卵管积水系湿热瘀血结聚下焦，治宜清热利湿，活血化瘀。以丹栀逍遥散加红藤、败酱草、薏苡仁以清热利湿散结；加延胡索、青皮、莪术、小茴香以理气破结止痛。后随证出入变化，连续服药，竟使积水全消，症状缓解。

（丛春雨. 近现代25位中医名家妇科经验[M]. 北京：中国中医药出版社，2012）

第五节　阴　挺

妇女子宫下脱，甚则挺出阴户以外，或阴道壁松弛膨出，统称"阴挺"，又有"阴脱""阴菌""阴痔"等名称。因多由分娩损伤所致，故又有"产肠不收"之称。本病始见于《针灸甲乙经·妇人杂病》。

西医学子宫脱垂、阴道壁膨出可参照本病辨证论治。

【病因病机】

本病主要病机为气虚下陷或肾虚不固致胞络受损，不能提摄子宫。

1.**气虚** 素体不足，中气虚衰，复因产时用力太过，或分娩处理不当，胞络损伤，或产后过早持重，或长期咳嗽、便秘、腹泻等，均耗伤中气，以致中气下陷，系胞无力，升举无权，而致阴挺。

2.**肾虚** 先天不足，或年老体弱，或房劳多产，肾气亏虚，冲任不固，无力系胞，而致阴挺。

【诊断要点】

1.**临床表现** 自觉阴道有物脱出，劳力、行走、站立过久、下蹲、负重或咳嗽时症状加重，病情较轻者，休息或睡卧时多能自行缩复，严重者不能自行回缩。可伴有带下增多，小腹坠胀，腰骶酸痛，排尿困难、尿频、尿失禁，或便秘等。如摩擦日久，可致宫颈或阴道壁溃疡，黄水淋漓等。

2.**妇科检查** 依据患者平卧用力向下屏气时子宫下降的最低点为分度标准，将子宫脱垂分为三度（图11-1、图11-2）：

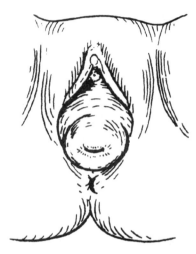

图11-1 子宫脱垂

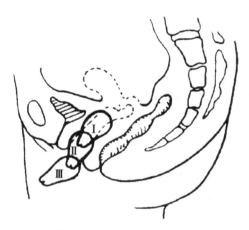

图11-2 子宫脱垂分度

Ⅰ度 轻型：宫颈外口距处女膜缘<4cm，未达处女膜缘；重型：宫颈外口已达处女膜缘，阴道口可见子宫颈。

Ⅱ度 轻型：宫颈已脱出阴道口外，宫体仍在阴道内；重型：宫颈及部分宫体脱出阴道口外。

Ⅲ度 宫颈及宫体全部脱出于阴道口外。

知识链接

盆腔器官脱垂定量（POP-Q）分类法

根据利用阴道前壁、阴道顶端、阴道后壁上各2个解剖指示点与处女膜的关系来界定盆腔器官的脱垂程度，与处女膜平行为0，以上为负数，以下为正数。

0度：无脱垂。

Ⅰ度：脱垂最远端在处女膜平面上>1cm，量化值<-1cm。

Ⅱ度：脱垂最远端在处女膜平面上<1cm，量化值 -1cm～+1cm。

Ⅲ度：脱垂最远端在处女膜平面上>1cm，但<阴道总长度 -2cm，量化值 +1cm～阴道总长度 -2cm。

Ⅳ度：下生殖道呈全长外翻，脱垂最远端超过阴道总长度 -2cm，量化值>阴道总长度 -2cm。

【鉴别诊断】

1. 子宫黏膜下肌瘤或宫颈肌瘤　妇科检查可见阴道口内外有鲜红色球状物,质硬,突出物表面找不到宫颈外口,于其一侧或周围可扪及扩张变薄的宫颈边缘。

2. 阴道壁囊肿　阴道内可见囊性肿物,壁薄,边界清楚,位置固定,推之不移。

【辨证论治】

本病有气虚、肾虚之别,总以虚为本,可兼湿热之标证。

治疗遵循"虚者补之,陷者举之,脱者固之"原则,治以益气升提、补肾固脱为主。兼湿热者,辅以清热利湿。

1. 气虚证

主要证候:子宫下移或脱出于阴道口外,劳则加剧;面色少华,神疲乏力,少气懒言,小腹下坠,小便频数;或带下量多、色白、质稀;舌淡、苔薄白,脉缓弱。

证候分析:脾虚中气下陷,无力系胞,则子宫下脱,小腹下坠;脾主肌肉四肢,脾虚中阳不振,则面色少华,神疲乏力,少气懒言等;气虚膀胱失约,则小便频数;湿浊下注,则带下量多色白质稀;舌淡、苔薄白,脉缓弱,皆为气虚之征。

治法:补中益气,升阳举陷。

方药:补中益气汤(《脾胃论》)加杜仲、续断、金樱子。

人参　黄芪　白术　炙甘草　当归　升麻　陈皮　柴胡

方中黄芪、人参、白术、炙甘草补中益气升提;当归养血和血;升麻、柴胡升举阳气;陈皮理气和胃,健脾化痰湿,使诸药补而不滞。加杜仲、续断、金樱子补肾益气固脱。全方共奏补益中气,升阳举陷之功。

若带下量多、色白、质稀明显者,加薏苡仁、芡实、山药除湿止带;若小便频数或失禁者,酌加覆盆子、桑螵蛸固缩小便。

2. 肾虚证

主要证候:子宫下移或脱出于阴道口外;腰膝酸软,头晕耳鸣,小腹下坠,小便频数或失禁;舌淡、苔薄,脉沉弱。

证候分析:肾虚则冲任不固,系胞无力,故子宫下脱,小腹下坠;肾虚腰府、髓窍失养,膀胱失约,则腰膝酸软,头晕耳鸣,小便频数或失禁;舌淡、脉沉弱,为肾虚之征。

治法:补肾固脱,益气升提。

方药:大补元煎(《千家妙方》)。

人参　山药　熟地黄　当归　山茱萸　杜仲　枸杞子　升麻　鹿角胶

方用人参、山药健脾和中,补气升提;当归、熟地黄养血滋阴;杜仲、枸杞子、山茱萸、鹿角胶补肝肾、填精血;升麻升阳举陷。全方共奏补肾固脱,益气升提之效。

若腰膝酸软,畏寒肢冷者,加巴戟天、制附子温肾助阳;若病情日久,摩擦损伤,继发湿热者,可见脱出之子宫红肿溃烂,黄水淋沥,带下量多、色黄如脓,气味臭秽,加黄柏、败酱草、车前子、薏苡仁、土茯苓清热除湿止带,或选龙胆泻肝汤清泄湿热。

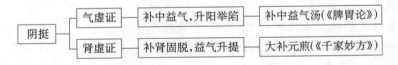

【其他疗法】

1. 子宫托　子宫托放置于阴道内,可以支撑骨盆底组织,使阴道壁和子宫能够维持在阴道内不脱出。术前放置可促使膨出面溃疡的愈合。适用于Ⅰ度及Ⅱ度子宫脱垂和阴道前后壁脱垂。

2. 盆底肌肉锻炼 用力收缩肛门 3 秒以上后放松，每次 10～15 分钟，每日 2～3 次或数次，可增加盆底肌群力量，同时配合膝胸卧式效果更好。

3. 针灸 百会、子宫、关元、维胞、三阴交，补法，每日 1 次，7～10 日为 1 疗程。

4. 手术治疗 适用于经上述方法治疗无效，或重度子宫脱垂者。当根据患者的年龄、病情轻重、生育要求及全身状况选择合适的手术方式。

【预后转归】

轻度子宫脱垂者，坚持中药治疗配合盆底肌锻炼，病情可好转或痊愈；重度子宫脱垂保守治疗效果欠佳，必要时可手术治疗。

【预防调摄】

1. 加强围产期保健，避免难产、滞产，正确处理各产程，及时处理产伤。

2. 重视产后保健，多卧床休息，提倡产后体操，多做腹肌锻炼及缩肛运动，增强盆底肌群力量。

3. 产后 3 个月内避免重体力劳动，注意避免久站、久蹲及负重。

4. 积极防治增加腹压的慢性病，如慢性咳嗽、慢性腹泻、习惯性便秘等。

5. 常食蔬菜水果，保持大便通畅。

第六节 阴 吹

妇人阴道中时时出气，或气出有声，状如矢气者，称为"阴吹"。多见于经产体弱者。本病始见于《金匮要略》。

知识链接

阴吹的西医学认识

西医学认为，阴吹多与阴道壁及盆底组织松弛、阴道损伤、直肠阴道瘘、阴道感染、先天性阴道畸形及神经官能症等有关。一般而言，阴道壁松弛引起阴吹者最为常见。而阴道感染所致阴吹者多为厌氧菌或阴道滴虫。自觉阴道出气感，冷气居多、热气较少，多数无声响，检查亦无声，多为神经官能症所致阴吹。

【病因病机】

本病多因中气不足，或胃肠燥热，或气机紊乱，或痰湿内停，而致腑气不循常道而行于前阴。

1. 气虚 素体脾虚，或劳倦伤脾，致使中气下陷，腑气不循常道，从前阴而出，而致阴吹。

2. 胃燥 素体阳盛，或外感热邪，或过食辛辣之品，热盛伤津，胃燥便坚，腑气不得下泄，逆走前阴，遂致阴吹。

3. 气郁 素性抑郁，或过怒伤肝，致使肝气紊乱，痞塞中焦，腑气不循常道，从前阴而出，而致阴吹。

4. 痰湿 素体肥胖，痰湿内盛，或过食肥甘之品，脾失健运，痰湿中生，壅塞谷道，腑气不循常道，从前阴而出，而成阴吹。

【诊断要点】

1. 临床表现 阴中出气有声，如矢气状，或频有排气而无声音。

2. 妇科检查 多无异常，或见阴道壁松弛，或有阴道炎症。

【鉴别诊断】

因会阴裂伤、直肠阴道瘘、前庭肛门先天性畸形疾病所致阴吹者，可通过病史、临床表现、妇科检查，B超等辅助检查，以助诊断。

【辨证论治】

本病根据阴中出气的声音及全身证候进行辨证。一般阴吹声高者多为实证；吹声低沉者，多为虚证。

1. 气虚证

主要证候：阴中有气排出，状如矢气，声音低沉，时断时续；面白神疲，少气懒言，胃部痞闷，或小腹下坠；舌淡、苔薄白，脉缓弱。

证候分析：脾虚中气不足，腑气逆走前阴，可见阴吹，时断时续，声音低沉，或见小腹下坠；中阳不振，则面白神疲，少气懒言；气虚运化失职，中焦痞塞，故胃部痞闷；舌淡、苔薄白，脉缓弱，为气虚之象。

治法：健脾益气，升清降浊。

方药：补中益气汤（《脾胃论》）加枳壳。

补中益气汤方见阴挺。

若大便干结者，酌加柏子仁、肉苁蓉润肠通便。

2. 胃燥证

主要证候：阴中有气排出，状如矢气，籁籁有声；口燥咽干，大便干结，腹部胀满；舌红、苔黄，脉滑数。

证候分析：素体阳盛，热结肠胃，谷道失畅，腑气反走前阴，可致阴吹籁籁有声；热结肠胃，腑气不通，则腹部胀满；热灼津液，故咽干口燥，大便干结；舌红、苔黄，脉滑数，为胃脘燥热之象。

治法：泄热润燥，理气导滞。

方药：麻子仁丸（《金匮要略》）。

麻子仁　芍药　枳实　大黄　厚朴　杏仁　白蜜

方中麻子仁、杏仁理气润肠通便；大黄、枳实泄热导滞，厚朴行气除满；芍药、白蜜养阴润燥。诸药合用可使腑气通畅，气循常道，阴吹自止。

3. 气郁证

主要证候：阴中有气排出，状如矢气，气出有声，时轻时重；情志忧郁，烦躁易怒，时欲叹息，胸胁、少腹胀痛，嗳气纳少；舌质正常、苔薄白，脉弦。

证候分析：忧思郁结，肝气不舒，横侮中土，升降失常，腑气反行于前阴，可致阴吹有声，时轻时重；肝经经气不通，故胸胁、少腹胀痛；肝气不舒，则情志忧郁，烦躁易怒，时欲叹息；肝气犯胃，以致嗳气纳少；苔薄白，脉弦，为肝气郁结之象。

治法：疏肝理脾，行气解郁。

方药：逍遥散（《太平惠民和剂局方》）加枳壳。

逍遥散方见妊娠腹痛、月经先后无定期等。

若大便秘结者，酌加桃仁、瓜蒌仁行气润肠通便。

4. 痰湿证

主要证候：阴中有气排出，状如矢气；带下量多色白；口中淡腻，胸膈满闷，或呕吐痰涎；舌淡、苔白腻，脉滑缓。

证候分析：脾虚痰湿内停，壅塞谷道，腑气反行于前阴，而致阴吹；脾虚湿浊下注，故带下量多色白；痰湿阻于中焦，影响气机升降，可致胸膈满闷，口中淡腻，呕吐痰涎；舌淡、苔白腻，脉滑缓，为痰湿内停之象。

治法：健脾温中，燥湿化痰。

方药：橘半桂苓枳姜汤（《温病条辨》）加白术。

桂枝　茯苓　生姜　橘皮　制半夏　枳实

方中半夏、橘皮燥湿化痰，理气降逆；茯苓、白术健脾燥湿利水；桂枝、生姜温中通阳，化饮止呕；枳实行气消痞。诸药合用可使脾气健运，痰湿消除，腑气归于常道，阴吹自止。

若偏于湿热者，症见带下量多、色黄，质黏稠，气味臭秽，上方可去桂枝、生姜，加黄柏、土茯苓清利湿热。

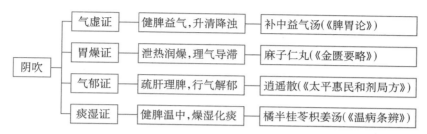

【其他疗法】

1. 盆底肌肉锻炼　用力收缩肛门 3 秒以上后放松，每次 10～15 分钟，每日 2～3 次或数次，可增加盆底肌群力量。

2. 针灸　曲骨、气海、三阴交，气虚证加中脘、足三里；胃燥证加天枢、大肠俞；气郁证加太冲、期门；痰湿证加丰隆、阴陵泉。每日 1 次，7～10 次为 1 个疗程。

【预后转归】

阴吹的预后与患者病因、年龄及病程有关，一般年龄偏小，病程短，无明显器质性病变者，疗效好；年龄偏大，病程长，有会阴裂伤、直肠阴道瘘、前庭肛门先天性畸形者，疗效欠佳，多需手术治疗。

【预防调摄】

1. 正确处理分娩，重视产后保健，避免阴道及盆底肌松弛。
2. 积极防治慢性咳嗽、习惯性便秘等。保持大便通畅。
3. 注意饮食，加强营养，多食蔬菜水果，忌食辛辣刺激之品。
4. 调畅情志。

（姜涛　王秀）

? **复习思考题**

1. 简述妇科杂病的定义、范围。
2. 癥与瘕的区别是什么？
3. 癥瘕痰湿瘀结证与湿热瘀阻证的病机与证治有何不同？
4. 肾虚导致不孕的机理是什么？
5. 不孕症的辅助检查有哪些？
6. 请阐述肝经湿热型阴痒的主症、治法和方药。
7. 请阐述盆腔炎性疾病后遗症的辨证论治。
8. 简述盆腔炎性疾病后遗症除了内服中药外，还可配合选用哪些治法？
9. 试述子宫脱垂临床如何分度。

ER-11-3

扫一扫，测一测

附 篇

敬业奉献，健康中国

明末清初，社会动荡不安，加之疫病流行，百姓死于疾病者众，傅青主妻子亦因病而亡。百姓之苦、丧妻之痛，促使其潜心医药。傅青主一方面精研历代妇科著作，结合自身行医实践，创新升华妇科理论；另一方面通过外出游历，汲取诸多医家的思想精华，最终著成《傅青主女科》。该书不仅为保障当时妇女的身心健康做出了贡献，其理论成果、临床用药经验至今仍然有效指导着妇科临床诸多疾病的治疗。

随着社会的发展，女性疾病谱也在不断发生变化。为了更好地践行《中国妇女发展纲要（2021—2030 年）》精神，切实保障女性身心健康，作为新时代的中医人，我们要将傅青主精研经典、潜心实践的精神发扬光大，在中医妇科领域不断深耕，推动中医妇科学的发展，为健康中国贡献力量。

PPT课件

知识导览

第十二章 女性生殖系统解剖与生理

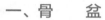

学习目标

掌握女性内、外生殖器的解剖与生理功能，卵巢及子宫内膜的周期性变化及卵巢激素的生理作用；熟悉下丘脑-垂体-卵巢轴的相互关系；了解骨盆的组成。

第一节 女性骨盆与骨盆底

一、骨 盆

女性骨盆是胎儿阴道分娩时必经的骨性产道，其大小、形状直接影响分娩。通常女性骨盆较男性骨盆宽而浅，利于胎儿娩出。

（一）骨盆的组成

1. 骨盆的骨骼 骨盆由骶骨、尾骨和左右两块髋骨组成。每块髋骨又由髂骨、耻骨及坐骨组成。骶骨由5～6块骶椎合成，其上缘向前方突出称为骶岬。尾骨由4～5块尾椎合成（图12-1）。

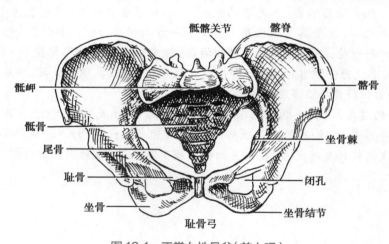

图12-1 正常女性骨盆（前上观）

2. 骨盆的关节 有骶髂关节、骶尾关节和耻骨联合。骶骨和两侧髂骨相连，形成骶髂关节；骶尾关节为骶骨与尾骨联合而成，位于骨盆后方，有一定的活动度。两耻骨之间由纤维软骨连接形成耻骨联合。

3. 骨盆的韧带 连接骨盆各部的韧带中，有两对重要的韧带，即骶棘韧带和骶结节韧带，两韧带均自骶尾骨发出，分别止于坐骨棘和坐骨结节。骶棘韧带宽度是判断中骨盆是否狭窄的重要指标。妊娠期受性激素的作用，韧带松弛，有利于分娩。

（二）骨盆的分界

以耻骨联合上缘、两侧髂耻缘及骶岬上缘连线为界，将骨盆分为真假两部分。上部为假骨盆

（大骨盆），与分娩无直接关系，但长短可作为了解真骨盆大小的参考。下部为真骨盆（小骨盆），是胎儿经阴道娩出的骨产道，其大小、形状直接影响分娩。真骨盆有上下两口，分别为骨盆入口与骨盆出口，两口之间为骨盆腔。

二、骨 盆 底

女性骨盆模型

骨盆底由多层肌肉和筋膜组成，封闭骨盆出口，承托盆腔脏器于正常位置。且有尿道、阴道和直肠经此通过。如骨盆底结构或功能异常，可影响盆腔脏器的位置及功能，且可引起分娩障碍。骨盆底从外至内依次分为3层：浅层筋膜与肌肉（外层）、泌尿生殖膈（中层）及盆膈（内层）。

会阴为骨盆底的一部分。其定义有广义和狭义之分。广义会阴指封闭骨盆出口的所有软组织。狭义的会阴指阴道口与肛门之间的软组织，厚3～4cm，由表及里为皮肤、皮下脂肪，部分肛提肌及会阴中心腱，逐渐变窄呈楔状，又称会阴体。妊娠后期局部组织变软，利于分娩；分娩时变薄，易于发生撕裂，应保护会阴。

第二节　女性生殖系统解剖

女性生殖系统包括内、外生殖器官及其相关组织。

一、外 生 殖 器

外生殖器是指生殖器官外露部分，又称外阴。位于两股内侧之间，前为耻骨联合，后为会阴（图12-2）。

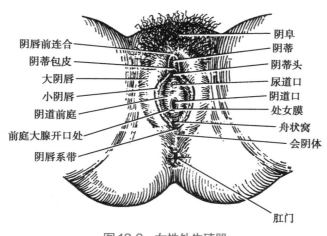

女性外生殖器模型

图中标注：
阴阜、阴蒂、阴蒂头、尿道口、阴道口、处女膜、舟状窝、会阴体、肛门、阴唇前连合、阴蒂包皮、大阴唇、小阴唇、阴道前庭、前庭大腺开口处、阴唇系带

图12-2　女性外生殖器

（一）阴阜

为耻骨联合前面隆起的脂肪垫。青春期发育时，该处皮肤开始生长呈倒三角形分布的阴毛，其疏密和色泽程度因人而异。

（二）大阴唇

大阴唇为两股内侧一对隆起的皮肤皱襞，前起阴阜，后至会阴。外侧面皮肤青春期后有色素沉着和生长阴毛，内侧面湿润似黏膜。皮下为疏松结缔组织和脂肪组织，有丰富的血管、神经和淋巴管，外伤后易形成血肿。未产妇女的两侧大阴唇自然合拢，遮盖尿道口及阴道口；分娩后向两侧分开；绝经后萎缩，阴毛稀少。

（三）小阴唇

小阴唇是位于大阴唇内侧一对薄的皱襞，表面湿润，光滑无毛，神经末梢丰富，极为敏感。两侧小阴唇顶端相互融合包绕阴蒂，后端与大阴唇后端会合，于正中线处形成阴唇系带，在分娩后消失。

（四）阴蒂

阴蒂位于两侧小阴唇顶端下方，与男性的阴茎海绵体相似。前端为阴蒂头露于外阴，神经末梢丰富，属性感受器官。中部为阴蒂体，后部为左、右阴蒂脚，附着于两侧耻骨支上。

（五）阴道前庭

为两小阴唇之间的菱形区域；前为阴蒂，后为阴唇系带；内有下列结构：

1. 尿道外口　略呈圆形，位于阴道前庭前部，阴蒂头后下方。后壁有一对尿道旁腺，腺体开口小易有细菌潜伏。

2. 阴道口及处女膜　阴道口位于前庭后部，尿道口下方。其周边覆盖一层较薄黏膜，称处女膜。膜中央有一小孔，其形状、大小及厚薄因人而异。处女膜可因性交撕裂或由于其他损伤破裂；经阴道分娩后，仅留有处女膜痕。

3. 前庭球　又称球海绵体，由一对细长有勃起性的静脉丛构成。位于前庭两侧，其前端与阴蒂相连，后端膨大，与同侧前庭大腺相邻，表面由球海绵体肌覆盖。

4. 前庭大腺　又称巴多林腺，位于大阴唇后下方，左右各一，如黄豆大小，腺管开口于前庭后方的小阴唇与处女膜之间的沟内。性兴奋时可分泌有润滑作用的黏液。如腺管口闭塞，可形成前庭大腺脓肿或囊肿。

二、内 生 殖 器

内生殖器包括阴道、子宫、输卵管和卵巢。后两者合称为子宫附件（图 12-3）。

（一）阴道

阴道是性交的器官，为排出经血及娩出胎儿的通道。阴道位于真骨盆下部中央，呈上宽下窄的管道，前壁长 7～9cm，后壁长 10～12cm。上端包绕宫颈，下端开口于阴道前庭后部。环绕宫颈的部分形成前、后、左、右穹隆，后穹隆与盆腔最低点的直肠子宫陷凹相邻近，临床上可经后穹隆穿刺或引流。

阴道壁由黏膜、平滑肌及纤维组织膜组成，阴道黏膜呈淡红色，无腺体，受性激素的影响有

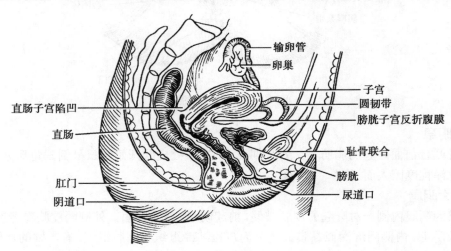

（1）矢状断面观

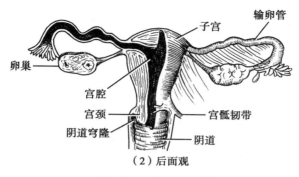

（2）后面观

图12-3　女性内生殖器

周期性变化。阴道壁有很多横纹皱襞，有很大的伸展性。阴道壁静脉丛丰富，受损时易出血或形成血肿。

（二）子宫

1. 功能　青春期后，子宫内膜受性激素的影响发生周期性变化产生月经；性交后，精子到达输卵管的通道；孕育胎儿的场所；分娩时子宫收缩协助胎儿及附属物娩出。

2. 位置和形态　子宫位于盆腔中央，前邻膀胱，后邻直肠，呈轻度前倾前屈位。子宫呈前后略扁的倒置梨形，壁厚腔小。成年妇女的子宫长7～8cm，宽4～5cm，厚2～3cm，重50～70g，容量约5ml。子宫上部较宽称宫体，宫体顶部隆起称宫底，宫底两侧为宫角，与输卵管相通。子宫下部较窄称宫颈，宫腔为上宽下窄的三角形。子宫下部较窄呈圆柱状称宫颈。宫体与宫颈之比，婴儿期为1:2，育龄妇女为2:1，绝经后为1:1。宫体与宫颈之间最狭窄的部分称子宫峡部，未孕期长约1cm，上端因解剖上较狭窄，称解剖学内口；下端因在此处黏膜组织由子宫内膜变为宫颈黏膜，称组织学内口。妊娠期子宫峡部逐渐伸展变长，妊娠末期可达7～10cm。子宫颈管呈梭形，下端称之为宫颈外口。宫颈下端伸入阴道内的部分称为宫颈阴道部，阴道以上的部分称宫颈阴道上部。未产妇宫颈外口呈圆形；经产妇呈横裂状，将宫颈分为前唇与后唇（图12-4）。

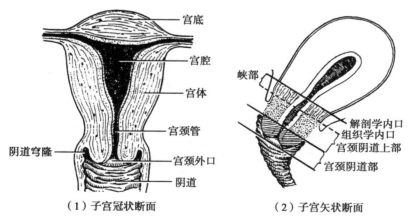

（1）子宫冠状断面　　　　　　（2）子宫矢状断面

图12-4　子宫各部

3. 组织结构　子宫体与子宫颈的组织结构不同。

（1）子宫体：由内向外依次为子宫内膜层、肌层、浆膜层。

子宫内膜分为功能层和基底层。功能层为内膜层表面2/3，受卵巢激素影响可周期性脱落产生月经。基底层为内膜层下1/3，无周期性变化。

肌层为子宫壁最厚的一层，由平滑肌束和弹力纤维组成。肌束分三层：外层纵行、内层环行、中层多方交织成网状。

　　浆膜层为覆盖子宫底部及前后面的脏层腹膜。在子宫前面接近子宫峡部处，腹膜向前反折覆盖膀胱，形成膀胱子宫陷凹。在子宫后面，腹膜在宫颈后方及阴道后穹隆处，折向直肠，形成直肠子宫陷凹。

　　（2）子宫颈：主要由结缔组织组成，亦含有血管、平滑肌纤维及弹力纤维。宫颈管黏膜为单层高柱状上皮，内有腺体分泌黏液，形成宫颈管内黏液栓，受性激素的影响，黏液栓可发生周期性变化。宫颈阴道部由复层鳞状上皮覆盖。宫颈外口柱状上皮与鳞状上皮交界处是宫颈癌的好发部位。

　　4. 子宫韧带　共有 4 对，维持子宫的正常位置。

　　（1）圆韧带：呈圆索状，起于子宫双角前面，输卵管起始部下方，向前下方走行达两侧骨盆壁，再穿过腹股沟管止于大阴唇前端。维持子宫保持前倾前屈位置。

　　（2）阔韧带：为覆盖子宫前后面的一对翼状腹膜，自子宫侧缘向外伸展达骨盆侧壁，可限制子宫向两侧倾斜。韧带上缘游离，内侧 2/3 包绕输卵管（伞部除外），外侧 1/3 向外延伸至骨盆侧壁，形成骨盆漏斗韧带，也称卵巢悬韧带，卵巢动静脉经此穿过。卵巢内侧与子宫角之间的阔韧带稍增厚，称卵巢韧带或卵巢固有韧带。

　　（3）主韧带：在阔韧带下方，横行于宫颈两侧和骨盆侧壁之间，又称宫颈横韧带。因其较坚韧，是固定子宫颈位置、防止子宫脱垂的主要结构。

　　（4）宫骶韧带：从宫颈后面的上侧方（相当于组织学内口水平），向两侧绕过直肠止于第 2、3 骶椎表面的筋膜。向后向上牵拉宫颈，维持子宫保持前倾位置。

　　（三）输卵管

　　输卵管为卵子与精子相遇的场所及运送受精卵的肌性管道。细长而弯曲，全长 8～14cm，内侧与宫角相通，外端游离与卵巢接近。根据输卵管的形态由内向外分 4 部分：间质部、峡部、壶腹部和伞部。壶腹部为卵子与精子相遇处；伞部呈漏斗状，有拾卵的作用（图 12-5）。

　　输卵管壁由 3 层组织构成，外层为浆膜层，为腹膜的一部分；中层为平滑肌层，由内环行、外纵行的平滑肌组成；内层为黏膜层，内含纤毛细胞。输卵管肌肉的收缩和黏膜上皮细胞的形态、分泌及纤毛摆动均受卵巢激素影响有周期性变化。

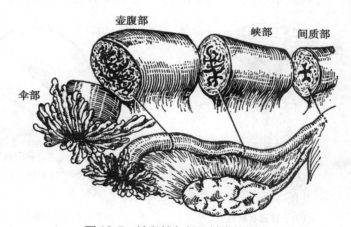

图 12-5　输卵管各部及其横状断面

　　（四）卵巢

　　卵巢为女性性腺。能产生和排出卵细胞，分泌性激素。位于子宫两侧，输卵管的后下方，由骨盆漏斗韧带和卵巢固有韧带悬于骨盆壁与子宫之间。呈扁椭圆形，左右各一，表面灰白色，无腹膜覆盖。青春期前，卵巢表面光滑；青春期后，因排卵表面逐渐凹凸不平。成年女性卵巢大小约为 4cm×3cm×1cm，重 5～6g；绝经期后萎缩变硬。

　　卵巢组织分皮质和髓质，皮质在外层，是卵巢主体，内含原始卵泡及致密结缔组织；髓质在中心，不含卵泡（图 12-6）。

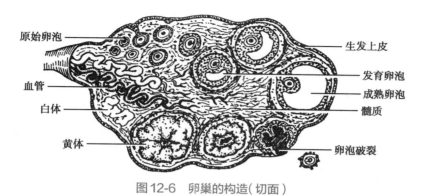

图 12-6　卵巢的构造（切面）

第三节　女性生殖系统生理

一、卵巢的功能及周期性变化

卵巢为女性性腺，具有生殖和内分泌两大功能。从青春期至绝经前，卵巢在形态和功能上发生的周期性变化称卵巢周期。表现为：

（一）卵泡的发育及成熟

卵巢中卵泡的发育始于原始卵泡，新生儿出生时卵巢内约有 200 万个原始卵泡。儿童期多数卵泡退化，至青春期只剩下约 30 万个。生育期一般只有 400～500 个卵泡发育成熟且排出，仅占总数的 0.1%。每月发育一批卵泡，但一般只有 1 个优势卵泡可发育成熟并排出，其余卵泡发育到一定程度自行退化，称卵泡闭锁。

卵泡的生长过程经历由始基卵泡、窦前卵泡、窦状卵泡、排卵前卵泡到排卵的全过程。始基卵泡内有卵母细胞，周围有一层梭形细胞环绕。开始发育后，卵母细胞增大在其周围形成透明带。梭形细胞变为立方形，且复合成双层，胞浆中出现颗粒细胞。颗粒细胞快速分裂，同时分泌液体。液体融合成腔，将颗粒细胞挤到周围。卵细胞不断增大，埋于颗粒细胞中，使一部分颗粒细胞凸出形成卵丘。透明带周围的颗粒细胞呈放射状排列称放射冠。卵泡周围的卵巢间质细胞形成两层卵泡膜，即卵泡内膜和卵泡外膜。在卵泡发育过程中，卵泡内膜细胞及颗粒细胞分泌雌激素。成熟卵泡的结构从外向内依次为：卵泡外膜、卵泡内膜、颗粒细胞、卵泡腔、卵泡液、卵丘、卵细胞、放射冠、透明带；成熟卵泡体积可达 18～23mm（图 12-7）。

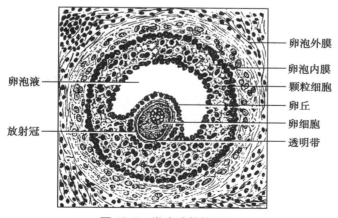

图 12-7　发育成熟的卵泡

（二）排卵

卵细胞及它周围的卵冠丘结构被排出的过程称排卵。排卵时随卵细胞同时排出的有透明带、放射冠及卵丘内的小部分颗粒细胞。

成熟卵泡移行至卵巢表面，突出类似 1 个水疱，在血 LH/FSH 峰的刺激下，发生破裂并排卵。排卵多发生在下次月经来潮前 14 日左右，经由卵巢排出的卵泡称为卵子，卵子可由一侧卵巢连续排出，也可由双侧卵巢轮流排出。

（三）黄体的形成及退化

排卵后卵泡液流出，卵泡腔内压力下降，使卵泡壁塌陷，卵泡内膜细胞和颗粒细胞向内侵入，外有卵泡外膜包围，共同形成黄体。排卵后黄体体积增大，在排卵后 7～8 日，黄体体积和功能均达最高峰，直径达 1～2cm，外观色黄。

如卵子未受精，排卵后 9～10 日黄体开始退化，黄体细胞萎缩变小，周围的成纤维细胞及结缔组织侵入黄体，逐渐被结缔组织所取代，组织纤维化，外观色白，称为白体。排卵日至下次月经来潮前为黄体期，通常为 14 日，黄体衰退后月经来潮。卵巢中又有新的卵泡发育，新的周期开始。

（四）卵巢分泌的甾体激素

卵巢合成及分泌的性激素，主要是雌激素、孕激素和少量雄激素。排卵前雌激素来自卵泡膜细胞，排卵后，黄体细胞分泌孕激素和雌激素，卵巢间质细胞能合成极少量雄激素。

1. 雌激素　在卵泡发育初期雌激素分泌量很少，随着卵泡逐渐成熟，其分泌量逐渐增加，排卵前形成 1 个高峰；排卵后分泌量稍减少，在排卵后 7～8 日黄体成熟时，形成另一高峰，但峰较平坦，其均值低于第一高峰。黄体萎缩后，雌激素水平急剧下降，在月经前达最低水平。其生理作用表现为：

（1）子宫：促进子宫发育，使肌层增厚，增加子宫平滑肌对缩宫素的敏感性及收缩力。使子宫内膜增生。使宫颈口松弛，宫颈黏液分泌增多，质变稀薄，拉丝度强，以利于精子通过。

（2）输卵管：促使输卵管发育，增强输卵管节律性收缩的振幅。

（3）阴道：使阴道黏膜增厚。上皮细胞增生与角化，细胞内糖原增多，保持阴道酸性环境。

（4）卵巢：促使卵泡的发育，在卵泡发育过程中如不足将致使卵泡发育停止而闭锁。使卵巢积储胆固醇。

（5）乳腺：促进乳腺腺管发育，乳头、乳晕着色，促使其他第二性征的发育。

（6）下丘脑、垂体：对下丘脑和垂体发挥正负反馈调节，以调节促性腺激素的分泌，从而对卵巢功能产生调节作用。

（7）代谢作用：促进水与钠的潴留；抑制胆固醇在动脉管壁的沉积，防止冠状动脉硬化；促进骨中钙盐和磷盐的沉积，维持正常骨质，加速骨骺闭合。

2. 孕激素　分泌量于排卵后逐渐增加，至排卵后 7～8 日黄体成熟时达高峰，之后逐渐下降，在月经来潮前降到排卵前水平。其生理作用表现为：

（1）子宫：使子宫肌纤维松弛，兴奋性降低。降低妊娠子宫对缩宫素的敏感性，使子宫肌松弛，利于受精卵着床和胚胎发育。使增生期子宫内膜由增生期转变为分泌期内膜，为受精卵着床做好准备。使宫颈口闭合，黏液减少、质变黏稠，拉丝度降低。

（2）输卵管：抑制输卵管节律性收缩的振幅和频率。

（3）阴道：使阴道上皮细胞加速脱落。

（4）乳腺：促进乳腺腺泡发育，大剂量孕激素对乳汁分泌有一定抑制作用。

（5）下丘脑、垂体：对下丘脑、垂体发挥负反馈调节作用，可抑制促性腺激素的分泌。

（6）体温：兴奋下丘脑的体温调节中枢，使基础体温在排卵后上升 0.3～0.5℃。临床可依据基础体温变化来判定排卵日期。

（7）代谢作用：促进水和钠的排泄。

3.雄激素　女性体内的雄激素主要来自肾上腺皮质，少量由卵巢产生。雄激素的生理作用主要表现为：①对女性生殖系统的影响：促使阴阜、阴蒂和阴唇的发育；促进阴毛、腋毛生长；与性欲有关。雄激素过多，会对雌激素产生拮抗作用，如减缓子宫及其内膜的生长，长期使用雄激素可出现男性化的表现。②对机体代谢功能的影响：促进蛋白质合成；促进肌肉生长；刺激骨髓中红细胞的增生；增加基础代谢率；在性成熟期前，促使长骨钙的保留和骨基质生长，性成熟后可使骨骺闭合，停止生长。

二、子宫内膜及生殖器其他部位的周期性变化

卵巢的周期性变化调节女性生殖器官，使其发生一系列的周期性变化，以子宫内膜的周期性变化最显著，从而产生月经。

（一）子宫内膜的周期性变化

子宫内膜结构上分基底层和功能层两部分。基底层不受月经周期中激素变化的影响，故不发生脱落；功能层靠近宫腔，受卵巢激素的影响发生周期性坏死脱落。1个正常月经周期以28日为例，其组织形态的周期性变化可分3个时期：

1.增殖期　月经周期第5～14日，即卵泡期。在雌激素作用下，月经后的子宫内膜由基底层细胞再生修复，迅速增生增厚，内膜中腺体数目增多、变长，呈弯曲形；腺上皮细胞由立方形或低柱状变为高柱状，核分裂相增多。间质细胞呈星状；组织内水肿明显，小动脉渐变弯曲，管腔增大。到增殖晚期内膜厚度可至3～5mm，表面凹凸不平，略呈波浪形。

2.分泌期　月经周期第15～28日，即黄体期。黄体分泌大量雌激素和孕激素，共同促使已增殖的子宫内膜继续增厚呈锯齿状，腺体更长，更加弯曲，腺上皮细胞出现糖原，继之糖原溢入腺体。腺上皮细胞增大，间质出现水肿，间质细胞的胞浆增多；螺旋小动脉迅速增长，血管管腔扩张，弯曲明显。至分泌晚期，内膜可达10mm厚，呈海绵状，有糖原等分泌物溢出，使间质更疏松。

3.月经期　月经周期第1～4日，孕酮和雌激素撤退的最后结果，子宫内膜海绵状功能层从基底层脱落。月经来潮前24小时，内膜螺旋状动脉收缩与舒张，导致血管破裂引起内膜底部血肿，使内膜从基底部缺血坏死与剥脱，脱落的内膜碎片与血液相混排出，形成月经。

月经期之后又循环进入内膜增殖期，新的一轮又如期开始。

（二）生殖器其他部位的周期性变化

1.阴道黏膜　主要表现为阴道上皮的变化。排卵前，阴道上皮受雌激素影响，增生增厚；表层细胞出现角化，细胞内含糖原增多，在阴道杆菌分解下形成乳酸，使阴道内保持一定的酸度，防止致病菌的繁殖。排卵后，受孕激素的作用，阴道表层细胞脱落。临床上常依据阴道脱落细胞的改变了解体内雌激素水平及有无排卵。

2.宫颈黏液　月经结束后，随着雌激素增多，黏液分泌量增加，质稀薄而透明，状若蛋清，排卵期达高峰，拉丝度可达10cm以上。宫颈黏液涂片检查，干燥后可见羊齿植物叶状结晶，此种结晶在月经周期的第6～7日即可出现，排卵期最清晰典型。排卵期的宫颈黏液最适宜精子穿过。排卵后受孕激素作用，黏液分泌量减少，质变黏稠而混浊，拉丝度差。涂片检查干燥后可见植物叶状结晶逐步消失，被排列成行的椭圆体取代。

3.输卵管　排卵前，雌激素可促进输卵管黏膜上皮纤毛细胞生长和使输卵管非纤毛细胞分泌增加，促进输卵管发育和输卵管肌层的节律性收缩。排卵后，孕激素可抑制输卵管黏膜上皮纤毛细胞的生长，使分泌细胞分泌减少，减少输卵管的收缩频率。雌、孕激素的协同作用，保证受精卵在输卵管内正常运行。

三、性激素的调节

　　丘脑下部和脑垂体调节卵巢，使其分泌性激素并能作用于它的靶器官，称为下丘脑 - 垂体 - 卵巢轴（H-P-O-A），随着卵巢的周期性变化，其他生殖器官也发生相应的周期性变化，称为性周期。它每个环节都有特殊的神经内分泌功能，且相互影响和相互调节。在下丘脑分泌促性腺激素释放激素（GnRH）作用下，腺垂体分泌 FSH 与 LH，促使卵巢分泌性激素，子宫内膜受性激素的调节发生周期性变化，所以月经是性周期的调节产物，其正常与否反映神经内分泌系统的调节功能。

　　性腺轴的调节功能主要是通过激素反馈调节和神经调节来实现的。卵泡早期，低水平雌激素抑制下丘脑分泌 GnRH；卵泡晚期，高水平雌激素兴奋下丘脑分泌 LH-RH（正反馈），同时抑制下丘脑分泌 FSH-RH（负反馈），LH/FSH 渐至高峰，在峰值刺激下发生排卵。排卵后，高水平孕激素对下丘脑分泌 GnRH 呈抑制作用（负反馈），使垂体分泌的促性腺激素和卵巢释放激素均减少，黄体失去促性腺激素支持萎缩，其产生的雌激素和孕激素也减少。子宫内膜失去性激素支持而坏死、出血、剥脱，月经来潮。同时，下丘脑和垂体的负反馈抑制被解除，再度分泌 FSH，卵泡开始发育，新的周期开始（图 12-8）。

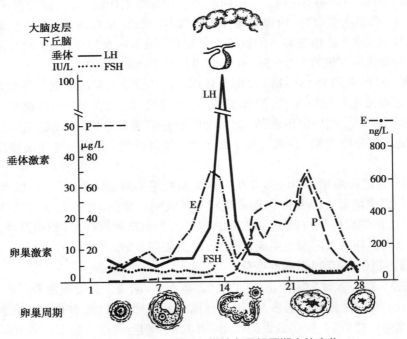

图 12-8　下丘脑 - 垂体 - 卵巢轴在月经周期中的变化

（韩　莹）

❓ 复习思考题

1. 试述女性内生殖器的组成及各器官的功能。
2. 简述卵巢的周期性变化与阴道上皮、宫颈黏液及输卵管周期性变化的关系。
3. 试比较雌激素与孕激素的生理作用。
4. 试描述性周期的调节机制。

第十三章 正常妊娠

> **学习目标**
>
> 掌握妊娠的诊断要点；熟悉产前检查的主要内容、受精及受精卵的植入；了解胎儿发育的特征、胎儿附属物的功能、妊娠期母体的变化。

第一节 妊娠生理

妊娠是胚胎及胎儿在母体内发育成长的过程。该过程从成熟卵子受精开始，终止于胎儿及其附属物自母体娩出。

一、胎儿的形成

（一）受精

成熟的卵子和精子相结合的过程称受精。卵子排出后由输卵管伞部捡拾进入输卵管内，停留在峡部与壶腹部连接处等待受精。精子随精液射入阴道内，离开精液由宫颈管进入宫腔，与子宫内膜接触，子宫内膜的白细胞释放 α、β 淀粉酶可解除精子顶体酶上的"去获能因子"，使精子具有受精能力，称精子获能。精子在女性生殖道的寿命一般为 1～3 日，受精能力约维持 20 小时，大部分精子在阴道酸性环境中即失去活力或死亡，能到达输卵管壶腹部的获能精子约 200 个。当获能精子和卵子相遇，精子顶体外膜破裂，释放顶体酶，发生顶体反应。在酶作用下，精子穿透放射冠和透明带。受精发生在排卵后 12 小时内，整个受精的过程约需 24 小时。受精卵的形成，标志新生命的开始。

（二）受精卵着床

借助输卵管蠕动和纤毛的摆动，受精卵向宫腔方向移动，同时进行有丝分裂。约在受精后 72 小时，分裂成桑椹胚，也称早期囊胚。受精后第 4 日，进入宫腔并继续分裂成晚期囊胚。受精后第 6～7 日，晚期囊胚植入子宫内膜下，该过程称受精卵着床，也称植入。受精卵着床后，子宫内膜迅速发生蜕膜样变。按蜕膜与胚泡的部位关系，将蜕膜分为底蜕膜、包蜕膜与真蜕膜（图 13-1）。

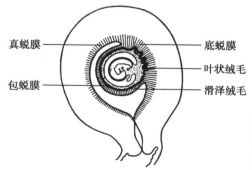

图 13-1　早期妊娠子宫蜕膜与绒毛的关系

二、胎儿附属物的形成及功能

胎儿附属物指胎儿以外的组织，包括胎盘、胎膜、脐带及羊水。

（一）胎盘

胎盘是胎儿与母体间进行物质交换的器官。由底蜕膜、叶状绒毛膜及羊膜组成。足月胎盘呈圆形或椭圆形，重 450～650g，直径 16～20cm，厚 1～3cm，分母体面和胎儿面。胎盘的主要功能有：物质交换、防御功能、合成功能、免疫功能。

（二）胎膜

胎膜由平滑绒毛膜和羊膜组成。绒毛膜在外层，发育过程中渐至萎缩退化成平滑绒毛膜。羊膜在内层，与覆盖胎盘、脐带的羊膜层相连。妊娠 14 周末，羊膜腔占据整个宫腔，且随妊娠进展不断增大。胎膜对分娩发动有一定作用。

（三）脐带

脐带是连接胎儿脐轮与胎盘的条索状器官。足月胎儿的脐带平均约 55cm，直径 0.8～2mm。表面被羊膜覆盖，内有两条脐动脉和一条脐静脉。脐带是母体与胎儿间进行物质交换的重要通道。

（四）羊水

羊水为充满在羊膜腔内的液体。妊娠早期，羊水来源是母体血清经胎膜进入羊膜腔的透析液；妊娠中晚期，尿液为羊水主要来源；妊娠晚期，胎肺参与羊水的生成。羊水量在妊娠后逐渐增多，妊娠 38 周时羊水量最多，约 1 000ml。以后逐渐减少，足月时约 800ml。羊水呈弱碱性或中性。妊娠早期羊水无色澄清，足月时羊水略混浊、不透明，内悬小片状物。

羊水的功能表现在两方面。一是能保护胎儿：防止胎儿受到挤压，发生胎体畸形和粘连；为胎儿提供适宜的温度环境与体液平衡；避免脐带受压引起胎儿窘迫；临产时，使宫缩压力均匀分布，避免胎儿局部受压。二是能保护母体：可减轻因胎动引起母体的不适感；临产后，前羊水囊扩张宫口及阴道；破膜后羊水润滑和冲洗产道，防止感染。

三、妊娠期母体的变化

妊娠期，为适应胚胎及胎儿生长发育的需要，在胎盘产生的激素和神经内分泌的作用下，孕妇体内各系统发生了一系列的变化。了解母体的适应性变化，有利于做好孕期保健工作。对于患有器质性疾病的孕妇，应及早发现并处理。

（一）生殖系统的变化

1. 子宫

（1）子宫大小：妊娠期宫体逐渐增大变软。子宫重量逐渐增加，到妊娠足月时重约 1 100g，增加近 20 倍。妊娠足月时子宫大小约 35cm×25cm×22cm。宫腔容量至妊娠足月约 5 000ml，增加约 1 000 倍。妊娠早期子宫呈球形或椭圆形，但不对称。妊娠 12 周后，增大的子宫逐渐对称并超出盆腔，可于耻骨联合上方触及。因有乙状结肠在盆腔左侧占据，故妊娠晚期的子宫呈不同程度的右旋。

（2）子宫峡部：为宫体与宫颈之间最狭窄部位。未孕时长约 1cm，妊娠后，明显变软，逐渐伸展拉长变薄，成为子宫腔的一部分。临产后可拉长至 7～10cm，成为软产道的一部分，称为子宫下段。

（3）宫颈：妊娠后宫颈肥大、变软，呈紫蓝色。宫颈管内腺体肥大，宫颈黏液分泌增多，形成黏液栓，防止细菌侵入宫腔。近临产时，宫颈管变短并轻度扩张。

（4）子宫血流量：妊娠期子宫血管扩张、增粗，血流量增加。妊娠早期子宫血流量为 50ml/min，主要供应子宫肌层和蜕膜。妊娠足月时，子宫血流量为 450～650ml/min，其中 80%～85% 供应胎盘。

2. 卵巢　妊娠期卵巢略增大，排卵及新卵泡发育均停止。早期妊娠时，妊娠黄体分泌雌激素与孕激素。妊娠 10 周后，黄体开始萎缩，其功能被胎盘取代。

3. 输卵管　妊娠期输卵管伸长，但肌层不增厚。黏膜层上皮细胞变扁平，或呈蜕膜样改变。

4. 阴道　妊娠期黏膜充血水肿，变软呈紫蓝色。皱襞增多，伸展性增加。阴道分泌物增多呈白色糊状。阴道上皮细胞含糖原增加，阴道内酸度增加，防止发生感染。

5. 外阴　妊娠期外阴部充血，皮肤增厚，有色素沉着，结缔组织变松软，伸展性增加，利于胎儿娩出。

（二）乳房的变化

妊娠期间乳房受雌激素、孕激素、垂体催乳素、胎盘生乳素、生长激素及胰岛素的影响，乳腺腺管和腺泡增生，脂肪沉积。乳房增大，充血明显。孕妇自觉乳房发胀或有刺痛。乳头增大变黑，易勃起；乳晕变黑，乳晕外围皮脂腺肥大，形成散在的结节状小隆起，称蒙氏结节。妊娠期为泌乳做准备，但并不分泌乳汁，可能与大量雌、孕激素抑制乳汁生成有关。

（三）循环系统的变化

1. 心脏　妊娠后期因膈肌升高，心脏向上、左、前移位，心尖搏动左移 1～2cm，心浊音界稍扩大。心脏移位致大血管轻度扭曲，加上血流量增加及血流速度加快，使多数孕妇心尖区可闻及 Ⅰ～Ⅱ级柔和的吹风样收缩期杂音，产后逐渐消失。

2. 心排出量　心排出量于妊娠 10 周开始增加，到妊娠 32～34 周达高峰，持续至分娩。临产后第二产程期间，心排出量也明显增加。左侧卧位心排出量较未孕时约增加 30%。

3. 血压　妊娠早期及中期血压偏低，在妊娠 24～26 周后轻度升高，脉压稍增大。一般因外周血管扩张、血液稀释及胎盘形成动静脉短路，使舒张压轻度降低，而收缩压无变化，从而脉压增大。血压受体位影响，坐位高于仰卧位。

4. 静脉压　妊娠对下肢静脉压影响明显。自 20 周开始，股静脉压于站立、坐位或仰卧位时均明显升高，系因妊娠后盆腔血液回流至下腔静脉的血流增加，增大的子宫压迫下腔静脉影响血液回流，而侧卧位能解除子宫对下腔静脉的压迫，改善静脉回流。如孕妇长时间处于仰卧位姿势，能使回心血量减少，心排出量减少，血压下降，称仰卧位低血压综合征。在妊娠期下肢、外阴及直肠静脉压升高，孕妇易发生下肢及外阴水肿、静脉曲张和痔疮。

（四）血液的变化

1. 血容量　妊娠 6～8 周起血容量开始增加，孕 32～34 周时达高峰，平均约增加 1 450ml。血浆增加多于红细胞的增加，血浆约增加 1 000ml，红细胞约增加 450ml，故血液呈稀释状态。

2. 血液成分　由于血液稀释，红细胞计数减少为 $3.6 \times 10^{12}/L$，血红蛋白值下降为 110g/L，容易缺铁性贫血，应于妊娠中、晚期注意补铁。白细胞于妊娠期轻度增加，一般（5～12）$\times 10^9/L$，有时可达 $15 \times 10^9/L$。临产和产褥期也显著增加，主要为中性粒细胞增加。妊娠期间血小板数量下降，但其功能增强以维持止血。凝血因子数量增加，使妊娠期血液呈高凝状态。血浆蛋白自妊娠早期开始降低，尤其是白蛋白减少，约为 35g/L，持续此水平直至分娩。

（五）泌尿系统的变化

1. 肾脏　妊娠期孕妇肾脏负担加重。肾脏略增大，肾血浆流量（RPF）增加约 35%，肾小球滤过率（GFR）增加约 50%。由于 GFR 增加，肾小管对葡萄糖再吸收能力不能相应增加，约 15% 孕妇饭后可出现妊娠生理性糖尿。

2. 输尿管　妊娠期泌尿系统平滑肌松弛，输尿管增粗且蠕动减弱，使尿流缓慢，加之右旋的子宫压迫右侧输尿管，致使尿液逆流，可引起肾盂积水，易患急性肾盂肾炎，以右侧多见。

3. 膀胱　妊娠期增大的子宫压迫膀胱，可出现尿频；孕妇仰卧位尿量增加，故孕期夜尿量多于日尿量。

（六）呼吸系统的变化

妊娠期耗氧量增多，肺通气量增加，有过度通气现象。妊娠晚期子宫增大，膈肌活动幅度减少，胸廓活动加大，以胸式呼吸为主，肺活量无明显改变。呼吸次数于妊娠期变化不大，每分钟不超过 20 次，但呼吸较深。上呼吸道黏膜增厚，充血水肿，易发生感染。

（七）消化系统的变化

妊娠期受雌激素影响，齿龈肥厚，易充血水肿和出血。胃贲门括约肌松弛，使胃内容物反流至食管产生烧灼感。肠蠕动减弱，易出现便秘及引起痔疮。肝脏大小及功能无明显改变。胆囊排空时间延长，胆汁黏稠淤积，易诱发胆囊炎及胆石症。

（八）皮肤的变化

妊娠期促黑色素细胞刺激，使黑色素增加，导致孕妇乳头、乳晕、腹白线、外阴等处色素沉着。孕妇面颊部出现蝶状褐色斑，称为妊娠黄褐斑。妊娠期间肾上腺皮质分泌有分解弹力纤维蛋白作用的糖皮质激素，加之腹壁皮肤张力加大使皮肤弹力纤维断裂，于孕妇腹壁可见不规则平行略凹陷的条纹，称为妊娠纹，初产妇呈紫色或淡红色，经产妇呈银白色。

（九）新陈代谢的变化

1. 基础代谢率 妊娠早期稍下降，妊娠中期渐增高，妊娠晚期可增高 15%～20%。

2. 碳水化合物、脂肪、蛋白质代谢 孕妇空腹血糖值稍低于未孕妇女，对胰岛素需要量增加。妊娠期血脂升高，肠道吸收脂肪能力增强，脂肪能较多地积存。孕妇对蛋白质的需求量增加，呈正氮平衡。

3. 体重 至妊娠足月时体重平均增加 12.5kg。体重的增加主要来自子宫及内容物、乳房、增加的血容量、组织间液及少量的母体脂肪和蛋白的贮存。

4. 矿物质代谢 胎儿生长发育需大量钙、磷、铁，故妊娠期应补充维生素 D 及钙。胎儿造血及合成酶均需要铁，应适时补充铁剂。

（十）内分泌系统的变化

妊娠期腺垂体增大。促性腺激素分泌减少，使卵巢停止发育和排卵。催乳素、促甲状腺激素、促肾上腺皮质激素及促黑素细胞刺激激素均增多，但肾上腺皮质无功能亢进表现。促甲状腺激素在早期短暂降低，后回升至孕前水平并保持稳定。妊娠早期甲状旁腺素水平降低，妊娠中晚期逐渐升高。

第二节 妊 娠 诊 断

临床上将妊娠全过程分为 3 个时期，妊娠未达 14 周为早期妊娠，第 14～27 周为中期妊娠，第 28 周及以后为晚期妊娠。

一、早期妊娠诊断

（一）症状与体征

1. 停经 平时月经周期规律，有性生活史的育龄妇女，一旦停经，应首先考虑妊娠。

2. 早孕反应 停经 6 周左右有头晕、嗜睡、乏力、食欲不振、厌食油腻、喜食酸物、恶心呕吐等症状，称为早孕反应。多在停经 12 周左右自行消失。

3. 尿频 因妊娠增大的子宫压迫膀胱，出现尿频。增大的子宫超出骨盆腔后，症状自然消失。

4. 乳房变化 乳房逐渐增大，孕妇自觉乳房胀痛。乳头和乳晕皮肤着色，乳晕周围出现蒙氏结节。

5. 妇科检查 阴道黏膜及宫颈阴道部充血呈紫蓝色。妊娠 6～8 周时，行双合诊检查宫颈变软，子宫峡部极软，宫颈与宫体似不相连感，称为黑加征。子宫增大妊娠 8 周时为未孕宫体的 2 倍，妊娠 12 周时为未孕宫体的 3 倍，此时宫底超出盆腔，可于耻骨联合上方触及。

（二）辅助检查

1. 妊娠试验　妊娠后滋养细胞分泌大量绒毛膜促性腺激素（HCG），着床后不久即可用免疫学方法检出。临床上多用早孕试纸法检测受检者尿液，检测结果阳性结合临床表现可以诊断。

2. 超声检查

妊娠早期超声检查是检查早孕快速准确的方法，还可确定宫内妊娠，明确胎数，排除异位妊娠、滋养细胞疾病、盆腔肿块等。在停经 35 日时可见宫腔内的圆形或椭圆形妊娠囊，囊内可见胚芽与原始心管搏动，即可确诊为宫内妊娠、活胎。停经 11～13^{+6} 周时，测量胎儿头臀长度，能准确地估计孕周。

应根据临床表现及辅助检查，对早孕做出诊断。临床表现不典型者，应注意与生理性闭经、异位妊娠、子宫肌瘤，卵巢囊肿、尿潴留等相鉴别。

二、中、晚期妊娠诊断

妊娠中晚期是胎儿生长和各器官发育成熟的重要时期，这个时期的诊断主要是判断胎儿生长发育情况、宫内状况和发现胎儿畸形。

（一）症状与体征

1. 子宫增大　子宫随妊娠进展逐渐增大。可根据手测宫底高度及尺测耻骨联合上方子宫长度判断胎儿大小及妊娠周数（表 13-1）。宫底高度因孕妇脐耻间距离、羊水量、孕妇营养、胎儿发育情况、单胎或多胎等有所差异。

表 13-1　不同妊娠周数的宫底高度及子宫长度

妊娠周数	手测宫底高度	尺测耻上子宫长度（cm）
12 周末	耻骨联合上 2～3 横指	
16 周末	脐耻之间	
20 周末	脐下 1 横指	18（15.3～21.4）
24 周末	脐上 1 横指	24（22.0～25.1）
28 周末	脐上 3 横指	26（22.4～29.0）
32 周末	脐与剑突之间	29（25.3～32.0）
36 周末	剑突下 2 横指	32（29.8～34.5）
40 周末	脐与剑突之间或略高	33（30.0～35.3）

2. 胎动　指胎儿的躯体活动。妊娠 20 周左右，孕妇可自觉胎动。妊娠月份越大，胎动越活跃，至妊娠 32～34 周达高峰，妊娠末期减少。

3. 胎心音　于妊娠 12 周用多普勒胎心听诊仪能探测到胎心音；自妊娠 18～20 周用一般听诊器经孕妇腹壁可听到胎儿心音，呈双音，如钟表的"滴答"声，每分钟 110～160 次。

4. 胎体　妊娠 20 周后，可于腹壁触到胎体。妊娠 24 周后触诊能区分胎头、胎背、胎臀和四肢。胎头圆而硬，有浮球感；胎背宽且平坦；胎臀宽而软，形状稍不规则；四肢小且有不规则活动。

（二）辅助检查

1. 超声检查　借助 B 型超声检查可了解胎产式、胎先露、胎方位、胎儿数目、胎心搏动及胎盘位置和分级、羊水量、有无胎儿畸形等。还可测量股骨长度、胎头双顶径等多条径线，了解胎儿发育情况。

2. 彩色多普勒超声　可检测子宫动脉，脐动脉和胎儿动脉的血流速度和波形。分别用以评

ER-13-4

妊娠腹部增大
模型

估子痫前期的风险、胎盘血流和判断胎儿贫血的程度。

第三节　产前检查

　　产前检查是围生期保健的主要内容之一。通过产前检查可及早发现孕妇及胎儿存在的异常情况并处理，保障母儿的安全，促进安全分娩。

　　产前检查应自确诊早孕开始进行。对有遗传病家族史的孕妇，应由专科医生进行遗传咨询。根据我国《孕前和孕期保健指南（2018 年）》，目前推荐的产前检查孕周分别是：妊娠 $6\sim13^{+6}$ 周、$14\sim19^{+6}$ 周、$20\sim24$ 周、$25\sim28$ 周、$29\sim32$ 周、$33\sim36$ 周和 $37\sim41$ 周（每周 1 次）。凡属高危孕妇，应酌情增加产前检查次数。

一、询 问 病 史

（一）年龄
　　<18 岁和 $\geqslant35$ 岁妊娠为高危因素。年龄过大，尤其是 35 岁以上，容易并发产力异常、产道异常、妊娠期高血压疾病、遗传病儿和先天缺陷儿等。

（二）职业
　　从事接触有毒物质工作的孕妇，应检测血常规及肝功能。接触放射性物质及高温作业者在孕期应调换工作。

（三）推算预产期
　　以末次月经第 1 日起计算，月份加 9 或减 3，日数加 7。若孕妇仅知阴历日期，月份推算同上，日数加 14。如末次月经日期不明或哺乳期月经尚未恢复而受孕者，可根据早孕反应出现时间、自觉胎动开始时间、测量宫底高度、B 超测量胎儿头臀长来推算。实际的分娩时间与推算的日期可相差 $1\sim2$ 周。

（四）了解本次妊娠经过
　　妊娠早期有无早孕反应，胎动开始时间，有无病毒感染及用药史。妊娠期有无阴道出血、腹痛、头晕、头痛、视物不清、胸闷、心悸和下肢水肿等。

（五）月经史及孕产史
　　询问月经初潮年龄、月经周期。经产妇应了解以往妊娠、分娩、产后情况，包括有无流产、早产、难产、死胎死产史、有无产后出血及其他合并症，末次分娩或流产的日期，并了解新生儿出生时情况。

（六）既往史及手术史
　　有无高血压、糖尿病、心脏病、肺结核、血液病、肝肾疾病等和手术史，了解其发病时间和治疗情况。

（七）家族史
　　家族有无多胎妊娠、妊娠合并症及高血压病、传染病、糖尿病等其他与遗传有关的疾病。

（八）丈夫健康状况
　　着重询问健康状况，有无遗传性疾病。

二、全 身 检 查

　　注意观察孕妇营养、发育及精神状态。身材矮小者常伴骨盆狭窄。检查脊柱、下肢有无畸形及乳房发育。测量体重,妊娠末期每周体重增加不应超过 500g,超过者多有隐性水肿或水肿。测量血压,孕期血压正常不超过 140/90mmHg。注意心脏有无病变,必要时做胸透检查。

三、产科检查

包括腹部检查、骨盆测量、阴道检查、辅助检查等。

（一）腹部检查

孕妇排空膀胱,仰卧于检查床上,头部垫高,暴露腹部,腹肌放松,双腿屈曲稍分开。检查者站于孕妇右侧。

1.视诊 观察腹部外形、大小,腹壁水肿、手术瘢痕和妊娠纹等。

2.触诊 注意腹壁紧张度、子宫肌敏感度及羊水多少。妊娠中后期用手测宫底高度或以软尺测量腹围及耻上子宫长度。用四步触诊法检查子宫的大小、胎产式、胎先露、胎方位及先露部衔接程度。前 3 步检查时,医生面向孕妇,第 4 步时,面向孕妇足端（图 13-2）。

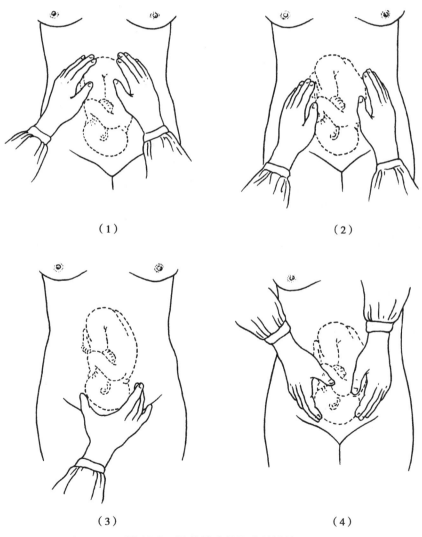

（1）　　　　　　　　　　　　　（2）

（3）　　　　　　　　　　　　　（4）

图13-2　胎位检查的四步触诊法

第 1 步:检查者双手置于宫底部,了解子宫外形,检查宫底高度,以估计胎儿大小与妊娠月份是否相符。双手相对轻推,判断宫底部的胎儿部分。

第2步：检查者双手分别置于腹部两侧，一手固定，另一手轻轻深按，两手交替检查，辨别胎背及胎体位置。

第3步：检查者右手拇指与其余四指分开，放在耻骨联合上方，握住胎先露部，进一步明确胎先露部是胎头或胎臀，并左右推动其以确定是否衔接。

第4步：检查者双手分别置于先露部两侧，朝骨盆入口方向向下深按检查，进一步明确胎先露部的诊断及其入盆程度。

3. 听诊　胎心在靠近胎背上方的孕妇腹壁上听诊最清楚。枕先露者于脐左（右）下方，臀先露者于脐左（右）上方听诊胎心最清楚。肩先露时，胎心在靠近脐部下方听得最清楚。

（二）骨盆测量

产前检查必须要进行骨盆测量。可了解骨盆的形态及大小，预测足月胎儿能否经阴道分娩。有骨盆内测量与骨盆外测量两种。

1. 骨盆内测量　包括：坐骨棘间径、坐骨切迹宽度、对角径和出口后矢状径。

（1）坐骨棘间径：将一手食、中指伸入阴道内，分别触及两侧坐骨棘，估测坐骨棘间径，正常值约10cm。

（2）坐骨切迹宽度：将阴道内食指在韧带上移动，估测坐骨切迹宽度，如能容纳3横指，说明该值正常，不存在中骨盆狭窄。

（3）对角径：即耻骨联合下缘至骶岬上缘中点的距离。正常值为12.5～13cm，该值减去1.5～2cm为骨盆入口前后径的长度，也称真结合径。检查者将一手的食、中指伸入阴道，以中指尖触及骶岬上缘中点，食指上缘紧贴耻骨联合下缘，接触点作以标记，测量中指尖到此接触点的距离，即为对角径。如中指触不到骶岬则表示此径大于12.5cm。

（4）出口后矢状径：为坐骨结节间径中点至骶骨尖端的距离。检查者右手食指戴指套，向骶骨方向伸入孕妇肛门，拇指置于孕妇骶尾部，两指共同找到骶骨尖端，将尺放于坐骨结节径线上，用骨盆测量器的一端置在坐骨结节间径中点，另一端置于骶骨尖端，两端的距离即为出口后矢状径的长度，正常值为8～9cm。

2. 骨盆外测量　包括髂棘间径、髂嵴间径、骶耻外径、坐骨结节间径、出口后矢状径、耻骨弓角度。已有充分的证据表明测量髂棘间径、髂嵴间径、骶耻外径并不能预测产时头盆不称，无需常规测量。怀疑骨盆出口狭窄时，可测量坐骨结节间径和耻骨弓角度。

（1）坐骨结节间径（骨盆出口横径）：孕妇取仰卧位，双腿弯曲，双手抱膝，使膝关节与髋关节全屈。测量两坐骨结节内侧缘的距离，正常值为8.5～9.5cm。出口后矢状径值与坐骨结节间径值之和>15cm，说明骨盆出口无狭窄。

（2）耻骨弓角度：双手拇指对拢，置于耻骨降支上，两拇指间角度即为耻骨弓角度。该角度反映骨盆出口横径的宽度，正常值为90°，不足80°为异常。

（三）阴道检查

妊娠期可行阴道检查，特别是有阴道流血和阴道分泌物异常时。分娩前阴道检查可协助确定骨盆大小，宫颈容受和宫颈口开大程度，进行宫颈 Bishop 评分。

四、辅助检查

常规检查血象（红细胞计数、血红蛋白、白细胞总数、血小板数）、出凝血时间、血型及尿常规（尿糖、尿蛋白）等。还应根据具体情况进行肝功能、心电图、胸透、B超、血液生化、唐氏筛查、羊水等项检查。

（韩　莹）

？ 复习思考题

1. 简述胎儿附属物的组成及功能。
2. 描述妊娠期母体生殖系统的变化。
3. 简述早期妊娠和中、晚期妊娠的诊断要点。
4. 说出产前检查的内容及预产期的推算方法。
5. 试述四步触诊法的检查方法及内容。

PPT课件

知识导览

第十四章 正 常 分 娩

掌握决定分娩的四因素；熟悉三个产程的临床经过及处理；了解枕先露的分娩机制、先兆临产与临产的诊断、总产程的划分。

妊娠达到及超过28周，胎儿及附属物从临产发动至从母体完整娩出的过程，称为分娩。妊娠满37周至不足42周间分娩，称为足月产；不满37足周分娩称早产；满42周及以后分娩为过期产。

第一节 决定分娩的四因素

决定分娩的四因素是产力、胎儿、产道及孕妇精神心理因素。四要素均正常且能相互适应，胎儿从阴道顺利娩出，为正常分娩。

一、产 力

产力为将胎儿及附属物从产道内逼出的力量。包括子宫收缩力、腹肌膈肌收缩力和肛提肌收缩力。

1.子宫收缩力 简称宫缩，为临产后的主产力，促使宫颈管短缩消失、宫口扩张、胎先露部下降及胎盘胎膜娩出。正常宫缩的特点有节律性、对称性与极性、缩复作用。

（1）节律性：临产后每次宫缩由弱到强，持续1个短时期后（一般30~40秒）又逐渐减弱直至消失，两次宫缩一般间隔5~6分钟。宫口开全时，宫缩时间可延长至60秒，间歇期仅1~2分钟。如此反复，直至分娩结束。

（2）对称性与极性：宫缩自子宫双角开始，先向子宫底中部扩散，再向子宫下段扩展，左右对称，此为宫缩的对称性。子宫收缩力以上部最强，自底部至下段逐渐减弱，此为宫缩的极性。

（3）缩复作用：每次宫缩后肌纤维松弛，但不恢复至原来长度，反复收缩后，肌纤维逐渐变短，称为"缩复"。子宫体肌纤维的缩复作用，可使宫腔容积逐渐缩小，迫使胎先露部下降，宫颈管消失及宫口扩张。

2.腹肌膈肌收缩力 简称腹压，是第二产程胎儿娩出的重要辅助力量。腹肌膈肌强有力地收缩使腹压增加，协助胎儿娩出；在第三产程亦可促使已剥离的胎盘娩出。

3.肛提肌收缩力 有协助胎先露部在骨盆腔内进行内旋转的作用。分娩时当胎头枕骨露于耻骨弓下，能协助胎头仰伸和娩出。胎盘降至阴道时，有助于胎盘娩出。

二、产 道

产道为娩出胎儿的通道，分骨产道与软产道两部分。

1. 骨产道 即真骨盆,是产道极为重要的部分。由入口平面、中骨盆平面及出口平面构成,其各平面形态及径线大小直接影响分娩。骨盆各平面中点组成的假想曲线为骨盆轴,骨盆轴的方向即胎儿娩出的方向。妇女站立时骨盆入口平面与地面形成的角度为骨盆倾斜度,一般为60°。

知识链接

骨盆3个假想平面

入口平面有4条径线:①入口前后径:耻骨联合上缘中点至骶岬前缘正中间的距离,平均值约为11cm;②入口横径:左右髂耻缘间的最大距离,平均值约13cm;③入口斜径:左右骶髂关节至右左髂耻隆突间的距离,平均值约12.75cm。

中骨盆平面有2条径线:①前后径:耻骨联合下缘中点通过两侧坐骨棘连线中点至骶骨下端间的距离,平均值约11.5cm;②横径:两坐骨棘间的距离,平均值约10cm,其长短与分娩机制关系密切。

出口平面有4条径线:①出口前后径:耻骨联合下缘至骶尾关节间的距离,平均值约11.5cm;②出口横径:两坐骨结节内侧缘的距离,平均值约9cm;③出口前矢状径:耻骨联合下缘至坐骨结节间径中点间的距离,平均值约6cm;④出口后矢状径:骶尾关节至坐骨结节间径中点间的距离,平均值约8.5cm。

---

2. 软产道

(1) 子宫下段:由未孕时子宫峡部形成。妊娠后随妊娠进展子宫峡部被伸展拉长,到妊娠末期形成子宫下段。临产后可伸长至7～10cm,成为软产道的一部分(图14-1)。

(2) 宫颈管消失及宫口扩张:临产后规律的宫缩及胎先露部下降,向上牵拉宫颈使宫颈口扩张,宫颈管逐渐短缩直至消失,成为子宫下段的一部分。宫颈管消失后,子宫颈口逐渐开大,宫口开全达10cm时,足月胎头才能通过。初产妇多是宫颈管先消失,宫口后扩张;经产妇多是宫颈管消失与宫口扩张同时进行。

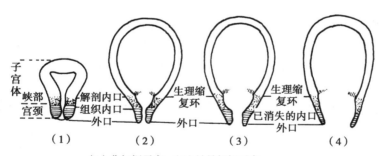

(1)非妊娠子宫;(2)足月妊娠子宫;
(3)分娩第一产程妊娠子宫;(4)分娩第二产程妊娠子宫

图14-1 子宫下段形成及宫口扩张

(3) 阴道、骨盆底与会阴变化:破膜后胎先露部下降压迫骨盆底,使软产道下段形成向前弯的筒状,阴道外口开向前上方,阴道黏膜横纹皱襞展平使阴道腔增宽。肛提肌向两侧和下方扩展,肌束被分开拉长,使会阴体变薄,利于胎儿娩出。但分娩时如会阴保护不当,也容易造成会阴撕裂。

三、胎 儿

胎儿大小、胎位及胎儿畸形可直接决定胎儿是否顺利通过产道。

1. 胎儿大小 是影响分娩难易的重要因素。胎头是胎体的最大部分,是通过产道最困难的部分，如胎头径线过大，即使骨盆大小正常，也可引起相对头盆不称导致难产。

2．胎位　产道为纵行管道，若为纵产式（头先露或臀先露）容易通过产道。头先露时，颅骨重叠、周径变小，有利于娩出，矢状缝和囟门可确定胎位。臀先露时，因胎臀较胎头周径小且软，阴道不能充分扩张，胎头娩出时又无变形机会，造成胎头娩出困难。横产式（肩先露）时，妊娠足月胎儿不能通过产道。

3．胎儿畸形　如脑积水、联体儿等，由于胎头或胎体过大，造成娩出困难。

四、精神心理因素

对产妇来说分娩是一种持久而强烈的应激源，这种应激既有生理上的，也有精神心理上的。精神心理因素对分娩的影响已越来越引起产科工作者的重视。

相当数量的初产妇从多种渠道了解有关分娩的负面诉说，害怕分娩的过程，如怕出血、怕疼痛、怕难产、怕胎儿性别不理想、怕胎儿畸形、怕自己或胎儿有生命危险等，使临产后精神紧张，处于不安、焦虑和恐惧的精神心理状态。加之待产室的陌生环境，产房频繁叫嚷的噪声及逐渐增强的宫缩，都可增加产妇的紧张恐惧。现已经证实，产妇的这种情绪状态会使机体发生一系列改变，如呼吸急促、心率加快、肺内气体交换不足，使子宫缺氧收缩乏力，宫口扩张缓慢，胎先露部下降受阻，产程延长，也可使产妇神经内分泌发生改变，使交感神经兴奋，释放儿茶酚胺，血压升高，使胎儿缺血缺氧、呼吸窘迫。

分娩过程中，产科工作者应耐心安慰产妇，讲解分娩是生理过程，告知分娩时必要的呼吸和躯体放松技术，开展家庭式产房，允许亲友陪伴，尽可能消除产妇的焦虑和恐惧心理，顺利渡过分娩全过程。

第二节　枕先露的分娩机制

分娩机制指胎儿先露部在产道内为适应骨盆各平面的不同形态，被动地进行一系列旋转动作，以最小径线通过产道的全过程。以临床最常见的枕左前位分娩机制为例说明。

1．衔接　胎头进入骨盆入口平面，颅骨最低点接近或达到坐骨棘水平，称为衔接。胎头半俯屈状态以枕额径衔接，因该径较骨盆入口平面前后径大，胎头矢状缝落在骨盆入口右斜径上，枕骨位于骨盆左前方（图14-2）。

2．下降　胎头沿骨盆轴向下的动作称为下降。下降与其他动作相伴进行，贯穿于分娩全过程。临床上观察胎头下降程度，是产程进展的重要标志之一。

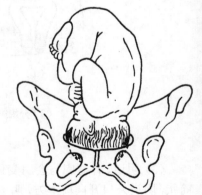

图14-2　胎头衔接

3．俯屈　胎头下降至骨盆底时，原处于半俯屈状态的胎头枕骨遇肛提肌阻力进一步俯屈，由胎头衔接时的枕额径变为枕下前囟径，有助于胎头继续下降。

4．内旋转　胎头降至骨盆底时，为适应中骨盆及骨盆出口前后径大于横径的特点，胎头向前向中线旋转45°，后囟转至耻骨弓下方，使胎头矢状缝与中骨盆及出口前后径相一致，此动作称为内旋转。胎头在第一产程末期完成内旋转，有利于胎头娩出。

5．仰伸　内旋转完成后，胎头降至阴道外口，宫缩和腹压使胎头继续下降，加之肛提肌收缩力将胎头推向前方，两者合力使胎头向下向前，以耻骨弓为支点使胎头仰伸。胎头的顶、额、鼻、口、额依次娩出。同时胎儿双肩径沿左斜径进入骨盆入口（图14-3）。

6. 复位和外旋转 胎头仰伸后，枕部向左旋转45°，恢复胎头与胎肩正常关系称为复位。胎肩继续在骨盆腔内下降，右（前）肩向前向中线旋转45°，使胎儿双肩径与出口前后径一致，胎头枕部在外向左旋转45°以保持胎肩与胎头的垂直关系，称为外旋转（图14-4）。

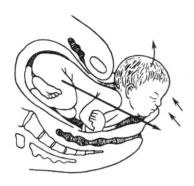

图14-3 胎头仰伸

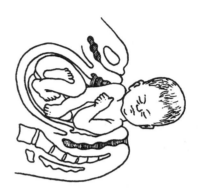

图14-4 胎头外旋转

7. 娩出 外旋转后，胎儿右（前）肩于耻骨弓下娩出，左（后）肩于会阴前缘娩出。双肩娩出后，胎体及下肢随之顺利娩出（图14-5）。

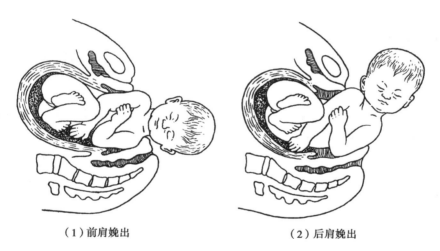

（1）前肩娩出　　　　　　　　　　　　（2）后肩娩出

图14-5 胎肩娩出

第三节　分娩的临床经过及处理

一、先兆临产

分娩发动前出现预示不久将临产的症状，称为先兆临产。

1. 假临产 分娩发动前出现不规则宫缩，即为假临产。其特点为宫缩时间短且不恒定，间歇时间长而不规律，宫缩强度不增强，宫颈管不短缩，宫口不扩张，常于夜间出现而清晨消失，给予镇静剂能抑制宫缩。

2. 胎儿下降感 因胎儿下降进入骨盆入口使宫底下降，产妇感到上腹部轻松，呼吸轻快，进食量增多。膀胱因胎儿压迫，可出现尿频症状。

3. 见红　临产前 24~48 小时内,因宫颈内口附近胎膜与此处子宫壁分离,毛细血管破裂而有少量出血,与宫颈黏液相混排出,称为见红,是分娩即将开始比较可靠的征象。

二、临　　产

临产的标志是出现持续 30 秒或以上,间歇 5~6 分钟的有规律且逐渐加强的宫缩,伴随着进行性宫颈管消失、宫口扩张与胎先露部下降。

三、总产程分期

分娩全过程(总产程)是指从开始出现规律性子宫收缩至胎儿胎盘娩出。分为 3 个产程:

1. 第一产程(宫颈扩张期)　指临产开始至宫口开全,初产妇需 11~12 小时,经产妇需 6~8 小时。

2. 第二产程(胎儿娩出期)　指宫口开全至胎儿娩出,初产妇需 1~2 小时,不超过 2 小时;经产妇通常数分钟即可完成,不应超过 1 小时。

3. 第三产程(胎盘娩出期)　指胎儿娩出至胎盘娩出,需 5~15 分钟,不应超过 30 分钟。

四、第一产程的临床经过及处理

(一)临床表现

1. 规律宫缩　临产后出现伴有疼痛的宫缩,习称"阵痛"。开始时持续时间短(约 30 秒),间歇时间长(5~6 分钟)。随产程进展,持续时间延长至 50~60 秒,间歇时间缩短至 2~3 分钟。宫口近开全时,持续时间可延长至 1 分钟或更长,间歇时间仅 1~2 分钟。

2. 宫口扩张　逐渐增强的宫缩使宫颈管短缩且消失,宫口逐渐扩张至开全(10cm)。阴道检查和肛诊可以确定宫口的扩张程度。

3. 胎头下降　阴道检查和肛诊明确胎头下降程度,是决定能否经阴道分娩的重要观察项目。

4. 胎膜破裂　胎儿先露部衔接后,将羊水分成前后两部分,前羊水囊随宫缩楔入宫颈管内,扩张宫口。随宫缩增强,羊膜腔内压力增加至一定程度时,胎膜自然破裂。正常破膜多发生于宫口接近开全时。

(二)产程、母体观察及处理

1. 产程观察及处理

(1)子宫收缩:连续定时观察并记录宫缩持续时间、间歇时间、强度及规律性。检测方法可由助产人员将手掌放在产妇腹壁上宫缩时子宫体部变硬隆起,间歇时变软松弛。也可用胎儿监护仪描记宫缩曲线,以观察宫缩强度、宫缩持续时间及频率。

(2)宫口扩张及胎头下降:描记宫口扩张曲线及胎头下降曲线,反映产程进展情况,并指导产程处理。

1)宫口扩张曲线:第一产程分成潜伏期和活跃期。潜伏期为宫口扩张的缓慢阶段,活跃期为宫口扩张的加速阶段,可在宫口开至 4~5cm 即进入活跃期,最迟至 6cm 才进入活跃期,直至宫口开全(10cm)。

2)胎头下降曲线:以胎头颅骨最低点与坐骨棘平面关系进行评价。胎头颅骨最低点平坐骨棘平面,标记"0";在坐骨棘平面上 1cm,标记"-1";坐骨棘平面下 1cm 时,标记"+1",以此类推(图 14-6)。

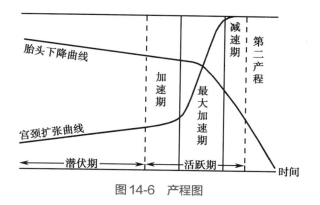

图 14-6　产程图

（3）胎心音：潜伏期每隔 1～2 小时听胎心一次，活跃期 15～30 分钟听胎心一次，每次听诊 1 分钟。若胎心音异常，提示胎儿窘迫，应积极处理。

（4）胎膜破裂：胎膜多在宫口近开全前破裂，羊水流出。破膜后应立即听胎心，观察羊水的性状、流出量和颜色，记录破膜时间。

2．母体观察与处理

（1）饮食与活动：鼓励产妇少食多餐，摄入充足的水分，吃高热量易消化食物，以保证精力与体力充沛。若宫缩不强且未破膜，可适当走动，加速产程进展。

（2）血压：宫缩时血压升高 5～10mmHg，间歇期恢复。应每隔 4～6 小时测 1 次血压。如血压升高，应增加测量次数，给予相应处理。

（3）排便与排尿：鼓励产妇每 2～4 小时排尿 1 次，以免膀胱充盈影响产程进程。初产妇宫口扩张<4cm，经产妇<2cm 时，应行温肥皂水灌肠，避免分娩时排便造成污染，又可刺激宫缩加速产程进展。但有灌肠禁忌证如胎膜早破、阴道流血、严重心脏病等均不适宜灌肠。

五、第二产程的临床经过及处理

（一）临床表现

胎膜大多自然破裂，宫缩较第一产程强，每次持续 1 分钟，间歇 1～2 分钟。若仍未破膜，应人工破膜。当胎头降到骨盆出口，压迫骨盆底组织，产妇有排便感，不自主地向下屏气。随产程进展，会阴体渐膨隆变薄，肛门括约肌松弛。宫缩时胎头露出于阴道口，且露出部分不断增大，宫缩间歇时，胎头又回缩阴道内，称为胎头拨露。当胎头双顶径超过骨盆出口，宫缩间歇时胎头不再回缩，称为胎头着冠。此时会阴极度扩张，胎头仰伸、复位及外旋转，随之胎肩、胎体相继娩出。

（二）产程观察及处理

1．密切监测胎心　此产程宫缩频而强，应密切监测胎心，5～10 分钟听一次。发现异常立即阴道检查，尽快结束分娩。

2．指导产妇屏气　指导产妇正确使用腹压，让其两手握紧产床把手，双足蹬于产床上，宫缩时深吸气屏住，后如排便样向下屏气用力增加腹压，间歇时呼气且全身放松。如此反复，加速产程。

3．接产准备　初产妇宫口开全、经产妇宫口扩张 4cm 且宫缩规律有力时，应将产妇送到产室，做好接产准备。指导产妇仰卧于产床，臀下置塑料布或便盆，用消毒纱球蘸肥皂水消毒外阴，顺序是大小阴唇、阴阜、大腿内上 1/3、会阴及肛门周围，用温开水冲掉肥皂水，最后用酮碘消毒，铺无菌巾于臀下，准备接产。

4．接产　接产人员在胎头拨露阴唇后联合紧张时，开始保护会阴，并协助胎头俯屈，让胎头以最小径线通过阴道口，以防止会阴撕裂。保护会阴的方法：接产人员以手掌大鱼际垫以纱布托住会阴部，宫缩时向上向内托压，同时左手协助胎头俯屈缓慢下降、仰伸。胎头娩出后，左手挤出胎儿口鼻内的羊水和黏液，协助胎头复位、外旋转及胎肩娩出。胎肩娩出后停止保护会阴。在距脐轮10～15cm处，剪断脐带。如有胎儿过大或会阴过紧，估计会阴撕裂不可避免者，或母儿有急性病理情况需结束分娩者，应行会阴切开术。

六、第三产程的临床经过及处理

（一）临床表现

胎儿娩出后，宫底降至脐平，宫缩暂停产妇轻松，几分钟后又出现宫缩。因宫腔容积急骤缩小，胎盘不能相应缩小而与子宫壁错位剥离，剥离面出血形成胎盘后血肿。进一步宫缩使胎盘剥离面积增大直至娩出。

胎盘剥离的征象：①胎盘降至子宫下段，宫体被推向上，宫底上升；②阴道口外露脐带自行向外延伸；③阴道少量流血；④在产妇耻骨联合上缘轻压子宫下段时，宫底上升而外露的脐带不再回缩。

（二）产程观察及处理

1.新生儿处理

（1）清理呼吸道：断脐后用吸痰管或导管清除口鼻内羊水和黏液，以免发生吸入性肺炎。新生儿多数能迅速建立自主呼吸，大声啼哭。

（2）新生儿阿普加评分：判断新生儿窒息及严重程度。以出生后1分钟内的心率、呼吸、肌张力、喉反射及皮肤颜色为依据，每项0～2分（表14-1），8～10分为正常新生儿，4～7分为轻度窒息，需清理呼吸道、吸氧、人工呼吸、用药等措施方能恢复，4分以下为重度窒息，需紧急抢救，气管内插管并给氧。

表14-1 新生儿阿普加评分法

体征	0分	1分	2分
每分钟心率	0	<100次	≥100次
呼吸	0	浅慢，不规则	佳
肌张力	松弛	四肢稍屈曲	四肢屈曲，活动好
喉反射	无反射	有些动作	咳嗽，恶心
皮肤颜色	全身苍白	躯干红，四肢青紫	全身粉红

（3）脐带处理：以75%乙醇消毒脐带根部及周围，在距脐根部0.5cm处结扎第一道无菌粗线，在结扎线外0.5cm处结扎第二道线，在第二道线外0.5cm处剪断脐带。挤出残血，以5%聚维酮碘溶液或75%乙醇消毒断面，用无菌纱布包盖。

（4）新生儿处理：打足印及拇指印于新生儿病历上，注明新生儿性别、出生时间、体重、母亲姓名及床号。详细体检后抱给母亲，进行首次哺乳。

2.协助胎盘娩出

确认胎盘剥离后，以一手轻压宫底，一手轻拉脐带以协助胎盘娩出。当发现胎膜部分破裂，用血管钳夹住断裂上端胎膜，继续向原方向旋转牵拉，直到胎盘完整娩出。

3.检查胎盘、胎膜

铺平胎盘以检查胎盘母体面有无缺损，再将胎盘提起，检查胎膜是否完整。若有副胎盘、部分胎盘或大块胎膜残留，应于无菌操作下徒手取出，或以大号刮匙清宫。

4.检查软产道

仔细检查软产道有无裂伤，若有裂伤，应立即缝合。

5.预防产后出血

正常分娩时出血量不超过300ml。对有产后出血高危因素者，可在胎肩娩出后注射缩宫素10～20U，可加速胎盘剥离减少出血。若胎盘未完全剥离而出血多时，应于无菌环境下行手取胎盘术。若胎盘娩出后出血多时，可将麦角新碱 0.2mg 直接注入宫体或肌内注射，也可将缩宫素 20U 加入 5% 葡萄糖 500ml 内静脉滴注。

第四节 正常产褥

产妇全身各器官除乳腺外从胎盘娩出至恢复或接近正常未孕状态所需的时期，称为产褥期，一般为 6 周。

一、生殖系统的变化和处理

1. 子宫复旧 产褥期内子宫变化最大，胎盘娩出后，子宫逐渐恢复至孕前状态的过程，称为子宫复旧。产后 1 周子宫缩小至约妊娠 12 周大小，在耻骨联合上方可扪及，至产后 10 日子宫降至骨盆腔内，产后 6 周时重量恢复至 50～70g。子宫内膜在产后 6 周时全部修复。产后 4 周宫颈恢复至未孕状态，宫颈外口由圆形变为横裂。

2. 产后宫缩痛 产褥早期因宫缩引起下腹部剧烈的阵发性疼痛，称为产后宫缩痛。多见于经产妇，一般于产后 1～2 日出现，持续 2～3 日自然消失，无需特殊处理。疼痛较严重者，可按摩子宫，并参考产后腹痛辨证治疗。

3. 恶露 产后经阴道排出的血液、坏死蜕膜组织等，称为恶露。正常恶露持续 4～6 周，有血腥味，无臭味，总量 250～500ml。恶露分为血性恶露、浆液性恶露和白色恶露。最初 3～4 日分泌的为血性恶露，色鲜红，含血液、蜕膜组织及黏液；后逐渐成为浆液性恶露，色淡红，含少量血液、坏死蜕膜组织及宫颈黏液等；10 日左右转为白色恶露，色白，含大量白细胞、细菌、坏死蜕膜及表皮细胞，持续 3 周干净。若子宫复旧不全或宫腔内有残留胎盘、胎膜或合并感染时，恶露持续时间长、量增多、有臭味。恶露异常者，参考产后恶露不绝辨证治疗。

4. 会阴侧切水肿 会阴侧切者保持局部清洁干爽，常换护垫。用 0.05% 聚维酮碘液擦洗会阴，每日 2～3 次。若会阴水肿、疼痛较重，可用红外线照射或 50% 硫酸镁湿热敷。若伤口化脓应提前拆线，行清创术并抗感染治疗。

二、泌尿系统的变化和处理

妊娠期体内滞留的多余水分，在产褥早期主要经肾排出，故产后 1 周内尿量增多。肾盂及输尿管生理性扩张，产后 2～8 周可恢复正常。由于分娩过程中膀胱受压而使黏膜水肿、充血、肌张力降低及会阴侧切疼痛、不习惯卧床排尿等原因，产后易发生尿潴留。出现尿潴留可采取以下方法处理：

1. 心理疏导 做好产妇思想工作，解除对排尿疼痛顾虑。
2. 诱导排尿 用温开水冲洗尿道口。
3. 刺激排尿 在下腹部膀胱区放置热水袋刺激膀胱肌肉收缩。
4. 针刺排尿 针刺三阴交、气海、关元及阴陵泉等穴。
5. 导尿术 以上方法无效时采用。

三、消化系统的变化和处理

产后胃肠蠕动力及肌张力减弱，2 周左右恢复。产妇产后宜食清淡易消化富于营养的饮食，勿食生冷辛辣油腻煎炒之品，以免内伤脾胃；注意补充足够的水分及热量、维生素、蛋白质和铁剂，早日起床活动，促进胃肠蠕动，恢复体力。出现便秘者，可饮用蜂蜜水或多食新鲜蔬菜、水果以润肠通便。

四、内分泌系统的变化和处理

不哺乳产妇在产后 6～10 周月经来潮，在产后 10 周左右恢复排卵。哺乳产妇平均在产后 4～6 个月恢复排卵，较晚月经复潮者，首次月经来潮前多有排卵，应注意月经虽未复潮，仍有受孕可能。

分娩后，体内雌激素、孕激素水平突然下降，解除对催乳激素的抑制，乳腺开始分泌乳汁。之后乳汁的长期维持要依赖新生儿反复地吸吮，刺激垂体催乳激素的分泌。乳汁的分泌量还与乳腺的发育、产妇的营养、睡眠、健康状况及情绪有关，故应保证产妇休息，足够睡眠和营养丰富饮食，避免精神刺激至关重要。

（韩　莹）

扫一扫，测一测

？复习思考题

1. 描述决定分娩的四因素。
2. 简述先兆临产与临产的诊断。
3. 简述第一产程的临床经过及处理。
4. 试述阿普加评分的内容及意义。

第十五章　妇科检查与常用的辅助检查

> **学习目标**
>
> 掌握盆腔检查的方法、内容；熟悉盆腔检查的记录；了解临床常用辅助检查技术。

第一节　妇科检查

妇科检查即盆腔检查，包括外阴、阴道、宫颈、宫体及双侧附件的检查。盆腔检查，可排除内外生殖系统器质性疾病等。

一、检查方法及内容

1. 外阴部检查　观察外阴的发育、皮肤及黏膜的色泽及质地变化，阴毛的分布及浓密，有无皮炎、溃疡、赘生物、肿块、畸形及有无皮肤增厚、变薄或萎缩。分开小阴唇，注意前庭大腺是否肿大，尿道口及阴道口有无红肿、损伤、畸形，处女膜是否完整，有无会阴裂伤。检查时嘱患者屏气向下用力，观察是否有尿失禁、阴道壁膨出或子宫脱垂等。

2. 阴道窥器检查　根据患者阴道壁松弛情况及阴道大小，选用适合的阴道窥器（图 15-1），临床常用鸭嘴形阴道窥器。检查时将窥器两叶合拢，涂抹润滑剂以利插入（如拟作宫颈细胞学检查或作涂片检查时，改用生理盐水润滑），用左手食指和拇指分开两侧小阴唇，暴露阴道口，右手沿阴道侧后壁将窥器轻轻斜行插入，缓慢旋转成正位，张开窥器两叶充分暴露宫颈，然后旋转窥器，充分暴露阴道各壁及穹隆部。观察阴道有无畸形，黏膜有无充血、溃疡、出血、囊肿及赘生物；注意阴道分泌物量、性状、颜色及气味；观察宫颈大小、外口形状、颜色，有无出血、外翻、腺囊肿、息肉、糜烂或赘生物等。需作宫颈刮片或阴道涂片时，同时取分泌物标本待查。无性生活史者未经本人同意，禁行窥器检查。

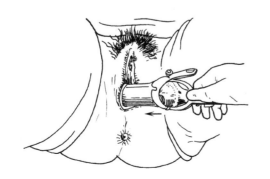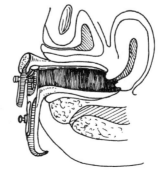

图 15-1　阴道窥器检查

3. 双合诊　是盆腔检查中最重要的项目。检查者将一手的两指或一指伸入阴道,另一手于腹部配合检查的方法,称为双合诊(图15-2)。了解阴道、宫颈、宫体、输卵管、卵巢与宫旁结缔组织等情况。检查者以食、中两指蘸润滑剂,沿阴道后壁轻轻伸入阴道,检查阴道深度和是否通畅,有无畸形、瘢痕与肿块。再触诊宫颈有无接触性出血,抬举痛及摇摆痛。然后将阴道内两指平放于宫颈下唇,向前向上抬举宫颈,置于腹壁的手指自腹部平脐处,向后向下按压腹壁,双手配合检查子宫的位置、大小、形态、软硬度、有无压痛及活动度。再将阴道内两指分别移向两侧穹隆部,与腹壁上的手相互配合,检查双侧附件有无肿块、压痛或增厚。如触及肿块要注意其位置、形状、大小、活动度、软硬度、与子宫的关系及有无压痛。正常情况下,卵巢有时可扪及,触后有酸胀感,输卵管不能触及。

4. 三合诊　经阴道、直肠及腹壁的联合检查,称为三合诊。检查者以一手的食指伸入阴道,中指伸入直肠,另一手置于下腹部进行联合检查(图15-3)。三合诊可弥补双合诊的不足,更清楚地了解盆腔后部,发现子宫后壁、宫骶韧带的病变及子宫直肠陷凹部肿块与直肠的关系,了解后倾或后屈子宫的大小和形态。此方法在生殖器肿瘤、结核、炎症与内膜异位症的诊查时尤为重要。

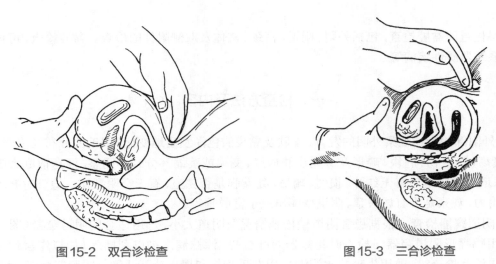

图15-2　双合诊检查　　　　　　　　图15-3　三合诊检查

5. 直肠-腹部诊　一手示指伸入直肠,另一手在腹壁配合检查,称为直肠-腹部诊。适用于阴道闭锁、无性生活史或其他原因不宜作双合诊者。

二、盆腔检查记录

盆腔检查后,将检查结果按解剖位置先后顺序记录:

外阴:发育情况及婚产史(未婚、已婚未产或经产)。异常者,应详细描述。

阴道:是否通畅,黏膜颜色及有无赘生物、溃疡等,分泌物量、颜色、性状及气味。

宫颈:是否光滑,大小、质地、外口形状,有无糜烂、裂伤、息肉、腺囊肿、接触性出血、举痛与摇摆痛等。

宫体:位置、大小、活动度、硬度、有无压痛、与外周组织的关系等。

附件:有无压痛、增厚及肿块。异常者,如有肿块,应记录其位置、大小、硬度、有无压痛、表面是否光滑、活动度、与子宫及盆腔的关系。左右两侧检查情况应分别记录。

第二节　妇产科常用的辅助检查

一、妊娠试验

利用孕妇血清及尿液中含有绒毛膜促性腺激素（HCG）的生物学或免疫学特点,检测受检者体内的 HCG 水平,用以诊断早期妊娠,也用于滋养细胞肿瘤的监测和诊断。

二、阴道分泌物检查

1. 滴虫检查　用棉签拭取阴道后穹隆处分泌物,直接与玻片上已滴好的生理盐水混合均匀,立即在显微镜下观察,如见有增多的白细胞被推移及波状运动的滴虫,为阳性。

2. 假丝酵母菌检查　用棉签拭取阴道后穹隆处分泌物,以 10% 氢氧化钾作白带悬滴检查,如找到典型的芽孢及假菌丝为阳性。

ER-15-3

阴道毛滴虫检查

3. 阴道清洁度　取阴道分泌物做悬滴检查,有助于炎症的诊断及做好术前准备,临床上分三度:

Ⅰ度镜下以阴道杆菌与阴道上皮细胞为主,无白细胞或量极少,属正常。

Ⅱ度有等量阴道上皮细胞和白细胞,表明阴道有炎症。

Ⅲ度有大量白细胞及细菌,阴道上皮细胞极少,表明阴道炎症较重。

三、阴道及宫颈细胞学检查

1. 阴道脱落细胞检查　阴道上皮细胞受卵巢激素的影响,而有周期性改变。生育期妇女阴道细胞分表层、中层和底层,细胞由底层逐渐向表层成熟,其成熟程度与体内雌激素水平成正相关,故可观察阴道脱落细胞以了解体内雌激素水平。雌激素水平越高,阴道上皮细胞分化程度越好,阴道上皮表层细胞越增多,细胞核致密,故以致密核细胞的百分数表示雌激素影响的程度。雌激素水平低落时,表层细胞明显减少代之以底层细胞,故以底层细胞的百分数表示雌激素低落程度。

（1）检查方法:于阴道侧壁上 1/3 处刮取阴道分泌物,制作涂片,固定及染色后进行镜检。取标本前 24 小时内,禁止性交、阴道检查、灌洗及局部用药等。

（2）临床意义：用以了解卵巢的功能。

1）雌激素影响时，涂片中底层细胞消失，根据表层致密核细胞计数，划分为四级：

雌激素轻度影响：致密核细胞占 20% 以下。见于月经刚过，或接受小剂量雌激素治疗者。

雌激素中度影响：大多为表层细胞，致密核细胞占 20%～60%。见于卵泡发育迅速时，或在排卵前期，或接受中等剂量雌激素治疗者。

雌激素高度影响：细胞均为表层，致密核细胞占 60%～90%。见于正常排卵期或接受大剂量雌激素治疗者。

雌激素过高影响：致密核细胞及嗜伊红表层细胞超过 90%。见于卵泡膜细胞瘤或颗粒细胞肿瘤患者。

2）雌激素低落时，以底层细胞计数，分为四级：

雌激素轻度低落：底层细胞占 20% 以下，见于卵巢功能低下者。

雌激素中度低落：以中层细胞为主，底层细胞约占 20%～40%，见于闭经期及哺乳期者。

雌激素高度低落：底层细胞占 40% 以上，见于卵巢功能缺损患者及绝经期妇女。

雌激素极度低落：均为底层细胞，见于绝经或卵巢切除后患者。

2. 宫颈刮片检查　常用于宫颈癌普查，为筛查早期宫颈癌的重要方法。

（1）检查方法：用清洁干燥的木质刮板围绕宫颈外口轻轻刮取 1 周，薄而均匀地涂抹于玻片上。再将玻片放至 95% 乙醇中固定不少于 10 分钟，用巴氏染色法进行染色镜检。

（2）临床意义：细胞学诊断标准一般多用巴氏 V 级分类法。

Ⅰ级正常，属正常的宫颈 / 阴道涂片。

Ⅱ级为炎症，临床分为 Ⅱ A 及 Ⅱ B 两种。

Ⅲ级为可疑癌。

Ⅳ级为高度可疑癌。

Ⅴ级为癌症。内有典型的大量癌细胞。

四、基础体温测定

排卵后产生的孕激素可作用于体温调节中枢使体温升高，故用来协助诊断早孕及有无排卵。

1. 测量方法　长时期休息或睡眠后，多于每日清晨醒后，未进行任何活动时测口腔体温 5 分钟，结果记录于体温单上，将每日测量体温连接成线。同时标记生活中的特殊情况，如性生活、月经期、阴道出血、白带增多、感冒等情况，以供参考。连续测量 3 个月经周期以上。

2. 临床意义　有排卵的妇女基础体温曲线呈双相型，即在排卵前体温略低，排卵后体温升高 0.3～0.5℃。未受孕者，体温于月经前下降；如已受孕，体温持续于高水平不下降；无排卵周期中的基础体温曲线呈单相型，持续处于较低水平。故可用于了解卵巢功能、诊断早期妊娠、指导受孕或避孕、鉴别闭经原因等。

五、宫颈黏液检查

宫颈黏液受卵巢分泌激素的影响而产生周期性变化。在雌激素影响下，宫颈黏液含水量高、稀薄似蛋清样、拉丝长度可达 10cm；在孕激素影响下，黏液变黏稠、质浑浊，拉丝长度仅为 1～2cm。于月经周期的第 7 日起，宫颈黏液中出现无机盐与黏蛋白形成的结晶，排卵期出现典型羊齿植物叶状结晶；排卵后或妊娠期，受孕激素影响，结晶断裂成小块，在月经周期第 22 日左右变为椭圆体。

1. 检测方法　观察宫颈黏液的透明度，以棉球擦净宫颈外口及阴道穹隆部的分泌物，用干燥长钳伸入子宫颈管内 1cm 左右,取出黏液,缓慢分离开钳柄,观察其拉丝度。再将黏液置于玻片上,干燥后镜下观察宫颈黏液结晶,其分类为:

Ⅰ型:典型羊齿状结晶,主梗粗而直,分支长而密。

Ⅱ型:较典型羊齿状结晶,边缘较厚,色较暗,主梗弯曲较软,分支短而少。

Ⅲ型:不典型结晶,树枝形象模糊,分支稀疏量少,呈离散状。

Ⅳ型:主要为椭圆体或梭形体,顺同一方向排列成行,较白细胞狭长,不见羊齿状结晶。

2.临床意义

(1)预测排卵期:可根据结晶形态,指导避孕及受孕。

(2)诊断妊娠:月经过期,涂片持续 2 周以上呈现排列成行的椭圆体,不见羊齿状结晶,可能为妊娠。早孕时如呈不典型结晶,提示孕激素不足,可能发生先兆流产。

(3)诊断闭经原因:若闭经患者宫颈黏液有正常周期性变化,说明卵巢功能正常,闭经原因在子宫;若无周期性变化,闭经原因在卵巢或卵巢以上部位。

(4)了解是否排卵:功血患者未流血时应定期作宫颈黏液检查,若在流血前出现羊齿状结晶,提示无排卵。

六、常用激素测定

1.垂体促性腺激素测定　包括卵泡刺激素(FSH)与黄体生成激素(LH)。两者共同促进排卵,刺激雌、孕激素的合成。卵泡刺激素主要作用为刺激卵泡生长、发育及成熟,并促进雌激素分泌。黄体生成激素主要是促进排卵及黄体生成,刺激黄体分泌雌激素和孕激素。

临床上测定垂体促性腺激素主要应用于鉴别闭经原因、诊断多囊卵巢综合征、区别真性与假性性早熟、指导不孕症的治疗及指导避孕药物的研究等。

2.催乳激素(PRL)测定　催乳激素是由垂体分泌的一种多肽蛋白激素,其功能主要是促进乳腺发育、泌乳及调节生殖功能。催乳素升高可见于垂体肿瘤、颅咽管瘤、性腺轴调节异常、性早熟、神经精神刺激、甲状腺功能低下、闭经 - 泌乳综合征、口服氯丙嗪及避孕药等。当垂体功能减退、单纯性催乳激素分泌缺乏时,催乳素水平降低。

3.雌激素(E)测定　分为雌酮(E_1)、雌二醇(E_2)与雌三醇(E_3)三种。主要由卵巢、胎盘分泌,少量由肾上腺皮质产生。E_2 对维持女性生殖功能及第二性征有重要作用,绝经后女性以 E_1 为主,妊娠后胎盘合成 E_3,测量 E_3 值可了解胎盘功能状态。测量雌二醇值可用于判断闭经原因、监测卵泡发育及排卵功能等。E_2 值降低见于原发或继发性卵巢功能低下或下丘脑 - 垂体调节异常、药物影响及高催乳激素血症等。E_2 值升高见于妊娠期、卵巢颗粒细胞瘤、使用排卵药后、肝硬化及女性性早熟等。

4.孕激素测定　主要由卵巢和胎盘产生,少量来源于肾上腺皮质。检测体内孕酮水平,可用于判断卵巢有无排卵、了解黄体及胎盘功能,孕酮升高时,协助诊断肾上腺肿瘤或肾上腺皮质功能亢进。

5.雄激素测定　来源于肾上腺皮质和卵巢。雄激素水平升高时,可见于卵巢男性化肿瘤、多囊卵巢综合征、肾上腺皮质增生或肿瘤。监测雄激素水平,还有助于鉴别两性畸形、女性多毛症及雄激素类药物对机体的影响。

七、超 声 检 查

因其快速而准确,为妇产科首选的影像学检查方法。损伤小,快捷、方便、无痛苦,可反复使用。常用经腹和经阴道两种检查方法。超声仪器包括 B 型超声诊断仪与彩色多普勒超声仪。B 型超声诊断仪用于诊断妊娠、测量胎儿径线、明确胎体位置、鉴别胎儿存活与否、做胎盘定位、胎儿畸形、胎儿性别、探测羊水量少、胎儿数量及葡萄胎等。还用于诊断子宫及盆腔肿块、肿块的定位与定性、监测卵泡发育及探查宫内节育器等。彩色多普勒超声仪有助于测定孕期母体与胎儿血流、胎儿心脏超声及判断盆腹腔肿物边界与血流分布。

八、宫颈活组织检查

可疑宫颈癌时,应在宫颈外口鳞状与柱状上皮交界处,选 3、6、9、12 点处取材。已确诊为宫颈浸润癌者,为明确浸润程度及病理类型可单点取材。于碘不着色区或阴道镜下取材,准确性更高。疑有宫颈管病变者,同时行宫颈管搔刮术。活检后用消毒纱布压迫止血,24 小时后取出,所取组织放入小瓶以 10% 甲醛溶液固定,送检。妊娠期和月经前 1 周内不做活检。宫颈上皮内瘤样病变或重度宫颈糜烂、可疑浸润癌者,可行宫颈锥形切除术。

九、诊断性刮宫(诊刮)与分段刮宫

诊断性刮宫目的是刮取宫腔内容物做病理检查以协助诊断。如同时疑有宫颈管病变或了解癌灶累及颈管程度时,需先后刮取子宫颈管组织及子宫内膜组织,称分段刮宫。此诊法适用于子宫异常出血、不孕症、产后出血或排除子宫内膜癌者。诊刮时注意发生出血、感染等并发症,避免反复刮宫造成子宫内膜炎或宫腔粘连。

十、输卵管通畅检查

可明确输卵管是否通畅,并有一定的治疗作用,主要用于诊断输卵管性不孕症、检验输卵管术后效果、防止及疏通输卵管粘连。手术多在月经干净后 3～7 日内进行。内、外生殖器急性炎症、经期及严重全身性疾病者禁止检查。

1.输卵管通液术 外阴消毒后铺巾,检查子宫位置,置阴道窥器,使宫颈充分暴露,用宫颈钳夹住宫颈前唇使其固定,将宫颈通液管轻轻插入宫颈管内,使宫颈通液管与注射器相连,由注射器向内注入生理盐水约 2ml(含庆大霉素 8 万 U),或缓慢注入含庆大霉素 8 万 U、地塞米松 5mg、透明质酸酶 1 500U 及生理盐水的溶液共 20ml。若注入时无明显阻力感、患者无不适,表明输卵管通畅;如有轻度阻力,但液体仍能缓慢注入,表明输卵管有狭窄;如阻力明显,且有液体回流,则表示输卵管阻塞不通。

2.子宫输卵管造影术 如通液术已证实输卵管不通,多行造影术,以确定阻塞位置及能否手术。也用于协助诊断子宫内膜结核与息肉、输卵管结核、子宫粘连与畸形、较小的子宫黏膜下肌瘤等。造影术前须作碘过敏试验,阴性者方可进行。方法与通液术基本相同。用 40% 碘油缓缓注入子宫,在 X 线透视下观察碘油流经输卵管及宫腔情况并摄片。也可选用 76% 泛影葡胺液取代碘油,但子宫输卵管边缘显影不清,注药时有明显疼痛。

十一、阴道后穹隆穿刺

直肠子宫陷凹为体腔最低部位,腹腔与盆腔积液、积血、积脓均易积聚于此。经阴道后穹隆向直肠子宫陷凹穿刺,抽取积液以了解性质,或后穹隆附近的肿物性质。通过穿刺液协助了解病变。超声介导下行后穹隆穿刺取卵,用于各种辅助生育技术。

穿刺方法:外阴常规消毒后铺巾,用宫颈钳夹住宫颈后唇并上提,以 22 号长针接 5～10ml 注射器,于宫颈后唇与阴道后壁之间,沿宫颈平行稍后的方向刺入 2～3cm,有落空感后抽吸,根据有无液体抽出,可适当调整针刺方向和深浅度。如抽出血液,放置 5～6 分钟不凝固,为腹腔内出血。如为血水或脓液,可能为炎性或肿瘤渗出液,应送镜检、病检及行细菌培养。

（韩　莹）

? 　复习思考题

　1. 试描述盆腔检查的记录。
　2. 试述测定各激素水平的临床意义。
　3. 试述 B 型超声检查的诊断内容。
　4. 试述阴道后穹隆穿刺的方法。

ER-15-4

扫一扫,测一测

ER-16-1
PPT课件

第十六章 优生优育

ER-16-2
知识导览

学习目标

　　掌握计划生育措施的选择；熟悉避孕、手术流产的方法、适应证和禁忌证；了解避孕原理；出生缺陷的防治措施。

　　计划生育是妇女生殖健康的重要内容，也是影响社会经济发展的关键因素。优生优育是计划生育具体内涵的延伸，是新的历史条件下对计划生育的具体化体现。做好避孕方法的知情选择，是实现计划生育优质服务的根本。常用的计划生育方法是以避孕为主，创造条件保障使用者知情，选择安全、有效、适宜的避孕措施。

第一节 避 孕

　　避孕，是指采用科学的手段使妇女暂时不受孕。避孕的关键是控制受孕过程中的三个重要环节：抑制卵子或精子的产生，阻止精子与卵子结合，抑制精子获能、生存或阻止受精卵着床和发育。

一、工具避孕

（一）宫内节育器（IUD）

　　因其相对安全、简便、有效、经济和可逆转，为目前我国育龄妇女的主要避孕措施。

　　宫内节育器种类分为惰性宫内节育器及活性宫内节育器两大类（图 16-1）。惰性宫内节育器由金属、硅胶、塑料等惰性材料制成，是第一代宫内节育器。活性宫内节育器由含有铜离子、激素及药物等活性物质组成，是第二代宫内节育器，较第一代避孕效果好且副作用小。活性宫内节育器分为含铜 IUD 和含药 IUD 两大类。含铜 IUD 是目前我国应用最广泛的 IUD。

　　1. 适应证　凡育龄妇女要求放置宫内节育器且无禁忌证者。

　　2. 禁忌证　生殖器急性炎症或慢性炎症急性发作；生殖器官肿瘤或子宫畸形；宫颈过松、子宫脱垂或陈旧性重度宫颈裂伤；妊娠或可疑妊娠者；有严重全身性疾病；人工流产、正常产或剖宫产有妊娠组织物残留或有感染可能者；宫腔<5.5cm 或>9.0cm 者（除外足月分娩后、大月份引产后或放置含铜无支架 IUD）；近 3 个月内有月经失调、阴道不规则出血者；有铜过敏史。

　　3. 放置时间　通常在月经干净后 3～7 日放置；人工流产术后立即放置；产后 42 日恶露已净，子宫恢复正常，会阴伤口已愈合者；剖宫产术后半年放置；哺乳期放置应先排除早孕；含孕激素 IUD 在月经第 3 日放置；自然流产于转经后放置，药物流产于 2 次正常月经后放置；性交后5 日内放置为紧急避孕方法之一。

　　4. 放置方法　受术者排空膀胱，取膀胱截石位。常规消毒外阴铺巾，双合诊检查子宫位置、大小及两侧附件情况。放置阴道窥器，暴露宫颈，再次消毒，用宫颈钳夹住宫颈前唇，将探针顺子宫屈向伸入,探测宫腔深度。用放置器将节育器送入宫腔,注意节育器上缘须抵达宫底部,如带有尾丝在距宫口 2cm 处剪断。观察无出血即取出宫颈钳及阴道窥器。

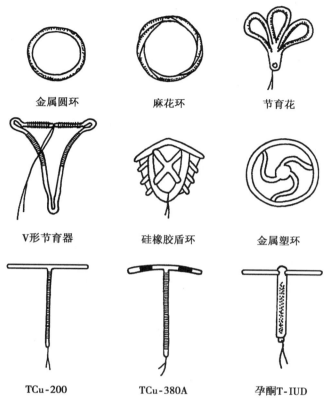

金属圆环　　　　麻花环　　　　节育花

V形节育器　　　硅橡胶盾环　　　金属塑环

TCu-200　　　　TCu-380A　　　孕酮T-IUD

图 16-1　常用宫内节育器

5．术后注意事项　严格无菌操作,以防感染。节育器要一次放至宫底部,不可扭动放置器。哺乳期子宫小而软,易穿孔,操作须谨慎。术后应休息 3 日,1 周内避免从事重体力劳动,2 周内禁止性交及盆浴。术后定期随访(第一年 1、3、6、12 月及以后每年 1 次随访),随访了解节育器在宫腔内情况,发现问题,及时处理。

6．宫内节育器取出

(1)适应证:①带器后出现副反应或并发症,治疗无效者;②带器后避孕失败者;③计划再生育或不需再避孕者;④改用其他避孕措施或绝育者;⑤放置期限已满需更换者;⑥围绝经期停经 1 年内。

(2)禁忌证:处在疾病急性期或全身状况不良者,在病情好转后取出;并发生殖道炎症者,在给予抗感染治疗治愈后取出。

(3)取出时间:常于经净后 3～7 日取出为宜;带器后子宫不规则出血者,可随时取出,应同时行诊断性刮宫,取组织送检;带器早孕者,行人工流产同时取器;带器异位妊娠者,在术前诊刮时或术后出院前取器。取器前须观察宫口尾丝或借助 B 超、X 线检查以确定宫腔内是否存在节育器及类型。

(4)取器方法:常规消毒,如有尾丝者,用血管钳夹住尾丝轻轻牵引取出。如无尾丝,先用探针探查宫内节育器位置,再用取环钳或取环钩牵引取出。若为金属单环,用取环钩钩住环下缘牵引取出,动作应轻柔。如取器困难,可于 B 超监视下或宫腔镜取出。

7．宫内节育器的副反应

(1)不规则阴道出血:主要表现为经期延长、经量过多或淋漓出血。

（2）腰酸坠胀：如宫内节育器与宫腔大小及形态不符，可引起子宫收缩过频导致腰酸或下腹坠胀。

8. 宫内节育器的并发症

（1）节育器异位：子宫位置、大小检查错误或哺乳期（子宫薄而软），均易导致子宫穿孔或节育器移位到宫腔外。确定节育器异位后，应根据其所在位置，经阴道或腹部取出节育器。

（2）节育器嵌顿或断裂：由于节育器放置时损伤子宫肌壁或放置时间过长，部分器体嵌入子宫肌壁或断裂，应及时取出。取出困难者，应借助 B 超或宫腔镜下取出宫内节育器，可减少子宫穿孔的概率。

（3）节育器下移或脱落：放置时操作不规范，未将节育器放至宫底部；或节育器大小及形态与宫腔不符、月经过多、宫颈内口松弛等均可使节育器下移或脱落。多发生于放置后 1 年内，尤其前 3 个月内，常在月经期与经血一起排出。

（4）带器妊娠：宫内节育器下移、脱落或异位，均可致带器妊娠，应行人工流产的同时取出节育器。

（二）阴茎套

阴茎套又称避孕套，为男性避孕工具。性交时套于阴茎上，射精时精液排在套内，不能进入阴道而达到避孕目的。如使用得当，有效率为 93%～95%。阴茎套还具有预防性疾病传播的作用，应用较广泛。

二、药 物 避 孕

我国目前常用的女用避孕药，为人工合成的甾体类激素。

（一）作用机制

药物避孕的机制主要是改变宫颈黏液性状，使宫颈黏液黏稠而量少，不利于精子穿过；抑制排卵；改变子宫内膜组织形态与功能；改变输卵管的功能，阻止受精卵着床。

（二）药物种类与用法

1. 口服避孕药 包括复方短效口服避孕药、复方长效口服避孕药。

（1）制剂：包括复方炔诺酮片、复方甲地孕酮片、复方去氧孕烯片、复方孕二烯酮片、屈螺酮炔雌醇片、炔雌醇环丙孕铜片、左炔诺孕酮炔雌醇（三相）片等短效口服避孕药，和炔雌醇环戊醚长效口服避孕药。长效口服避孕药因副作用大，市场上已经很少见。

（2）适应证：生育年龄的健康妇女均可使用。

（3）用法及注意事项：复方炔诺酮片、复方甲地孕酮片，自月经第 5 日起服用第 1 片，连服 22 日，停药 7 日开始服用第 2 周期。复方去氧孕烯片、复方孕二烯酮片、屈螺酮炔雌醇片、炔雌醇环丙孕铜片、左炔诺孕酮炔雌醇（三相）片，自月经第 1 日开始服药，连服 21 日，停药 7 日后服用第 2 周期。若漏服可于第二日早晨补服 1 片。

2. 长效避孕针

（1）制剂：包括单孕激素制剂（醋酸甲羟孕酮避孕针、庚炔诺酮避孕针）和雌、孕激素复合制剂两种。

（2）适应证：适用于有避孕要求的健康妇女或口服避孕药有明显胃肠反应者。

（3）用法：醋酸甲羟孕酮避孕针，每隔 3 个月注射 1 针；庚炔诺酮避孕针，每隔 2 个月肌内注射 1 针。单孕激素对乳汁影响小，有效率达 98% 以上。复合制剂因激素副作用大，很少使用。

3. 探亲避孕药 适用于短期探亲时服用。

此类避孕药物除双炔失碳酯外，均为孕激素类制剂或雌、孕激素复合剂。避孕效果可靠，但因激素避孕种类增加，探亲避孕药的剂量大，现已很少使用。

4. 缓释避孕药

（1）原理：将避孕药（主要是孕激素）与有缓慢释放性能的高分子化合物制成多种剂型，在体内持续恒定进行释放，起长效避孕作用。

（2）种类及用法：①皮下埋植剂：有效率 99% 以上。于月经周期第 7 日在左上臂内侧将硅胶囊呈扇形植入皮下。该制剂不含雌激素，可随时取出，恢复生育功能快，不影响乳汁质量，使用方便。但可引起阴道不规则少量流血甚至闭经，3～6 个月后症状可逐渐减轻及消失。出血时间长者应用雌激素治疗。②缓释阴道避孕环：环内含有甲地孕酮 200mg 或者 250mg，又称为甲硅环。放置后可避孕 1 年，月经期不需取出。③避孕贴片：将避孕药放在特殊贴片内，粘贴在皮肤上。每周 1 片，连用 3 周，停用 1 周，每月共用 3 片。

（三）甾体激素类避孕药的禁忌证

有血栓性疾病及严重心血管疾病者；急、慢性肝炎或肾炎者；内分泌异常者；癌前病变、恶性肿瘤、子宫或乳房有肿块者；哺乳期有哺乳要求者；有严重偏头痛且反复发作者；月经稀发或年龄超过 45 岁者；年龄大于 35 岁的吸烟患者；精神病患者长期服药者。

（四）甾体激素类避孕药的副反应及处理

1. 类早孕反应 激素刺激胃黏膜引起食欲不振、恶心、呕吐以致乏力、头晕。轻症可不做处理，数日后可减轻或消失。重症需考虑更换制剂或停药改用其他措施。

2. 闭经 1%～2% 月经不规则妇女发生闭经。原有月经不规则妇女，使用避孕药应谨慎。停药后月经未来潮者需排除妊娠，停药 7 日后可继续服药。

3. 阴道不规则出血 服药期间发生不规则少量流血，称突破性出血，多因药物漏服、迟服、服用方法错误、药片质量受损或内源性雌孕激素不足引起。轻者点滴出血，无需特殊处理。若出血偏多者，在服避孕药同时加服雌激素，直至停药。若出血量多如月经或出血时已接近月经期，可停止服药，待出血第 5 日再开始下一周期用药。

4. 体重及皮肤变化 少数可引起体重增加，极少数妇女面部出现淡褐色色素沉着。

5. 其他影响 个别妇女服药后有头痛、复视、乳房胀痛等，可对症处理，必要时停药进一步检查。

三、其他避孕方法

（一）紧急避孕法

在无防护性生活后或避孕失败后的几小时或几日内，妇女为防止非意愿性妊娠而采用的避孕方法，称紧急避孕。通过阻止或延迟排卵，干扰受精或阻碍着床而达到避孕目的。

1. 适应证 适用于性生活中未使用任何避孕方法、避孕失败或遭到性暴力者。

2. 禁忌证 已确诊早孕者。

3. 方法

（1）放置宫内节育器：在无保护性生活后 5 日内放入带铜宫内节育器，有效率达 95% 以上。

（2）服用紧急避孕药：主要有雌孕激素复方制剂（复方左炔诺孕酮片）、单孕激素制剂（左炔诺孕酮片）及抗孕激素制剂（米非司酮片）3 类。药物包括：①复方左炔诺孕酮片。首服 4 片，12 小时后再服 4 片。②左炔诺孕酮片。首服 1 片，12 小时再服 1 片。以上两种药在无保护性生活后 72 小时内服用。③米非司酮。在无保护性生活 120 小时之内服用 1 片即可。

（二）安全期避孕法

使用安全期避孕需事先推测排卵日期，通过 BBT 测定、宫颈黏液检查或通过月经周期来推算。排卵通常发生在下次月经前 14 日左右，卵子排出后可存活 1～2 日，受精通常发生在排卵后 24 小时内，精子进入阴道可存活 2～3 日，因此，排卵日及其前后 4～5 日最易受孕，其他时间即为安全期。因妇女排卵过程可受性活动、情绪、健康状况或外界环境等因素影响而提前或推迟，故安全期避孕法并不绝对可靠，失败率达 20%。

第二节　人工流产

因避孕失败所致的意外妊娠，可于妊娠早期行药物流产或手术流产，作为避孕的补救措施。

一、药物流产

药物流产是指在妊娠早期用药物终止早孕的方法。优点是痛苦小、安全、高效、简便、副反应少及无创伤性。

1.适应证　适用于停经不足 49 日，确诊宫内妊娠且无用药禁忌证的妇女。药物流产应在具备抢救失血性休克和过敏性休克的条件下进行。

2.用药方案　目前最佳用药方案为米非司酮与米索前列醇配伍。完全流产率达 95% 左右。米非司酮是一种类固醇制剂，具有抗孕激素及抗糖皮质激素作用。米索前列醇具有兴奋子宫和软化宫颈作用。

3.用药方法　分顿服法和分服法。顿服于用药第 1 日顿服 200mg。分服法 150mg 米非司酮分次口服，服药第 1 日晨服，8～12 小时再服 25mg；用药第 2 日早晚各服 25mg；第 3 日上午 7 时再服 25mg。服药前后至少空腹 1 小时。顿服法于服药第 3 日早上口服米索前列醇 0.6mg。分服法于第 3 日服用米非司酮后 1 小时服米索前列醇。

此方法的主要副作用是出血量多和出血时间长，有些患者可有恶心、呕吐、乏力、头痛、下腹痛、腹泻等表现，但程度较轻。如引起不全流产，出血量多者需及时刮宫。

4.药物流产的禁忌证　①有肾上腺或其他内分泌疾病、妊娠期皮肤瘙痒史、血液病、血液栓塞等米非司酮禁忌证；②有心血管疾病、哮喘、青光眼、结肠炎、癫痫等前列腺素药物禁忌证；③其他：过敏体质，带器妊娠，宫外孕，妊娠剧吐，长期服用抗癫痫、抗抑郁、抗结核、抗前列腺素药等。

二、手术流产

手术流产是指采用手术的方法终止妊娠。按受孕时间长短，可分为负压吸引术和钳刮术。

（一）负压吸引术

1.适应证　适用于妊娠 10 周内有终止妊娠要求且无禁忌证者；因疾病不宜继续妊娠者。

2.禁忌证　生殖道急性炎症；各种急性病；有严重贫血、心力衰竭、高血压等全身性疾病，不能耐受手术者；术前两次体温≥37.5℃等。

3.术前准备　详细询问病史，常规全身检查，双合诊检查，进行辅助检查以明确早孕的诊断，实验室检查分泌物常规、血常规及凝血功能检测，测量生命体征。受术者知情同意并签署同意书。

4.手术操作

（1）术者穿清洁工作衣，戴帽、口罩及无菌手套。受术者排尿后取膀胱截石位，常规消毒外阴、阴道，铺巾。双合诊复查子宫的位置、大小及附件情况。

（2）探测宫腔：用阴道窥器使宫颈充分暴露，宫颈钳夹住宫颈前唇，将子宫探针伸入探测子宫屈向及深度。妊娠 6～8 周，宫腔深 8～10cm；妊娠 9～10 周，宫腔深 10～12cm。

（3）扩张宫颈：用宫颈扩张器沿子宫方向缓慢轻柔扩张宫颈管，一般从5号开始，扩张至比准备用的吸管大半号或1号为宜。

（4）吸管吸引：根据宫腔深度选择吸管及负压大小。将吸管与负压装置连接，试负压，将吸管的头部缓慢送入宫底部，吸管伸入的深度不宜超过子宫探针所测的宫腔深度。吸管开口对准胚胎着床部位，负压调整为400～500mmHg左右。将吸管按顺时针或逆时针方向吸宫腔1～2周，吸取胚胎组织。如吸管内有振动感、宫腔深度缩小、宫壁变粗糙、少量血性泡沫排出而无出血，说明已吸干净，可取出吸管（不要带负压进出宫颈口）。

（5）检查宫腔是否吸净：吸宫后，用小号刮匙轻刮宫腔1周，特别是宫底及双侧宫角部，检查是否刮彻底。全部吸出物用纱布过滤，观察有无绒毛及胚胎组织，有无水疱状物。发现异常者，应送病理检查。

（二）钳刮术

适用于妊娠10～14周，因胚胎较大，易造成出血、穿孔、裂伤等并发症。故钳刮术前，应先做扩张宫颈准备，可于术前3～4小时将前列腺素制剂塞入阴道或肌内注射，以软化及扩张宫颈。或于术前12小时将16号或18号导尿管插入宫腔深度的1/2以上，导尿管末端用消毒纱布包裹，置于阴道后穹隆，次日手术时取出。近年来多口服米非司酮与米索前列醇后再行钳刮术，效果良好。操作方法基本同负压吸引术，扩张宫颈后，钳破胎膜，逐步钳出胎儿胎盘组织。

（三）手术流产的并发症及防治

1. 子宫穿孔 是人工流产术的严重并发症。发生率与手术者操作技术及子宫本身情况有关（哺乳期妊娠子宫、剖宫产后子宫有瘢痕、子宫过度倾曲或畸形等）。器械进入宫腔超过检查时宫腔深度或突然出现"无底"感觉，即可诊断为子宫穿孔。如妊娠物已清除，穿孔小，无明显并发症，应马上停止手术，给予缩宫素和抗生素，住院严密观察。胚胎组织尚未吸净者，患者情况稳定，可于B超或腹腔镜监视下完成手术。如穿孔裂伤较大，内出血量多或疑有脏器损伤者，应立即剖腹探查并相应处理。

2. 人工流产综合反应 指受术者在术中或术后出现心律失常、血压下降、心动过缓、面色苍白、恶心呕吐、出汗、头晕、胸闷，甚至晕厥和抽搐。主要因宫颈和子宫受机械性刺激兴奋迷走神经、孕妇精神紧张、不能耐受宫颈扩张及负压吸宫等。故术前应予精神安慰、操作要轻柔，扩张宫颈时切忌粗暴及过分牵拉，吸宫时掌握适当负压。术前于宫颈管内放置利多卡因可预防该反应发生。一旦出现心率减慢，静脉注射阿托品0.5～1mg。

3. 吸宫不全 宫体过度屈曲或技术不熟练容易发生胚盘或胎儿组织残留。术后流血过多、流血时间长，或流血停止后又大量流血，应疑为吸宫不全，B超检查可协助诊断。无感染征象者，改行刮宫术，刮出物送检，术后应用抗生素预防感染。伴有感染者，控制感染后再行刮宫术。

4. 漏吸或空吸 确定为宫内妊娠，但因宫体过度屈曲、胎囊过小或子宫畸形，造成术时未吸到胚胎及绒毛。此时应排除宫外孕的可能，之后复查子宫大小及位置，并再次探查宫腔。确为漏吸后再次行负压吸引术。

5. 出血 多发生于妊娠月份较大的钳刮术，主要因胚胎无法迅速排出，使子宫收缩不良。可在扩张宫颈后，宫颈注射缩宫素促进子宫收缩，同时立即钳取或吸取胚胎组织。

6. 术后感染 因吸宫不全或流产后过早性交、器械消毒不严格或未严格执行无菌操作所引起。主要表现为体温升高、下腹疼痛、不规则流血或白带混浊，双合诊触诊子宫或附件时有压痛，治疗主要应及时足量应用抗生素。通常术后都应预防性应用抗生素，如宫腔内有残留妊娠物按流产感染处理。

7. 羊水栓塞 偶见于人工流产钳刮术。因羊水性状不同，孕早期症状及严重程度较晚期妊娠轻。

8. 远期并发症 有宫颈粘连、宫腔粘连、慢性盆腔炎、月经不调、继发性不孕等。

第三节　经腹输卵管结扎术

经腹输卵管结扎术是目前国内应用最广的绝育方法,通过切断、结扎、电凝、钳夹、环套输卵管或用药物粘堵、栓堵输卵管管腔,使精子与卵子无法相遇而达到绝育目的的方法。

（一）适应证

适用于自愿接受绝育手术而无禁忌证者,或患有全身性疾病不宜妊娠者。

（二）禁忌证

有严重全身性疾病者;急、慢性盆腔炎及腹部皮肤有感染病灶者;各种疾病急性期;严重神经官能症者;24 小时内两次体温在 37.5℃或以上者。

（三）术前准备

1. 做好解释工作,消除受术者思想顾虑。

2. 详细询问病史,进行全身检查及妇科检查,检验血常规、肝功能、白带常规和出凝血时间。必要时做胸透及肾功能检查。

3. 腹部及外阴皮肤准备,进行普鲁卡因皮试。

（四）手术时间

手术多在月经干净后 3～4 日施行。人工流产或分娩后宜在 48 小时内进行。剖宫产或其他妇科手术时宜同时进行。哺乳或闭经妇女在排除早孕后进行手术。

（五）麻醉

局部浸润麻醉或硬膜外麻醉。

（六）手术方法

1. 提取输卵管有指板取管法、吊钩取管法和卵圆钳夹取法三种。

2. 结扎常用抽心近端包埋法和双折结扎切除法。

（七）术后并发症

1. 膀胱、肠管损伤。

2. 腹腔内积血或血肿。

3. 感染。

4. 输卵管复通、绝育失败。

（八）术后处理

局部浸润麻醉,不需禁食,及早下床活动。注意观察生命体征,有无体温升高、腹痛、腹腔内出血或脏器损伤征象。鼓励患者及早排尿。术后 5 日切口无感染可拆线。术后 2 周内禁止性生活。

第四节　优生与优育

提高人口素质,实行优生优育是我国的一项重要国策。减少出生缺陷的发生是优生优育的重要内容。遗传咨询,产前筛查和产前诊断是出生缺陷防治过程中十分重要的环节。

一、遗传咨询

遗传咨询是指从事医学遗传的专业人员或咨询医师,对咨询者所提出的家庭中遗传性疾病的发病原因,遗传方式,诊断及预后复发,风险防治等问题进行解答,并就咨询者提出的婚姻问题给出建议。遗传咨询是预防遗传性疾病十分重要的环节。

咨询的对象为遗传病高风险人群:夫妇双方或家系成员患有某些遗传病或先天畸形者;曾生育过遗传病患儿或先天畸形者;育有不明原因智力低下或先天畸形儿者;有不明原因的反复流产或有死胎、死产史者;孕期接触不良环境因素及患有某些慢性病者;常规检查或常见遗传病筛查发现异常者;其他如婚后多年不育的夫妇或高龄孕妇需要咨询者。

人类遗传性疾病可分为 5 类:①染色体疾病,②单基因遗传病,③多基因遗传病,④体细胞遗传病,⑤线粒体遗传病。体细胞遗传病和线粒体遗传病多发生在成人,目前尚无产前诊断的方法。染色体疾病是导致新生儿出生缺陷最多的一类遗传性疾病。

遗传咨询常分为婚前咨询、孕前咨询、产前咨询和一般遗传咨询。

1. 婚前咨询 通过询问病史、家系调查、家谱分析,借助全面的医学检查,确诊遗传缺陷,评估下一代优生的风险度,提出对结婚生育的具体指导意见。婚前医学检查是防治遗传性疾病的第一关。婚前医学检查,发现男女一方或核实各方及家属中有遗传性疾病,给出能否结婚、能否生育等建议。发现影响婚育的先天畸形或遗传性疾病者,按暂缓结婚、可结婚但禁止生育、限制生育、不能结婚 4 类情况指导。

2. 孕前咨询 孕前检查可了解各种婚后发生的疾病,如性传播疾病等。对神经管缺陷高发的地区,如果在孕前开始补充叶酸,将降低 70% 的先天性神经管畸形的发生。因此,计划妊娠和孕前咨询是预防神经管畸形的关键。

3. 产前咨询 内容包括:①夫妻一方或家属曾有遗传病儿或先天畸形儿,下一代患病概率有多大,可否预测出来;②已生育患儿再生育是否仍为患儿;③妊娠期间,尤其在妊娠前 3 个月接触过放射线、化学物质或感染过风疹、弓形虫等病原体,是否会导致畸形。

4. 一般遗传咨询 内容包括:①夫妇一方有遗传病家族史,能否累及本人及其子女;②生育过畸形儿是否为遗传性疾病,能否影响下一代;③夫妻多年不孕或习惯性流产,希望获得生育指导;④夫妇一方已确诊为遗传病,询问治疗方法及疗效;⑤夫妇一方接受放射线、化学物质或有害生物因素影响,是否会影响下一代。

二、产前筛查

对胎儿的遗传筛查又称产前筛查,是通过可行的方法,对一般妊娠妇女进行筛查,发现子代具有患遗传性疾病高风险的可疑人群。筛查出可疑者进一步确诊,是预防遗传性疾病出生的重要步骤。产前筛查是减少缺陷儿出生,提高人口素质的一个重要方面。目前广泛应用的产前筛查的疾病有唐氏综合征和神经管畸形。

1. 唐氏综合征 以唐氏综合征为代表的染色体疾病是产前筛查的重点,根据检查方法分为孕妇血清学检查和超声检查,根据筛查时间分为孕早期和孕中期筛查。孕早期联合用血清学检查 HCG 和妊娠相关血浆蛋白 A,结合超声检查;孕中期用三连法行血清学筛查甲胎蛋白、绒毛膜促性腺激素和游离雌三醇水平,结合孕妇年龄、孕龄等,计算出唐氏综合征的风险度。

染色体疾病的高危因素包括:孕妇年龄大于 35 岁的单胎妊娠;孕妇年龄大于 31 岁的双卵双胎妊娠;夫妇一方染色体易位、倒置;夫妇非整倍体异常;前胎常染色体三体史、三倍体;妊娠早期反复流产;产前超声检查发现胎儿有严重的结构畸形。

2. 神经管畸形 90% 患者血清和羊水中的甲胎蛋白水平升高,故血清中甲胎蛋白是神经管畸形的筛查指标。影响甲胎蛋白水平的因素包括孕龄、孕妇体重、种族、糖尿病、死胎、堕胎、胎儿畸形、胎盘异常等。99% 患者可通过妊娠中期的超声检查获得诊断。

神经管畸形的高危因素包括:有神经管畸形家族史者,暴露于特定环境者(如高热、高血糖、药物作用等），与神经管畸形有关的遗传综合征和结构畸形，饮食缺少叶酸 - 维生素者，抗叶酸受体抗体比例增高者。

三、产前诊断

产前诊断又称宫内诊断或出生前诊断，指在胎儿出生前应用各种先进的检测手段，如影像学、生物化学、细胞遗传学及分子生物学等技术，了解胎儿在宫内的发育状况，如观察胎儿有无畸形，分析胎儿染色体核型，监测胎儿的生化检查项目和基因等，诊断其先天性和遗传性疾病，为胎儿宫内治疗（手术、药物、基因治疗等）及选择性流产创造条件。

1. 产前诊断对象　孕妇有下列情形之一者，需行产前诊断检查：羊水过多或过少者，胎儿发育异常或可疑畸形者，孕早期接触过可能致畸的物质，夫妇一方有先天性或遗传性疾病者，曾分娩过先天性严重缺陷婴儿者，年龄 35 周岁及以上者。

2. 产前诊断的疾病

主要有染色体异常、性连锁遗传病、遗传性代谢缺陷病、先天性结构畸形四大类。染色体异常包括染色体数目异常和结构异常，数目异常包括整倍体和非整倍体，结构异常包括染色体部分缺失，异位、倒位，环形染色体等。性连锁遗传病以 X 连锁隐性遗传病居多，如红绿色盲、血友病等。遗传性代谢缺陷病多为常染色体隐性遗传病。先天性结构畸形，如无脑儿、脊柱裂、唇腭裂、先天性心脏病、髋关节脱臼等。

3. 产前诊断的常用方法

（1）观察胎儿的结构：利用超声、X 线检查、胎儿镜、磁共振等观察胎儿的结构是否存在畸形。

（2）分析染色体核型：利用羊水、绒毛、胎儿细胞培养，检测胎儿染色体疾病。

（3）检测基因：利用胎儿 DNA 分子杂交、限制性内切酶、聚合酶链反应技术、原位荧光杂交等技术检测胎儿基因的核苷酸序列，诊断胎儿基因疾病。

（4）检测基因产物：利用羊水、羊水细胞、绒毛细胞或血液，进行蛋白质、酶和代谢产物检测，诊断胎儿神经管缺陷、先天性代谢疾病等。

四、胎儿干预

一旦发现胎儿畸形，父母除有终止妊娠或继续妊娠、选择在有儿科专家的三级医疗机构分娩、利于新生儿出生即得到治疗、医源性早产等治疗选择外，胎儿干预正成为另一个选择之一。胎儿干预方法和指征如下：

（一）宫内分流手术

胎儿有尿路梗阻、胸腔积液、先天性肺气道畸形及腹腔巨大囊肿等疾病，可行胎儿羊膜腔引流术，使婴儿存活率升高，羊水量恢复正常。

（二）胎儿心脏疾病的治疗

胶原血管病妊娠孕妇的抗体穿过胎盘后，易导致胎儿发生完全性心脏传导阻滞，而致心衰、水肿和死亡。类固醇可以减少对胎儿传导系统和心肌的进行性损伤；β 受体激动剂可以增加胎儿心率。以上两种方法无效者，可安装胎儿心脏起搏器。

（三）胎儿镜手术

包括诊断性胎儿镜和治疗性胎儿镜。

随着经皮穿刺技术的发展，胎儿镜可用于直接经腹进入羊膜腔内，并可以活检胎儿组织。如进行性肌营养不良是一种常见的 X 连锁隐性遗传病，疑胎儿可能患有该疾病时，可行诊断性胎儿镜下活检。

对于下尿路梗阻、先天性膈疝、羊膜带综合征、单绒毛膜双胎合并症等，均可使用治疗性胎儿镜，可提高胎儿存活率，降低存活胎儿的并发症。

（四）开放性胎儿手术

可行开放性胎儿手术的胎儿畸形，包括后尿道瓣膜、先天性肺囊性腺瘤样畸形、先天性膈疝、无心畸形、骶尾部畸胎瘤、胎儿颈部肿块等。子宫开放性手术对于孕妇和胎儿均有很大风险，需谨慎选择。

（五）产时子宫外处理

目前产时子宫外处理技术的适应证包括胎儿颈部巨大肿块、胎儿纵隔或肺部肿块、先天性高位气道阻塞综合征，以及需立即行体外膜肺氧合技术的先天性心脏病。

（韩 莹）

？ 复习思考题

1. 说出常用的避孕方法。
2. 叙述药物流产的操作方法及副作用。
3. 何为手术流产？其并发症如何？
4. 产前诊断的常用方法有哪些？

ER-16-3

扫一扫，测一测

附录
方剂汇编

一　画

一贯煎（《续名医类案》）　沙参　麦冬　当归　生地黄　川楝子　枸杞子

二　画

二仙汤（《中医方剂临床手册》）　仙茅　淫羊藿　巴戟天　知母　黄柏　当归

二至丸（《医方集解》）　墨旱莲　女贞子

二陈汤（《太平惠民和剂局方》）　半夏　橘红　白茯苓　甘草

人参养荣汤（《太平惠民和剂局方》）　白芍　当归　熟地黄　人参　黄芪　白术　陈皮　茯苓　远志　桂心　五味子　炙甘草

八物汤（《济阴纲目》）　当归　川芎　芍药　熟地黄　延胡索　川楝子　炒木香　槟榔

八珍汤（《正体类要》）　当归　川芎　白芍　熟地黄　人参　白术　茯苓　炙甘草

八珍汤（《医垒元戎》）　延胡索　川楝子　炒木香　槟榔　当归　川芎　芍药　熟地黄

三　画

下乳涌泉散（《清太医院配方》）　当归　白芍　川芎　生地黄　柴胡　青皮　天花粉　漏芦　通草　桔梗　白芷　穿山甲　王不留行　甘草

大补元煎（《千家妙方》）　人参　山药　熟地黄　当归　山茱萸　杜仲　枸杞子　升麻　鹿角胶

大补元煎（《景岳全书》）　人参　山药　熟地黄　杜仲　当归　山茱萸　枸杞子　炙甘草

大黄牡丹汤（《金匮要略》）　大黄　牡丹皮　桃仁　冬瓜仁　芒硝

小柴胡汤（《伤寒论》）　柴胡　黄芩　人参　半夏　炙甘草　生姜　大枣

小营煎（《景岳全书》）　当归　白芍　熟地黄　山药　枸杞子　炙甘草

小半夏加茯苓汤（《金匮要略》）　半夏　茯苓　生姜

四　画

丹栀逍遥散（《内科摘要》）　牡丹皮　山栀子　当归　白芍　柴胡　茯苓　白术　炙甘草　煨姜　薄荷

丹溪治湿痰方（《丹溪心法》）　苍术　半夏　茯苓　白术　滑石　香附　当归　川芎

乌药汤（《兰室秘藏》）　乌药　香附　木香　当归　甘草

五味消毒饮（《医宗金鉴》）　蒲公英　金银花　野菊花　紫花地丁　紫背天葵子

五子衍宗丸（《证治准绳》）　覆盆子　菟丝子　枸杞子　五味子　车前子

六味地黄丸（《小儿药证直诀》）　熟地黄　山茱萸　山药　泽泻　牡丹皮　茯苓

六君子汤（《校注妇人良方》）　党参　白术　茯苓　甘草　法半夏　陈皮　生姜　大枣

内补丸（《女科切要》）　紫菀茸　肉苁蓉　菟丝子　沙苑子　肉桂　制附子　黄芪　桑螵蛸　白蒺藜　紫菀

天仙藤散（《校注妇人良方》） 天仙藤 香附 陈皮 甘草 乌药 生姜 木瓜 紫苏叶

天王补心丹（《校注妇人良方》） 人参 玄参 当归 天冬 麦冬 丹参 茯苓 五味子 远志 桔梗 酸枣仁 生地黄 朱砂 柏子仁

少腹逐瘀汤（《医林改错》） 小茴香 官桂 干姜 当归 川芎 赤芍 蒲黄 五灵脂 延胡索 没药

开郁种玉汤（《傅青主女科》） 当归 白芍 白术 牡丹皮 茯苓 香附 天花粉

止带方（《世补斋不谢方》） 猪苓 茯苓 车前子 泽泻 茵陈 赤芍 牡丹皮 黄柏 栀子 牛膝

牛黄清心丸（《痘疹世医心法》） 牛黄 朱砂 黄连 黄芩 郁金 栀子仁

长胎白术散（《叶氏女科证治》） 炙白术 川芎 川椒 干地黄 炒阿胶 黄芪 当归 牡蛎 茯苓

<h2 style="text-align:center">五　画</h2>

仙方活命饮（《校注妇人良方》） 金银花 赤芍 当归尾 乳香 没药 陈皮 白芷 防风 穿山甲 皂角刺 贝母 天花粉 甘草

加味圣愈汤（《医宗金鉴》） 人参 黄芪 当归 川芎 熟地黄 白芍 杜仲 续断 砂仁

加减一阴煎（《景岳全书》） 生地黄 熟地黄 白芍 麦冬 知母 地骨皮 炙甘草

右归丸（《景岳全书》） 肉桂 制附子 山药 枸杞子 熟地黄 杜仲 山茱萸 鹿角胶 菟丝子 当归

四苓散（《丹溪心法》） 茯苓 猪苓 白术 泽泻

四君子汤（《太平惠民和剂局方》） 人参 白术 茯苓 炙甘草

四物汤（《太平惠民和剂局方》） 熟地黄 川芎 当归 白芍

四神丸（《校注妇人良方》） 补骨脂 吴茱萸 肉豆蔻 五味子

四逆散（《伤寒论》） 枳实 柴胡 芍药 炙甘草

圣愈汤（《医宗金鉴》） 人参 黄芪 当归 川芎 熟地黄 白芍

失笑散（《太平惠民和剂局方》） 蒲黄 五灵脂

左归丸（《景岳全书》） 山药 熟地黄 枸杞子 山茱萸 菟丝子 龟板胶 鹿角胶 川牛膝

归肾丸（《景岳全书》） 菟丝子 杜仲 熟地黄 枸杞子 山药 山茱萸 茯苓 当归

归脾汤（《济生方》） 人参 黄芪 当归 白术 茯神 龙眼肉 远志 枣仁 木香 甘草 生姜 大枣

生化汤（《傅青主女科》） 当归 川芎 桃仁 炮姜 炙甘草

生脉散（《内外伤辨惑论》） 人参 麦冬 五味子

生铁落饮（《医学心悟》） 天冬 麦冬 贝母 胆南星 橘红 远志 连翘 茯苓 茯神 玄参 钩藤 丹参 朱砂 石菖蒲 生铁落

白术散（《全生指迷方》） 白术 茯苓 大腹皮 生姜皮 陈皮

白虎加人参汤（《伤寒论》） 石膏 知母 粳米 甘草 人参

艾附暖宫丸（《沈氏尊生书》） 艾叶 香附 当归 续断 吴茱萸 川芎 白芍 黄芪 生地黄 肉桂

龙胆泻肝汤（《医方集解》） 龙胆草 黄芩 山栀子 泽泻 车前子 木通 当归 柴胡 甘草 生地黄

平胃散（《太平惠民和剂局方》） 苍术 厚朴 陈皮 甘草 生姜 大枣

<h2 style="text-align:center">六　画</h2>

夺命散（《证治准绳》） 没药 血竭

安神生化汤（《傅青主女科》） 当归 川芎 炮姜 桃仁 甘草 人参 茯神 柏子仁 陈皮 益智仁

安老汤（《傅青主女科》） 人参 黄芪 白术 当归 熟地黄 山茱萸 阿胶 黑芥穗 制香附 木耳炭 甘草

当归芍药散（《金匮要略》） 当归 白芍 川芎 茯苓 白术 泽泻

当归丸(《圣济总录》)　当归　芍药　吴茱萸　大黄　干姜　附子　细辛　牡丹皮　川芎　虻虫　水
　蛭　厚朴　桃仁　桂枝

血府逐瘀汤(《医林改错》)　当归　生地黄　桃仁　红花　川芎　赤芍　柴胡　枳壳　牛膝　桔梗
　甘草

百合固金汤(《医方集解》)　百合　熟地黄　生地黄　麦冬　白芍　当归　贝母　生甘草　玄参　桔梗

百灵育阴汤(《韩氏女科》)　熟地黄　白芍　山茱萸　山药　川续断　桑寄生　怀牛膝　龟甲　牡蛎
　阿胶　杜仲　海螵蛸　生甘草

七　画

两地汤(《傅青主女科》)　生地黄　地骨皮　白芍　玄参　麦冬　阿胶

完带汤(《傅青主女科》)　人参　白术　白芍　山药　苍术　陈皮　柴胡　车前子　黑芥穗　甘草

寿胎丸(《医学衷中参西录》)　菟丝子　桑寄生　续断　阿胶

杞菊地黄丸(《医级》)　熟地黄　山茱萸　山药　泽泻　牡丹皮　茯苓　枸杞子　菊花

肠宁汤(《傅青主女科》)　当归　熟地黄　阿胶　人参　山药　续断　麦冬　肉桂　甘草

苍附导痰丸(《叶氏女科证治》)　法半夏　茯苓　陈皮　甘草　香附　苍术　枳壳　胆南星　生姜　神曲

苏叶黄连汤(《温热经纬》)　苏叶　黄连

补中益气汤(《脾胃论》)　人参　黄芪　白术　炙甘草　当归　升麻　陈皮　柴胡

补肾固冲丸(《中医学新编》)　菟丝子　续断　巴戟天　当归　熟地黄　鹿角霜　枸杞子　阿胶　党参
　白术　大枣　砂仁　杜仲

补肾祛瘀方(李祥云经验方)　仙茅　淫羊藿　熟地黄　怀山药　鸡血藤　丹参　三棱　莪术　香附

身痛逐瘀汤《医林改错》　当归　川芎　桃仁　红花　五灵脂　没药　秦艽　羌活　地龙　牛
　膝　香附　甘草

芫花散(《妇科玉尺》)　芫花　吴茱萸　秦艽　白僵蚕　柴胡　川乌　巴戟天

八　画

参附汤(《校注妇人良方》)　人参　附子

参苓白术散(《太平惠民和剂局方》)　人参　白术　扁豆　茯苓　甘草　山药　莲子肉　桔梗
　薏苡仁　砂仁

固本止崩汤(《傅青主女科》)　人参　白术　黄芪　熟地黄　当归　黑姜

固阴煎(《景岳全书》)　人参　山药　山茱萸　熟地黄　远志　炙甘草　五味子　菟丝子

易黄汤(《傅青主女科》)　山药　芡实　黄柏　车前子　白果

知柏地黄丸(《医宗金鉴》)　熟地黄　山茱萸　山药　牡丹皮　茯苓　泽泻　知母　黄柏

肾气丸(《金匮要略》)　干地黄　山药　山茱萸　泽泻　茯苓　牡丹皮　桂枝　附子

苓桂术甘汤(《伤寒论》)　茯苓　白术　桂枝　甘草

定经汤《傅青主女科》　菟丝子　白芍　当归　熟地黄　山药　白茯苓　黑芥穗　柴胡

九　画

举元煎(《景岳全书》)　人参　白术　黄芪　升麻　炙甘草

保阴煎(《景岳全书》)　熟地黄　生地黄　黄芩　黄柏　山药　白芍　续断　甘草

养荣壮肾汤(《叶氏女科证治》)　当归　川芎　独活　肉桂　续断　杜仲　桑寄生　防风　生姜

养精种玉汤(《傅青主女科》)　熟地黄　山茱萸　当归　白芍

宫外孕Ⅰ号方(山西医学院附属第一医院)　赤芍　桃仁　丹参

宫外孕Ⅱ号方(山西医学院附属第一医院)　丹参　赤芍　桃仁　三棱　莪术

独参汤(《十药神书》) 人参

独活寄生汤(《备急千金要方》) 独活 桑寄生 秦艽 防风 细辛 当归 川芎 白芍 干地黄 桂心 茯苓 杜仲 人参 牛膝 甘草

胎元饮(《景岳全书》) 人参 当归 杜仲 白芍 熟地黄 白术 陈皮 炙甘草

荡鬼汤(《傅青主女科》) 人参 当归 大黄 川牛膝 雷丸 红花 牡丹皮 枳壳 厚朴 桃仁

茯苓导水汤(《医宗金鉴》) 茯苓 槟榔 猪苓 砂仁 木香 陈皮 泽泻 白术 木瓜 大腹皮 桑白皮 苏叶

荆防四物汤(《张皆春眼科证治》) 荆芥 防风 川芎 当归 白芍 地黄

顺经汤(《傅青主女科》) 当归 熟地黄 沙参 白芍 茯苓 黑芥穗 牡丹皮

香砂六君子汤(《名医方论》) 人参 白术 茯苓 甘草 半夏 陈皮 木香 砂仁 生姜

香棱丸(《济生方》) 木香 丁香 京三棱 枳壳 青皮 川楝子 小茴香 莪术

十 画

健固汤(《傅青主女科》) 人参 白术 茯苓 薏苡仁 巴戟天

凉膈散(《太平惠民和剂局方》) 大黄 朴硝 甘草 山栀 薄荷 黄芩 连翘 竹叶

桔梗散(《妇人大全良方》) 麻黄 紫苏 桔梗 桑白皮 赤茯苓 天门冬 贝母 人参 甘草

柴胡疏肝散(《景岳全书》) 柴胡 枳壳 炙甘草 芍药 川芎 香附 陈皮

桂枝茯苓丸(《金匮要略》) 桂枝 茯苓 芍药 牡丹皮 桃仁

桃红四物汤(《医宗金鉴》) 桃仁 红花 川芎 当归 白芍 熟地黄

桑菊饮(《温病条辨》) 桑叶 菊花 连翘 薄荷 桔梗 杏仁 芦根 甘草

泰山磐石散(《景岳全书》) 人参 黄芪 当归 续断 黄芩 熟地黄 川芎 白芍 白术 炙甘草 砂仁 糯米

真武汤(《伤寒论》) 附子 白术 茯苓 白芍 生姜

胶艾汤(《金匮要略》) 阿胶 艾叶 当归 川芎 白芍 干地黄 甘草

调肝汤(《傅青主女科》) 当归 白芍 山茱萸 巴戟天 阿胶 山药 甘草

逍遥散(《太平惠民和剂局方》) 柴胡 当归 茯苓 白芍 白术 炙甘草 煨姜 薄荷

逐瘀止血汤(《傅青主女科》) 生地黄 大黄 桃仁 牡丹皮 赤芍 当归尾 枳壳 龟板

通乳丹(《傅青主女科》) 人参 黄芪 当归 麦冬 木通 桔梗 猪蹄

通窍活血汤(《医林改错》) 赤芍 川芎 桃仁 红花 老葱 麝香 生姜 红枣

益阴煎(《医宗金鉴》) 生地黄 知母 黄柏 生龟板 砂仁 炙甘草

十 一 画

清肝引经汤 牡丹皮 栀子 当归 白芍 生地黄 黄芩 川楝子 茜草 牛膝 白茅根 甘草

清肝止淋汤(《傅青主女科》) 白芍 当归 生地黄 牡丹皮 制香附 黄柏 牛膝 黑豆 阿胶 红枣

清经散(《傅青主女科》) 地骨皮 牡丹皮 白芍 熟地黄 青蒿 茯苓 黄柏

清热固经汤(《简明中医妇科学》) 黄芩 焦栀子 地骨皮 生地黄 地榆 藕节 阿胶 棕榈炭 龟板 牡蛎 生甘草

清热调血汤(《古今医鉴》) 牡丹皮 黄连 生地黄 当归 白芍 川芎 红花 桃仁 延胡索 莪术 香附

清营汤(《温病条辨》) 犀角(现用水牛角代) 玄参 生地黄 麦冬 竹叶心 丹参 黄连 连翘 金银花

清暑益气汤(《温热经纬》) 西洋参 石斛 麦冬 竹叶 黄连 荷梗 知母 粳米 甘草 西瓜翠衣

清金化痰汤(《统旨方》)　黄芩　栀子　桔梗　麦冬　桑皮　贝母　知母　瓜蒌仁　橘红　茯苓　甘草

黄连阿胶汤(《伤寒论》)　黄连　阿胶　黄芩　鸡子黄　芍药

黄芪汤(《济阴纲目》)　黄芪　白术　防风　熟地黄　煅牡蛎　白茯苓　麦冬　甘草　大枣

黄芪桂枝五物汤(《金匮要略》)　黄芪　桂枝　芍药　生姜　大枣

脱花煎(《景岳全书》)　当归　川芎　红花　肉桂　川牛膝　车前子

理冲汤(《医学衷中参西录》)　党参　生黄芪　白术　山药　知母　天花粉　三棱　莪术　生鸡内金

羚角钩藤汤(《重订通俗伤寒论》)　羚羊角　钩藤　桑叶　菊花　贝母　竹茹　生地黄　白芍　茯神　甘草

萆薢渗湿汤(《疡科心得集》)　萆薢　薏苡仁　黄柏　赤茯苓　牡丹皮　滑石　泽泻　通草

银甲丸(《王渭川妇科经验选》)　金银花　连翘　大青叶　蒲公英　紫花地丁　升麻　红藤　椿根皮　茵陈　生蒲黄　生鳖甲　琥珀末　桔梗

银翘散(《温病条辨》)　金银花　连翘　竹叶　牛蒡子　荆芥穗　薄荷　淡豆豉　桔梗　芦根　甘草

麻子仁丸(《金匮要略》)　麻子仁　芍药　枳实　大黄　厚朴　杏仁　白蜜

救母丹(《傅青主女科》)　人参　当归　川芎　益母草　赤石脂　荆芥穗(炒黑)

十 二 画

温经汤(《妇人大全良方》)　人参　当归　川芎　白芍　桂心　莪术　牡丹皮　牛膝　甘草

温经汤(《金匮要略》)　吴茱萸　当归　芍药　川芎　人参　生姜　麦冬　半夏　牡丹皮　阿胶　甘草　桂枝

滋血汤(《证治准绳》)　人参　黄芪　山药　茯苓　当归　川芎　白芍　熟地黄

十 三 画

塌痒汤(《外科正宗》)　鹤虱　苦参　蛇床子　当归尾　威灵仙　狼毒

十 四 画

毓麟珠(《景岳全书》)　人参　白术　茯苓　炙甘草　当归　白芍　熟地黄　川芎　菟丝子　鹿角霜　杜仲　川椒

膈下逐瘀汤(《医林改错》)　当归　川芎　赤芍　牡丹皮　桃仁　红花　五灵脂　延胡索　香附　枳壳　乌药　甘草

十 五 画

鲤鱼汤(《备急千金要方》)　鲤鱼　白术　白芍　当归　茯苓　生姜

十 六 画

橘半桂苓枳姜汤(《温病条辨》)　桂枝　茯苓　生姜　橘皮　制半夏　枳实

主要参考书目

[1] 盛红. 中医妇科学[M]. 4版. 北京：人民卫生出版社，2018.

[2] 罗颂平，刘雁峰. 中医妇科学[M]. 3版. 北京：人民卫生出版社，2016.

[3] 谈勇. 中医妇科学[M]. 4版. 北京：中国中医药出版社，2016.

[4] 马宝璋，齐聪. 中医妇科学[M]. 3版. 北京：中国中医药出版社，2012.

[5] 刘敏如，欧阳惠卿. 实用中医妇科学[M]. 第2版. 上海：上海科学技术出版社，2010.

[6] 杜惠兰. 中西医结合妇产科学[M]. 3版. 北京：中国中医药出版社，2016.

[7] 杨慧霞，狄文. 妇产科学[M]. 北京：人民卫生出版社，2016.

[8] 谢幸，苟文丽. 妇产科学[M]. 8版. 北京：人民卫生出版社，2013.

[9] 姚乃礼，王思成，徐春波. 当代名老中医典型医案集（第二辑）妇科分册[M]. 北京：人民卫生出版社，2009.

[10] 罗颂平. 中国百年百名中医临床家丛书•妇科专家卷•罗元恺[M]. 2版. 北京：中国中医药出版社，2012.

[11] 黄缨. 刘云鹏妇科医案医话[M]. 北京：人民卫生出版社，2010.

[12] 张煜，王国辰. 现代中医名家妇科经验集[M]. 北京：中国中医药出版社，2015.

[13] 朱南孙，朱荣达. 朱小南妇科经验选[M]. 北京：人民卫生出版社，2005.

[14] 国家中医药管理局中医师资格认证中心中医类别医师资格考试专家委员会. 中医执业助理医师资格考试医学综合指导用书[M]. 北京：中医中医药出版社，2022.

[15] 夏桂成，谈勇. 中国百年百名中医临床家丛书•夏桂成[M]. 北京：中国中医药出版社，2001.

[16] 俞震. 古今医案按[M]. 北京：中国医药科技出版社，2013.

[17] 冯晓玲，张婷婷. 中医妇科学[M]. 5版. 北京：中国中医药出版社，2021.

复习思考题答案要点

模 拟 试 卷

《中医妇科学》教学大纲